卫生中等职业教育规划教材

（供护理专业使用）

妇产科护理

主　编　林　珊　何国喜

副主编　陈卓霞　谢红华　姚春英

编　者（按姓氏拼音排序）

陈卓霞（广东省阳江市卫生学校）
何国喜（广东省新兴中药学校）
林　珊（广东省东莞卫生学校）
苏丽环（广东省肇庆医学高等专科学校）
谢红华（广东省江门中医药学校）
闫金凤（广东省湛江卫生学校）
杨　琼（广东省东莞卫生学校）
杨艳华（广东省嘉应学院医学院）
姚春英（广东省汕头市卫生学校）
朱梦照（广东省惠州卫生学校）

北京大学医学出版社

FUCHANKE HULI

图书在版编目（CIP）数据

妇产科护理/林珊，何国喜主编．—北京：
北京大学医学出版社，2010.12（2021.12 重印）
ISBN 978-7-5659-0075-4

Ⅰ．①妇…　Ⅱ．①林…②何…　Ⅲ．①妇科学－产科学：
护理学－专业学校－教材　Ⅳ．473.71

中国版本图书馆 CIP 数据核字（2010）第 261031 号

妇产科护理

主　　编：林　珊　何国喜
出版发行：北京大学医学出版社
地　　址：（100191）北京市海淀区学院路 38 号 北京大学医学部院内
电　　话：发行部 010－82802230；图书邮购 010－82802495
网　　址：http：//www. pumpress. com. cn
E - mail：booksale@bjmu. edu. cn
印　　刷：北京市荣盛彩色印刷有限公司
经　　销：新华书店
责任编辑：许　立　　**责任校对**：金彤文　　**责任印制**：罗德刚
开　　本：787 mm×1092 mm　1/16　　**印张**：16.75　　**字数**：422 千字
版　　次：2010 年 12 月第 1 版　2021 年 12 月第 7 次印刷
书　　号：ISBN 978-7-5659-0075-4
定　　价：33.80 元

前　言

妇产科护理是诊断并处理女性现存的或潜在的身心健康问题，为女性健康和孕产妇的需求提供护理服务的一门科学，是现代护理学的重要组成部分。

本教材参照教育部制定的卫生中等职业教育护理专业的培养目标、规格及教学大纲，并结合“2010年全国护士执业资格考试大纲”编写而成，供卫生中等职业技术学校护理专业学生及相应水平的学员使用。本教材突出“以人为中心”的宗旨，在强化护理专业知识的同时力求淡化专科意识，在组织框架内容时，以必需、够用、实用为前提，以期达到更好地指导临床护理工作的目的。本书在编写过程中，简化病因、发病机制等医疗知识，重点论述了护理评估、护理措施及生理产科的基本知识和技能；并且为了适应医疗体制改革及市场经济发展对护理人才的需求，对情志、饮食、药物、生活起居、运动康复等护理方法与技能，也进行了较详细的论述。使学生通过本教材的学习，既能对医院患者进行整体护理，又能进入家庭及社区进行护理服务。

通过本课程的学习，学生能够对早、中、晚期的孕妇实行护理及保健指导，协助医生进行孕期检查；对分娩期、产褥期的孕产妇实行整体护理，并能协助医生完成接生；对伴有妊娠期及分娩期常见并发症或合并症的孕产妇实行整体护理；制定新生儿护理计划，教会产妇护理新生儿的常识、方法和技巧；对妇科常见疾病患者提供整体护理；能对育龄妇女进行计划生育健康宣教及保健指导。在教学实践中，教师以职业伦理道德作为指导行为的准则，引导学生积极参与课堂教学和临床见习。

本课程为护理专业必修课，计划学时72学时，其中理论50学时，实践22学时。

本次教材的编写过程得到卫生职业教育协会和北京大学医学出版社的大力支持，在此表示衷心的感谢！

参与编写的嘉应学院医学院、肇庆医学高等专科学校、湛江卫生学校、惠州卫生学校、汕头市卫生学校、江门中医药学校、阳江市卫生学校、广东省新兴中药学校和广东省东莞卫生学校的领导给予了极大的支持，全体编者也付出了辛勤的劳动，在此表示感谢。

由于编者的教学经验和学术水平有限，本书编写中的错漏与缺点难免，敬请读者予以批评指正。

林　珊

2010.10.12.

目 录

第一章　女性生殖系统解剖与生理

学习目标

1. 掌握骨盆结构、平面和径线；内生殖器解剖结构与功能；妇女各阶段生理特点、卵巢周期性变化及其功能、子宫内膜周期性变化及月经。
2. 熟悉外生殖器解剖特点、内生殖器的邻近器官、月经周期的调节。
3. 了解女性生殖器官血管、淋巴及神经。

第一节　女性生殖系统解剖

女性生殖系统包括内、外生殖器、骨盆及其相关组织。

一、骨盆

女性骨盆是胎儿娩出的通道，其大小、形状对分娩有直接影响。通常女性骨盆较男性骨盆宽而浅。

（一）骨盆的组成

1. 骨盆的骨骼　骨盆由骶骨、尾骨及左右两块髋骨组成。每块髋骨又由髂骨、坐骨及耻骨连合而成；骶骨前面呈凹形，上缘向前方突出，形成骶岬，为骨盆内测量对角径的重要依据点；尾骨由4～5块尾椎组成（图1-1）。

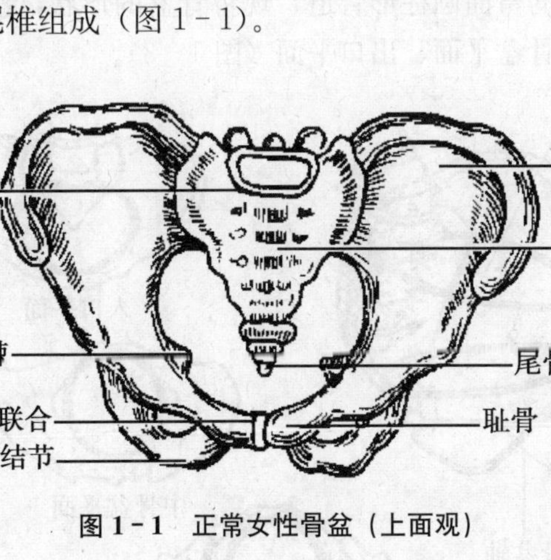

图1-1　正常女性骨盆（上面观）

2. 骨盆的关节与韧带　骨盆的关节包括耻骨联合、骶髂关节和骶尾关节。骨盆的韧带包括骶结节韧带、骶棘韧带（图1-2）。妊娠期受激素影响，韧带较松弛，各关节的活动性略有增加，有利于胎儿娩出。

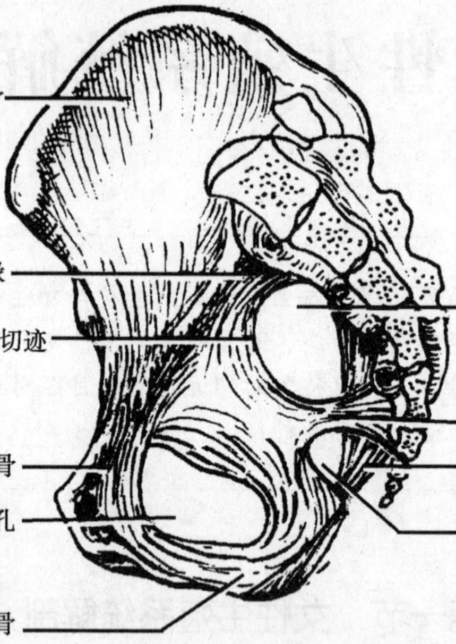

图 1-2　骨盆的韧带

（二）骨盆的分界

以耻骨联合上缘、髂耻缘及骶岬上缘的连线为界，将骨盆分为上下两部分，分界线以上为假骨盆（大骨盆），分界线以下为真骨盆（小骨盆）。真骨盆即骨产道，是胎儿娩出的通道。真骨盆有上、下两口，中间为骨盆腔。测量假骨盆的径线可以间接了解真骨盆的大小。女性骨盆测量中的重要骨性标志有：坐骨结节、坐骨棘、骶岬、耻骨弓、髂前上棘、髂嵴等。

（三）骨盆的平面和径线

骨盆腔为一前浅后深的弯曲圆柱形管道，现将骨盆的形状，按以下 3 个平面分别叙述，由上至下为入口平面、中骨盆平面、出口平面（图 1-3）。

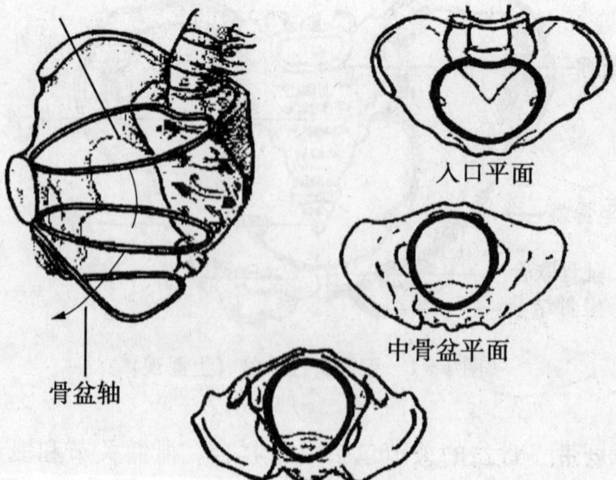

图 1-3　骨盆的 3 个平面

1. 入口平面　即骨盆腔的入口，呈横椭圆形（图1-4）。

（1）前后径：为耻骨联合上缘中点至骶岬前缘中点距离，又称真结合径，平均长约11cm。

（2）横径：为两髂耻线间的最宽距离，平均约13cm。

（3）斜径：左右各一条，为一侧骶髂关节至对侧髂耻隆突间的距离，长约12.75cm。

临床上以前后径最为重要，扁平骨盆的前后径较小，影响儿头入盆。

2. 中骨盆平面　是通过耻骨联合下缘、两侧坐骨棘和骶骨下端的平面，为骨盆的最小平面，呈前后径长的纵椭圆形（图1-5）。

（1）前后径：为耻骨联合下缘中点至第四、五骶椎之间的距离，平均长约11.5cm。

（2）横径：又称坐骨棘间径。平均长约10cm，是中骨盆平面的重要径线。

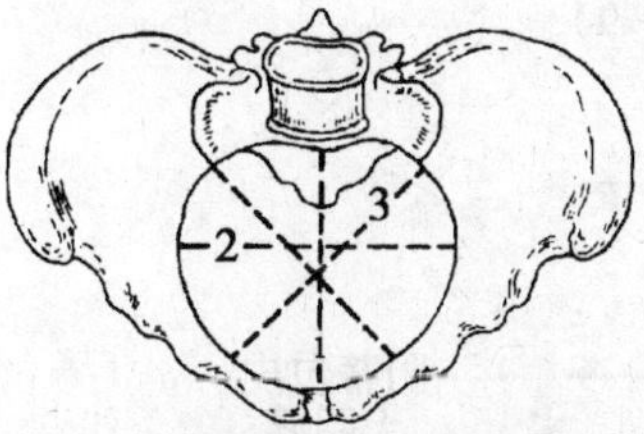

图1-4　骨盆入口平面及径线

1. 前后径 11cm　2. 横径 13cm　3. 斜径 12.75cm

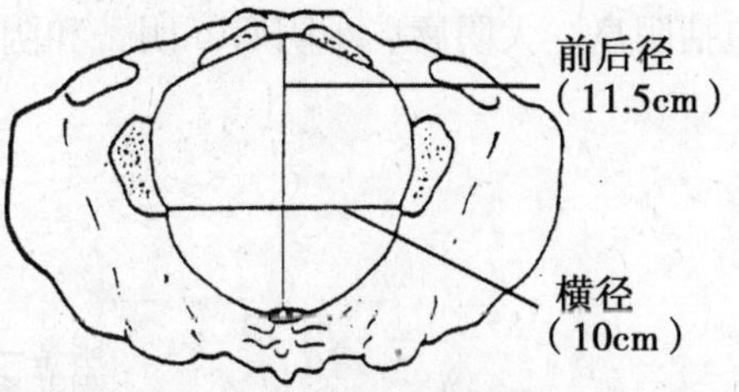

图1-5　中骨盆平面及径线

3. 出口平面　由两个不同平面的三角形组成（图1-6）。

（1）前后径：耻骨联合下缘至骶尾关节间距离，平均长11.5cm。

（2）横径：又称坐骨结节间径。为两坐骨结节内缘间距离，平均约8.5～9.5cm，是出口平面的重要径线。

（3）前矢状径：耻骨联合下缘至坐骨结节间径中点的垂直线，平均约6cm。

（4）后矢状径：骶尾关节至坐骨结节间径中点的垂直线，平均约8.5cm。

（四）骨盆轴、骨盆倾斜度和骨盆类型

1. 骨盆轴　是指连接骨盆腔各假想平面中心点的曲线。此轴上段向下向后、中段向下、下段向下向前，分娩时胎儿沿此轴娩出，又称产轴（图1-7）。

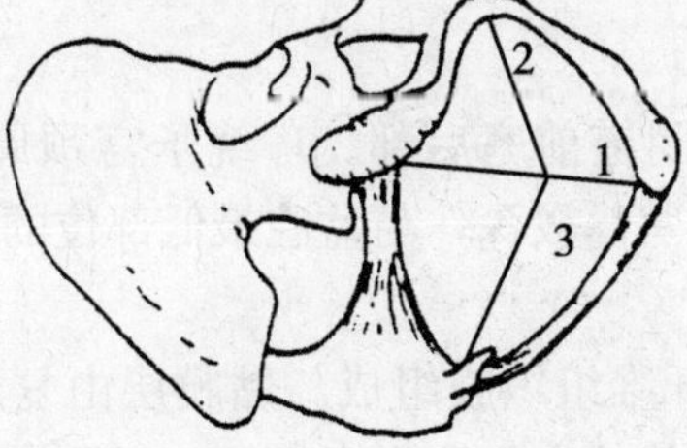

图1-6　骨盆出口平面及径线

1. 出口横径 9cm　2. 出口前矢状径 6cm　3. 出口后矢状径 8.5cm

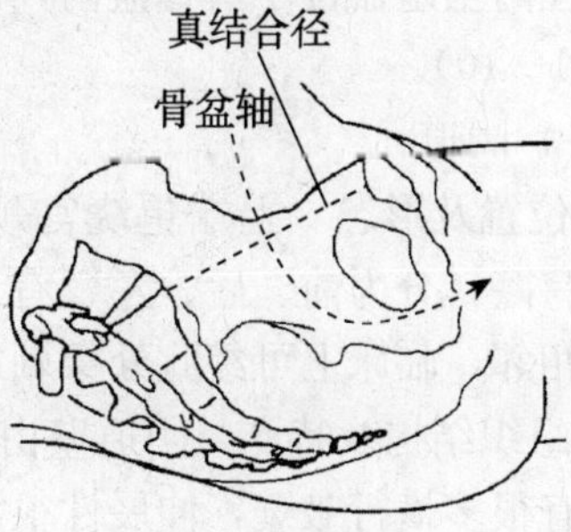

图1-7　骨盆轴

2. 骨盆倾斜度　妇女直立时，骨盆入口平面与地平面所形成的角度，一般为60°。若倾斜度过大会影响胎头衔接（图1-8）。

3. 骨盆的类型　常分女性型、男性型、类人猿型和扁平型。女性型骨盆最常见，为女性正常骨盆，我国妇女占52%～58.9%。

（五）骨盆底

骨盆底由三层肌肉和筋膜组成，封闭骨盆出口，承托盆腔器官。

会阴又称会阴体，为阴道口和肛门之间的楔形软组织，厚3～4cm。会阴是骨盆底的一部分，起重要支持作用。分娩时会阴部所受压力最大，应保护好，避免造成裂伤。

二、外生殖器

女性外生殖器为生殖器官的外露部分，又称外阴。位于耻骨联合至会阴及两股内侧之间，包括阴阜、大阴唇、小阴唇、阴蒂和阴道前庭（图1-9）。

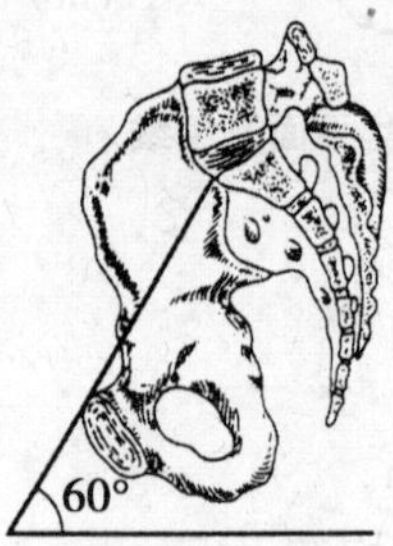

1-8　骨盆倾斜度

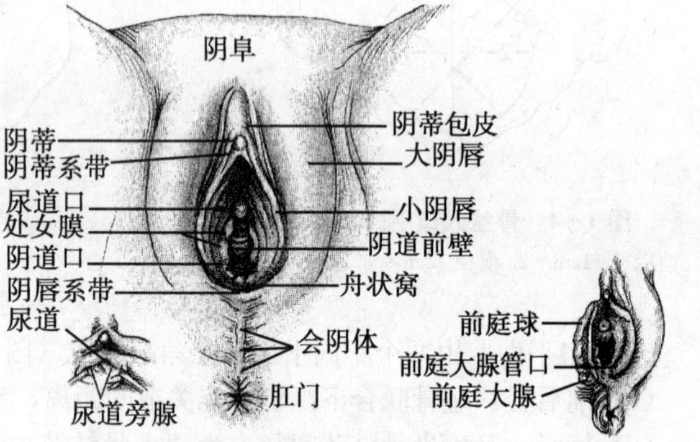

图1-9　女性外生殖器

在大阴唇后部有一对腺体为前庭大腺，又称巴氏腺，如黄豆大小，性兴奋时分泌黏液润滑阴道口，感染时可形成脓肿或囊肿。

三、内生殖器

女性内生殖器位于真骨盆内，包括阴道、子宫、输卵管及卵巢，后二者常被称为子宫附件（图1-10）。

（一）阴道

1. 位置及形态　上端包绕宫颈，下端开口于阴道前庭后部。环绕子宫颈周围的部分，称阴道穹窿，分为前、后、左、右4个部分，以后穹窿较深，与盆腔最低部位的直肠子宫陷凹紧密相邻，临床上可经此处穿刺或引流。

2. 组织结构及特点　阴道壁由黏膜、肌层和纤维组织膜组成。黏膜层由复层鳞状上皮覆盖，有很多横行皱襞，伸展性很大。阴道黏膜无腺体，细胞含有糖原，经阴道杆菌分解后产生乳酸，使阴道保持一定的酸度，有防止致病菌繁殖的作用。阴道上皮细胞受卵巢性激素的影响而发生周期性变化。因此，将脱落的阴道上皮细胞作涂片染色检查，是了解卵巢功能的方法之一。

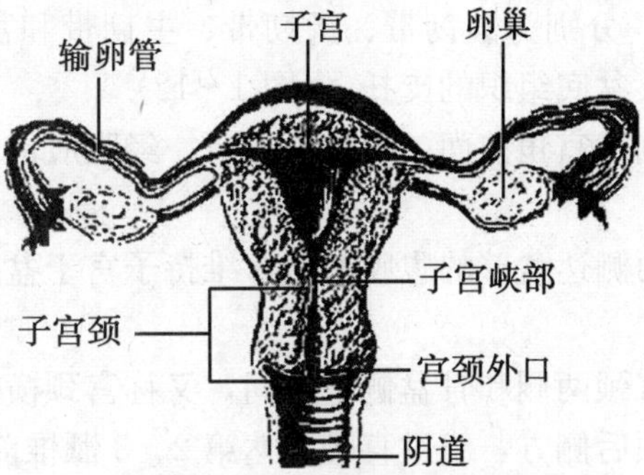

图1-10　女性内生殖器

（二）子宫

1. 功能　子宫是孕育胚胎、胎儿及产生月经血的器官，分娩时能提供产力协助胎儿及附属物娩出。

2. 位置及形态　子宫位于盆腔中央，坐骨棘水平之上，呈倒置的梨形，正常为前倾前屈位。成人子宫长7～8cm、宽4～5cm、厚2～3cm，重50g，宫腔容积约5ml。子宫可分为体和颈2个部分，宫体与宫颈比例因年龄而异，女童期为1∶2，成年妇女为2∶1，老年期为1∶1。宫体与宫颈之间最狭窄部分为子宫峡部，非孕时长约1cm，其上端为解剖学内口，下端为组织学内口。妊娠期子宫峡部逐渐伸展变长，妊娠末期可达7～10cm，形成子宫下段，成为软产道的一部分。宫颈内腔呈梭形，称为“宫颈管”，成年妇女长2.5～3cm。宫颈下端称宫颈外口，通向阴道（图1-11）。

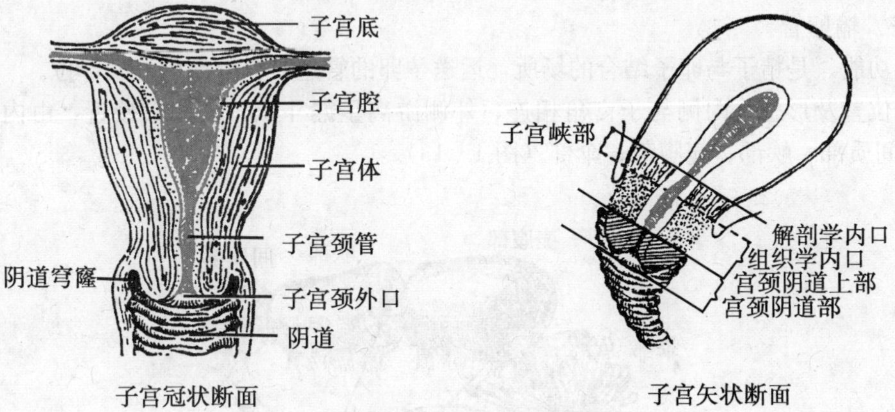

图1-11　子宫各部

3. 组织结构　宫体和宫颈的组织结构不同。

（1）宫体：由3层组织构成，由外向内分别为浆膜层、肌层和黏膜层（子宫内膜）。子宫内膜的表面2/3称为功能层，靠近肌层的1/3称为基底层。子宫内膜从青春期开始受卵巢激素影响。

（2）宫颈：宫颈管黏膜为单层柱状上皮，黏膜内腺体能分泌碱性黏液，形成黏液栓，堵塞宫颈管，防御细菌上行。宫颈阴道部上皮为复层鳞状上皮，子宫颈外口柱状上皮与鳞状上皮交界处，是宫颈癌的好发部位。

4. 子宫韧带　共4对，分别为圆韧带、阔韧带、主韧带和宫骶韧带。维持子宫处于正常位置主要依靠子宫韧带及盆底组织的支托。(图1-12)

(1) 圆韧带：起于两侧子宫角前面，向前下方行，经腹股沟管止于大阴唇前端。维持子宫前倾位置。

(2) 阔韧带：为子宫两侧达盆壁的腹膜皱襞，维持子宫于盆腔正中。阔韧带内有丰富的血管、淋巴管和神经。

(3) 主韧带：横行于宫颈两侧和骨盆侧壁之间，又称宫颈横韧带，起固定宫颈作用。

(4) 宫骶韧带：自宫颈后侧方，绕过直肠到达第2、3骶椎前筋膜。将宫颈向后上牵引，间接维持子宫前倾前屈的位置。

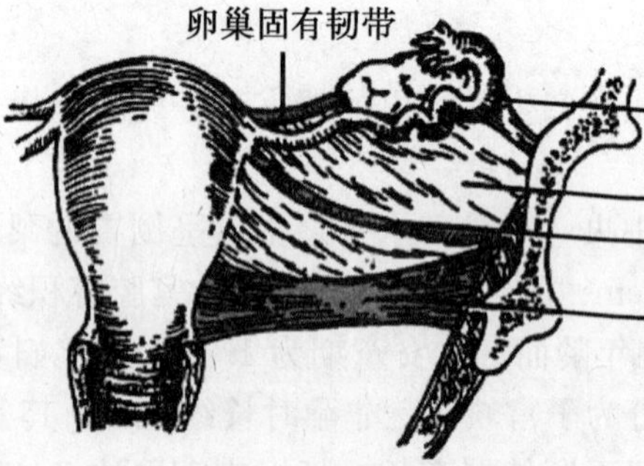

图1-12　子宫各韧带

如果上述韧带等受损，可导致子宫位置异常或不同程度的子宫脱垂。

(三) 输卵管

1. 功能　是精子与卵子结合的场所，运送孕卵的管道，宫外孕的好发部位。

2. 位置及形态　内侧与子宫角相连，外侧游离呈漏斗状，与卵巢接近，由内向外分4部分为间质部、峡部、壶腹部、伞部（图1-13)。

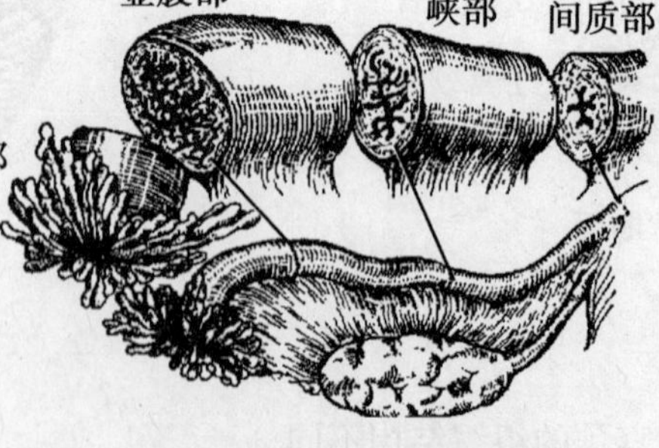

图1-13　输卵管各部分及其横断面

3. 组织结构　管壁有3层，外为浆膜层，中为平滑肌，内为黏膜层，上皮细胞有纤毛，能摆动。

（四）卵巢

1. 功能　为女性生殖腺，具有产生卵子及女性性激素的功能。

2. 位置及形态大小　位于输卵管下方，附着于阔韧带后叶。为扁椭圆形，成年妇女的卵巢约 4cm×3cm×1cm，重 5～6g，呈灰白色。

3. 组织结构　卵巢由里向外为髓质、皮质、白膜及生发上皮。髓质内含大量血管、神经和淋巴管；皮质含有大量处于不同发育阶段的卵泡及黄体和白体等。（图 1-14）。

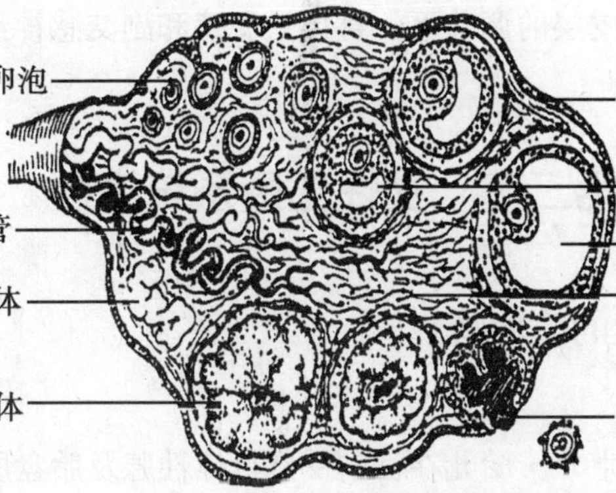

图 1-14　卵巢结构（切面）

四、邻近器官

（一）尿道

位于阴道前方、耻骨联合后面向前下走行，女性尿道短而直，长约 4～5cm，因与阴道邻近，容易发生泌尿系统感染。

（二）膀胱

为一囊性肌性器官，位于子宫与耻骨联合之间。排空的膀胱为锥形体，全部位于盆腔内，充盈时可凸向腹腔，妇科检查时应排空膀胱以免影响子宫的位置。

（三）输尿管

为一对肌性圆索状长管，长约 30cm，在腹膜后从肾盂开始沿腰大肌前侧下降，跨过髂外动脉前方，进入盆腔，下行达阔韧带底部，再向前内走行，于近宫颈约 2cm 处，从子宫动脉后方与之交叉穿过，最后进入膀胱。妇产科手术时应避免损伤输尿管。

（四）直肠

直肠前壁与阴道后壁相贴，阴道后壁损伤后易累及直肠，形成直肠阴道瘘。肛门距离阴道口很近，易引起阴道感染。

（五）阑尾

位于右髂窝内，右侧附件与其相邻。女性患阑尾炎时可能累及右侧附件。妊娠时阑尾的位置可随子宫的增大而向外上方移位。

五、女性生殖器官血管、淋巴和神经

（一）血管

女性生殖器官的血液供应，主要来自子宫动脉、卵巢动脉、阴道动脉及阴部内动脉。卵巢动脉来自腹主动脉分支（左侧卵巢动脉可来自左肾动脉），其余动脉均来自髂内动脉。各部位静脉与同名动脉伴行，但在数量上较动脉多，并在相应器官及其周围形成静脉丛，且互相吻合，故盆腔感染易于蔓延。

（二）淋巴

女性生殖器官有丰富的淋巴管及淋巴结，分外生殖器淋巴和内生殖器淋巴两大组。当生殖器官发生感染和肿瘤时，往往沿各部回流的淋巴管传播，导致相应淋巴结肿大。

（三）神经

女性内生殖器官在大脑皮层的调节下，直接受交感和副交感神经的控制，而外生殖器官则由阴部神经所支配。

第二节　女性生殖系统生理

一、女性一生各阶段的生理特点

（一）新生儿期

出生 4 周内的婴儿为新生儿。胎儿在宫内受到母体性腺及胎盘所产生的性激素（主要为雌激素）的影响，其子宫、卵巢及乳房等，均可有一定程度的发育，乳房稍肿大，个别的有乳汁分泌现象。出生后，性激素浓度骤减，可引起阴道排出少量血性分泌物（假月经），这些都是生理现象，短期内可自行消失。

（二）儿童期

出生 4 周至 12 岁左右称儿童期。此期内生殖器官处于幼稚状态。10 岁左右，内分泌腺开始发育，逐渐出现女性特征，骨盆渐变宽大，髋、胸及耻骨前等处皮下脂肪渐增多。卵巢中开始有少数卵泡发育，但大都达不到成熟程度。11～12 岁时，第二性征开始出现。

（三）青春期

从月经来潮至生殖器官发育成熟，世界卫生组织规定青春期为 10～19 岁。这一时期的生理特点有：

1. 生殖器官的发育　卵巢增大，卵泡发育并产生性激素，使内、外生殖器官发育增大，阴阜隆起，大阴唇变肥厚，小阴唇变大且有色素沉着；阴道的长度及宽度增加，阴道黏膜变厚，出现皱襞；子宫体增大，为宫颈长度的两倍；输卵管增粗。

2. 第二性征出现　是指除生殖器官以外女性所特有征象，包括音调变高，乳房发育，出现阴毛、腋毛。骨盆横径发育大于前后径，胸、肩及臀部皮下脂肪增多，形成女性特有体态。乳房发育是女性第二性征的最初特征，为女性青春期发育的标志。

3. 生长加速　青春期少女体格加速生长，月经初潮后增长速度减缓。

4. 月经来潮　第一次月经来潮，称为月经初潮，为青春期的重要标志。月经初潮年龄多在 13～14 岁，可早至 11～12 岁。月经初潮早晚主要受遗传因素控制，营养、体重也起重要作用。近年，月经初潮年龄有提前趋势。

（四）性成熟期

一般自 18 岁左右趋于成熟，历时约 30 年。此时为卵巢生殖功能与内分泌功能最旺盛时期，此期妇女卵巢功能成熟，有规律地周期性排卵。

（五）绝经过渡期

指卵巢功能开始衰退直至最后一次月经的时期。一般发生于 40 岁以后。妇女一生中最后一次月经称为绝经。世界卫生组织（WHO）将卵巢功能开始衰退直至绝经后 1 年内的时期称为围绝经期。由于卵巢功能逐渐衰退，此期雌激素水平降低，而出现一系列血管舒缩障碍和神经精神症状，称为绝经综合征。

（六）绝经后期

指绝经后的生命时期。此期卵巢间质的内分泌功能逐渐衰退，体内的雌激素明显下降，整个机体发生衰老改变，生殖器官进一步萎缩，易发生老年性阴道炎。妇女 60 岁以后称为老年期。

二、卵巢功能及周期性变化

（一）卵巢的功能

卵巢是女性的性腺，主要功能有：①产生卵子并排卵的生殖功能；②产生性激素的内分泌功能。

（二）卵巢生殖功能的周期性变化

1. 卵泡发育及成熟　卵巢的基本生殖单位是始基卵泡。新生儿出生时卵泡总数约 200 万个，生育期仅 400～500 个卵泡发育成熟，其余的卵泡逐渐自行退化形成闭锁卵泡。在正常成年妇女的卵巢中，每月有若干个始基卵泡发育，但只有 1 个（亦可能有 2 个）卵泡发育成熟，直径可达 20mm 左右，称为成熟卵泡，其余的发育到某一阶段时闭锁、萎缩。

2. 排卵　卵泡在发育过程中逐渐向卵巢表面移行，在卵泡内液体的压力和液体内蛋白分解酶及某些激素等的作用下，卵泡膜最后破裂，卵细胞随卵泡液排入腹腔，即排卵。排卵一般发生在下次月经来潮前的 14 天左右。排卵一般无特殊不适，少数人可感到排卵侧下腹酸胀或坠痛。卵子可由两侧卵巢轮流排出，也可由一侧卵巢连续排出。

3. 黄体的形成和退化　排卵后，卵泡壁塌陷，卵泡膜血管破裂出血流入腔内形成血体（早期黄体）。在垂体分泌的黄体生成素（LH）作用下，卵泡颗粒细胞和卵泡内膜细胞进一步黄素化，形成黄体。黄体可分泌孕激素（P）和雌激素（E）。在排卵后 7～8 日黄体发育达最高峰，直径约 1～2cm。若卵子未受精，黄体在排卵后 9～10 日开始萎缩（平均寿命 14 日左右）形成白体。黄体功能衰退后月经来潮，排卵日至月经来潮为黄体期，一般为 14 日。如卵子受精，黄体继续发育成为妊娠黄体，到妊娠 10 周后开始萎缩。

（三）卵巢内分泌功能

卵巢主要分泌雌激素、孕激素、少量雄激素及少量其他激素。雌、孕激素的生理功能见表 1-1。雄激素的功能：卵巢能分泌少量雄激素（睾酮），可促进蛋白质合成，促进肌细胞生长和骨骼肌发育，使阴毛、腋毛生长，对维持女性生殖功能起着重要作用。但雄激素过多可引起男性化。

表 1-1　雌激素、孕激素生理功能

	雌激素（E）	孕激素（P）
子宫平滑肌	肥大增生，收缩	松弛
子宫内膜	增生	分泌
宫颈	松弛，分泌增加，变稀	闭合，分泌减少，变稠

续表

	雌激素（E）	孕激素（P）
输卵管	加强收缩	减少收缩频率
阴道上皮	增生角化变厚	细胞脱落
乳腺	腺管增生	腺泡发育
卵泡发育	卵泡发育	
下丘脑	正、负反馈	负反馈
水钠潴留	促进	减少
代谢影响	骨代谢，脂代谢	体温升高 0.3～0.5℃

三、月经及子宫内膜周期性变化

（一）月经

1. 月经　伴随着卵巢周期性排卵而出现的子宫内膜周期性脱落及出血。

2. 月经周期　两次月经第 1 日的间隔时间为 1 个月经周期，一般为 21～35 日，平均 28 日。

3. 经期及经量　每次月经持续时间称经期，一般 2～7 日，多为 3～5 日。正常经量 30～50ml，超过 80ml 称为月经过多。

4. 月经血的特点　月经血呈碱性、暗红色、无臭味，黏稠而不凝固，除血液外，还有子宫内膜碎片、宫颈黏液及脱落的阴道上皮细胞。

5. 月经期症状　一般月经期无特殊症状，但经期由于盆腔充血以及前列腺素的作用，有些妇女出现下腹部及腰骶部下坠不适或子宫收缩痛，并可出现腹泻等胃肠功能紊乱症状。少数妇女可有头痛、疲倦、乳房胀痛、鼻黏膜出血、皮肤痤疮等。

6. 月经期保健　①注意劳逸结合，精神放松，加强营养，保持大小便通畅；②保持外阴清洁，勤换卫生巾及内裤；③避免受凉、冷水浴、游泳、性生活、盆浴；④经期可照常工作，但不宜参加剧烈运动和重体力劳动。

（二）子宫内膜周期性变化（图 1－15）

1. 增生期　月经周期的第 5～14 日。行经时子宫内膜功能层剥脱随月经排出后，受雌激素影响子宫内膜基底层增生修复，内膜逐渐变厚，腺体增多、血管增生并弯曲、间质致密。

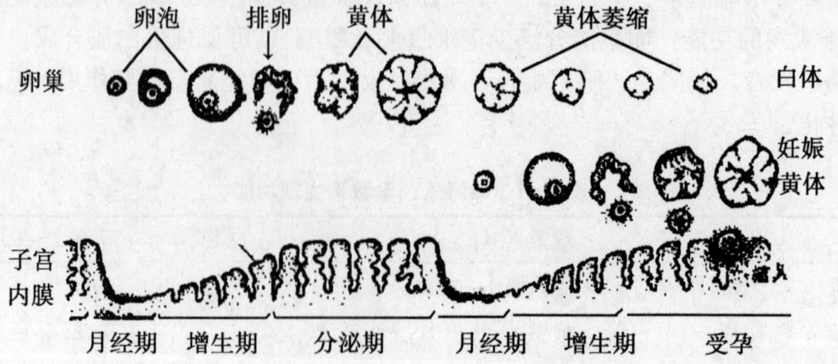

图 1－15　子宫内膜周期性变化

2. 分泌期　月经周期的第 15～28 日。增生期子宫内膜受卵巢黄体分泌孕激素和雌激素的影响，出现分泌现象。子宫内膜继续增厚，腺体增大腺腔内含有大量糖原，血管进一步增生弯曲呈螺旋状，间质疏松水肿，有利于孕卵着床。

3. 月经期　月经周期的第 1～4 日，由于黄体退化、萎缩，雌、孕激素水平下降，螺旋小动脉痉挛性收缩，导致子宫内膜缺血性坏死，坏死的内膜剥脱出血，表现为月经来潮。

四、月经周期的调节

月经周期的调节是个复杂过程，是通过在中枢神经系统控制下的下丘脑、垂体、卵巢（称为下丘脑-垂体-卵巢轴）内分泌系统的兴奋和抑制作用来调节的（图 1-16）。

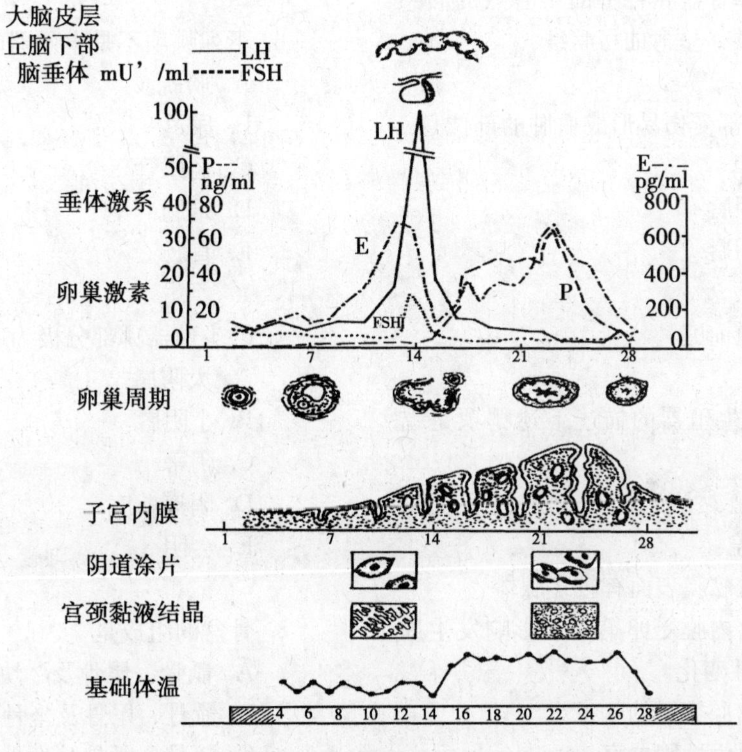

图 1-16　月经周期的调节

小　结

女性生殖系统是新生命的孕育之地，由内、外生殖器官和其相关组织组成。本章也是妇产科护理学习的基础。临床护士应该掌握骨盆结构、平面和径线；内生殖器解剖结构与功能；妇女各阶段生理特点、卵巢周期性变化及其功能、子宫内膜周期性变化及月经，熟悉外生殖器解剖特点、内生殖器的邻近器官、月经周期的调节，为妇产科护理的进一步学习和工作打下坚实的基础。

自测题

一、A1 型题

1. 骨盆轴指
A. 骨盆腔中心线
B. 骨盆腔各平面中心线
C. 骨盆腔各平面假想线
D. 贯穿骨盆腔各平面弯曲的弓状线
E. 贯穿骨盆腔各平面中心点的假想轴线，呈弯曲弓状线

2. 外阴局部受伤易形成血肿的部位是
A. 阴阜
B. 小阴唇
C. 大阴唇
D. 阴蒂
E. 阴道前庭

3. 有关内生殖器的描述下述哪项是错误的
A. 阴道黏膜表面由复层鳞状上皮覆盖
B. 阴道黏膜表面有较多腺体
C. 子宫内膜受卵巢激素影响发生周期性变化
D. 子宫腔容量约 5ml
E. 卵巢为性腺器官

4. 前庭大腺（巴氏腺）位于
A. 阴蒂上端两侧
B. 小阴唇两侧
C. 阴阜下方，阴唇两侧
D. 会阴上方，两侧缘
E. 大阴唇后部，阴道口两侧

5. 有关正常成人子宫的描述哪项是错误的
A. 子宫位于骨盆中央，坐骨棘水平以下
B. 子宫长为 7～8cm
C. 子宫重约 50g
D. 子宫腔容积约 5ml
E. 子宫腔呈上宽下窄的三角形

6. 下列哪项不是生殖器的邻近器官
A. 膀胱
B. 尿道
C. 输尿管
D. 结肠
E. 直肠

7. 外生殖器哪部分极为敏感
A. 大阴唇
B. 小阴唇
C. 阴蒂
D. 阴道前庭
E. 会阴

8. 骨盆的组成是
A. 骶骨、尾骨及 2 块髋骨
B. 骶骨、尾骨及坐骨
C. 髂骨、骶骨及坐骨
D. 髂骨、坐骨及耻骨
E. 髂骨、骶骨及尾骨

9. 子宫内膜增殖期变化发生在月经周期的第
A. 5～14 天
B. 15～24 天
C. 1～4 天
D. 25～28 天
E. 10～12 天

10. 有关卵巢周期变化下述描述哪项不对
A. 排卵发生在月经来潮前 14 天左右
B. 排卵后 7～8 天黄体发育达到高峰
C. 如卵子未受精，黄体于排卵后 7～8 天萎缩
D. 黄体衰退，月经即来潮
E. 黄体细胞分泌雌、孕激素

11. 哪项是雌激素的生理功能
A. 使子宫肌肉松弛
B. 使子宫内膜由增生期变为分泌期
C. 降低子宫对催产素的敏感性
D. 使排卵后体温升高
E. 使阴道上皮增生、角化、成熟

12. 不属于孕激素生理作用的
A. 使子宫肌肉松弛
B. 抑制输卵管蠕动
C. 使乳腺腺泡增生
D. 对下丘脑和腺垂体有负反馈作用
E. 使排卵后体温下降 0.3～0.5℃

13. 月经期卫生措施哪项是错误的
A. 应保持外阴清洁
B. 每日阴道冲洗 1 次
C. 用干净卫生巾
D. 经期可照常工作
E. 避免寒冷刺激

二、A2 型题

14. 王女士，27 岁，宫颈黏液分泌减少而且变得稠厚，此种变化受哪种激素影响
A. hCG
B. 泌乳素
C. 雌激素
D. 孕激素
E. 雄激素

（杨　琼）

第二章　妊娠期生理及孕妇的保健

学习目标

1. 掌握早、中、晚期妊娠诊断、妊娠期孕妇的护理评估与护理要点。
2. 熟悉胎儿附属物的形成及其功能、胎儿的发育特征及妊娠期母体的生理及心理变化、评估胎儿健康的技术。

第一节　妊娠生理

妊娠是胚胎和胎儿在母体内发育成长的过程。卵子受精时为妊娠的开始，胎儿及其附属物自母体排出为妊娠的终止。妊娠全过程平均约为 38 周。

一、受精与着床及胎儿发育

（一）受精与着床

卵子与精子结合的过程称为受精。一般发生在输卵管壶腹部。约在受精后第 3 日分裂成桑椹胚。约在受精后第 4 日，进入宫腔，在子宫腔内继续发育成晚期囊胚。晚期囊胚侵入子宫内膜的过程称孕卵植入，也称着床，约在受精后 6～7 日开始，11～12 日结束。受精卵着床后，在子宫内膜中继续生长发育。

（二）蜕膜形成

受精卵着床后，子宫内膜迅速发生蜕膜变。依其与受精卵位置的关系分为三部分（图 2-1）：

1. 底蜕膜　指与囊胚极滋养层接触的子宫肌层的蜕膜，以后发育成胎盘的母体部分。

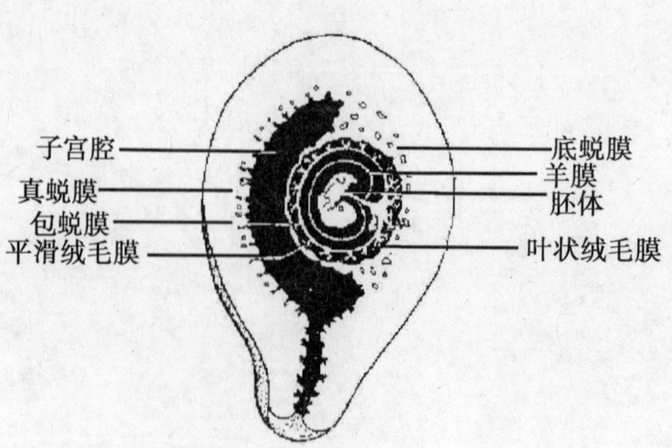

图 2-1　妊娠子宫示胎儿胎膜与子宫蜕膜的关系

2. 包蜕膜　指覆盖在囊胚表面的蜕膜，在孕 14～16 周因羊膜腔增大宫腔消失，使包蜕膜与真蜕膜逐渐融合。

3. 真蜕膜　指底蜕膜及包蜕膜以外覆盖子宫腔其他部分的蜕膜。

（三）绒毛膜

受精后 12 日，在植入囊胚的滋养层表面有许多毛状突起称为绒毛膜。随妊娠进展，与底蜕膜接触的绒毛因血液供应丰富，绒毛高度发展，称为叶状绒毛膜，是构成胎盘的主要部分。与包蜕膜接触的绒毛，因血液供应不足，逐渐退化，称为平滑绒毛膜，是构成胎膜的主要部分。

（四）羊膜

羊膜是附着在绒毛膜板的半透明薄膜。羊膜光滑，无血管、神经及淋巴，具有一定弹性，是胎盘及胎膜的最内层。

二、胎儿附属物的形成与功能

胎儿附属物是指胎儿以外的组织，包括：胎盘、胎膜、脐带、羊水。

（一）胎盘

1. 胎盘的构成　胎盘是由羊膜、叶状绒毛膜和底蜕膜组成。

2. 胎盘的结构　胎盘于妊娠 12 周时已基本形成。足月妊娠的胎盘呈扁圆或椭圆形（图 2-2），重 450～650g，约为足月胎儿体重的 1/6，直径 16～20cm；厚 1～3cm，中间厚，边缘薄。胎盘分为母体面和胎儿面，母体面暗红色，分成 18～20 个胎盘小叶；胎儿面光滑，灰白色，脐带附着于胎盘中央或偏侧。

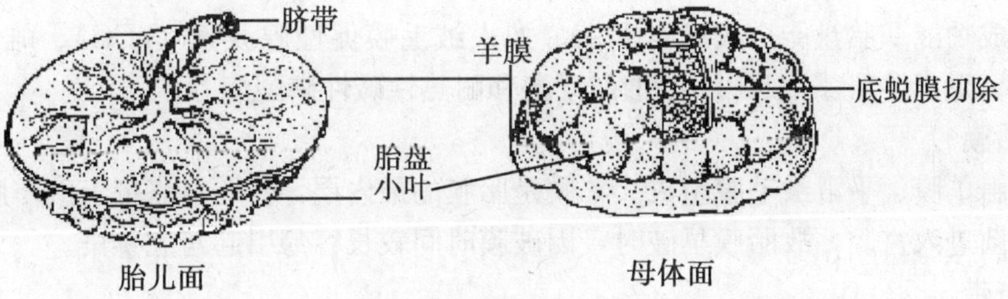

图 2-2　足月妊娠胎盘

3. 胎盘的血液循环　胎盘绒毛内血管逐渐形成，建立起母体-胎盘、胎盘-胎儿血液循环（图 2-3）：两者的血液在各自封闭的管道内循环，互不相混，它们之间隔着绒毛毛细血管壁、绒毛间质及绒毛表面细胞层，但可以靠渗透、扩散以及细胞的选择力等方式通过绒毛间隙进行物质交换（图 2-4）。

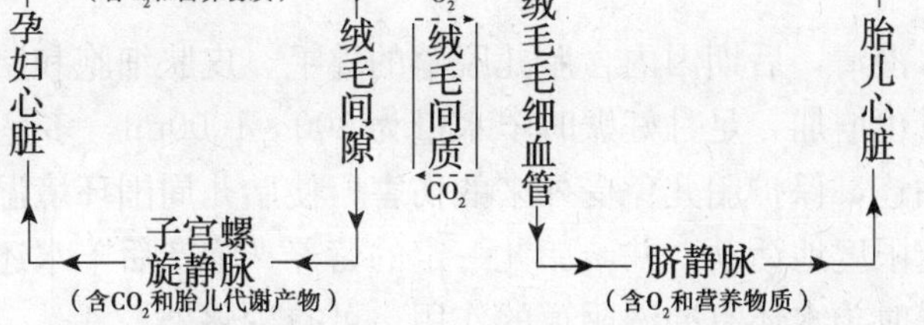

图 2-3　胎盘循环示意图

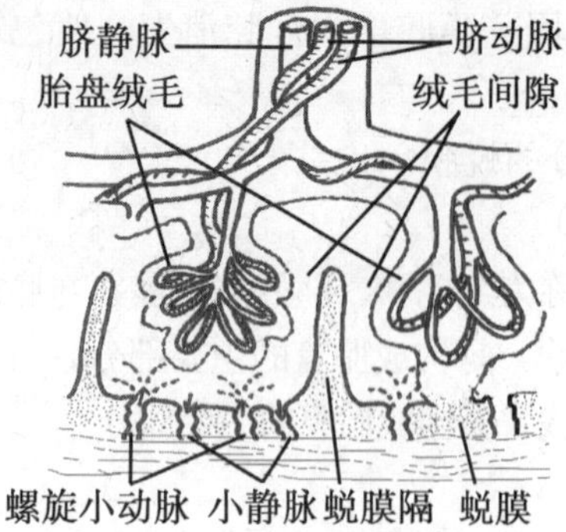

图2-4　胎盘模式图

4. 胎盘的功能　胎盘是母体与胎儿间进行物质交换的重要器官，是维持胎儿在宫腔内正常发育的器官，也是胎儿气体交换及消化、吸收、排泄的器官，其主要功能如下：

（1）气体交换　包括氧交换及二氧化碳交换。利用胎儿血与母体血中氧与二氧化碳分压差，吸收氧而排出二氧化碳。

（2）营养物质供应　葡萄糖以易化扩散方式通过胎盘，氨基酸、维生素、电解质以主动运输方式通过胎盘。同时胎盘产生各种酶，能把结构复杂的物质分解为简单的物质，或把结构简单的物质合成糖原、蛋白质、胆固醇等，供应给胎儿。

（3）排出胎儿代谢产物　胎儿代谢废物，如尿素、尿酸、肌酐、肌酸等经胎盘送入母血排出。

（4）防御功能　即胎盘屏障，阻止一般细菌和更大的病原体通过胎盘。但其作用有限，各种病毒可以通过胎盘进入胎儿血中。某些病原体如结核杆菌、疟原虫、梅毒螺旋体等可先在胎盘形成病灶，破坏绒毛后再进入胎儿血中感染胎儿。母血中的抗体如IgG也能通过胎盘进入胎儿血中，使胎儿获得被动免疫力。但母体的抗A、抗B、抗Rh等血型抗体同样也进入胎儿血中，造成胎儿溶血和死胎。某些药物如巴比妥类、吗啡、氯丙嗪、乙醚、抗生素、奎宁、砷剂等，可通过胎盘进入胎儿体内，故孕妇用药时应考虑药物对胎儿的影响。

（5）合成功能　胎盘能合成激素和酶。如人绒毛膜促性腺激素（hCG）、雌激素（E）、孕激素（P）、胎盘生乳素（HPL）、催产素酶和耐热性碱性磷酸酶等。

（二）胎膜

胎膜是由羊膜、平滑绒毛膜组成。羊膜是胎膜的最内层，与胎盘脐带上的羊膜相连。胎膜可防止细菌进入宫腔，故胎膜早破时，因破膜时间较长容易引起宫腔感染。

（三）脐带

脐带是体蒂发育而成，是连接胎儿和胎盘的纽带，足月胎儿的脐带长度为30～70cm，平均50cm。外为羊膜，内有一条脐静脉和两条脐动脉。动静脉周围有胚胎结缔组织（华通胶）保护。脐带是母体和胎儿之间气体交换、营养物质供应和代谢产物排出的重要通道，一旦受压，就会危及胎儿生命。

（四）羊水

羊膜腔中的液体称为羊水，妊娠早期羊水是来自母体血清经胎膜进入羊膜腔的透析液。妊娠中期以后，胎儿尿液成为羊水的主要来源。羊水不是静止的，而是经常进行着交换。

妊娠前半期羊水澄清，后期因内含胎儿脱落的毳毛、皮肤细胞和胎脂，略显混浊。随着妊娠月份增长羊水量也增加，足月妊娠时羊水量为800～1000ml，多呈弱碱性。羊水能防止羊膜与胎儿体表相粘连，保护胎儿免受外来的伤害；使胎儿周围环境温度保持相对恒定；使胎儿在宫腔内有一定限度地活动；并给胎儿一定的营养；临产后羊水还可传导宫腔压力，促使宫颈口扩张；破膜时羊水还有冲洗阴道的作用，可减少感染。

产前羊水检查可判断胎儿情况，诊断遗传性疾病、胎儿畸形、胎儿胎盘功能、胎儿成熟度和母子血型不合等。

三、胎儿发育及生理特点

胚胎、胎儿发育是以4周为一个孕月。受精后的6周（即妊娠8周）内的人胚称胚胎；以后称为胎儿。妊娠各周胎儿发育的特征（表2-1）：胎儿身长、体重随妊娠月份逐渐增加，为便于记忆，一般采用下列公式计算：

妊娠20周前：身长（cm）＝妊娠月数的平方

体重（g）＝妊娠月数的立方×2

妊娠20周后：身长（cm）＝妊娠月数×5

体重（g）＝妊娠月数的立方×3

表2-1　胎儿发育特征

胎龄	外表特征	身长（cm）	体重（g）
8周末	胚胎已初具人形，可辨认眼、耳、鼻、口等，早期心脏形成，B超可见心脏搏动		
12周末	外生殖器已发育，四肢可活动	9	20
16周末	皮肤菲薄呈深红色，无皮下脂肪。外生殖器可辨男女性别，胎儿开始出现呼吸运动，部分孕妇可感觉胎动	16	100
20周末	皮肤暗红，出现胎脂，全身覆盖毳毛，开始出现吞咽、排尿功能，检查孕妇时能听到胎心音	25	300
24周末	各脏器已发育，皮下脂肪开始沉积，皮肤皱缩状	30	700
28周末	皮肤粉红，皮下脂肪少，有呼吸动作。出生后易患呼吸窘迫综合征，生活力弱，需特殊护理方能生存	35	1000
32周末	面部毳毛已脱落，出现指（趾）甲，出生后适当护理可存活	40	1700
36周末	皮下脂肪多，面部皱纹消失，出生后能啼哭与吸吮，成活机会很大	45	2500
40周末	胎儿发育成熟，皮肤粉红，皮下脂肪发育良好，指（趾）甲已过指（趾）端。四肢运动活泼，能大声啼哭，有强烈吸吮反射	50	3000

第二节　妊娠期母体的生理及心理变化

妊娠期，母体为适应胎儿生长发育的需要，在胎盘产生的激素参与和神经内分泌的影响下，孕妇全身各系统均发生一系列适应性生理和心理变化。

一、生理变化

（一）生殖系统变化

1. 子宫

（1）宫体：子宫逐渐增大变软。妊娠3个月后，子宫超出盆腔而升入腹腔，于耻骨联合上缘可摸到。足月妊娠子宫大小约为35cm×22cm×25cm，子宫腔容量增加到5000ml。

（2）子宫峡部：非孕期长约1cm，妊娠3个月后，子宫峡部不断伸展，至妊娠末期可达7～10cm，成为软产道的一部分，称子宫下段。

（3）宫颈：宫颈肥大变软，呈紫蓝色。内膜增厚，腺体增生，黏液分泌量增多，在颈管内形成黏液栓，可防止细菌进入宫腔。

2. 卵巢　略增大，孕期不排卵。在一侧卵巢中有妊娠黄体继续生长并分泌雌激素和孕激素。妊娠黄体功能一般在妊娠10周后由胎盘取代，黄体开始萎缩。

3. 输卵管　血运增加，组织变软，黏膜有时呈类似蜕膜样变。

4. 阴道　肌纤维及弹力纤维增生，易于扩张。黏膜变厚，充血，呈紫蓝色，分泌物增多，呈酸性，可抑制致病菌生长。

5. 外阴　外阴皮肤色素沉着，血管增多、充血，淋巴管扩张，结缔组织变软，故伸展性增大，有利于分娩时胎儿娩出。

（二）乳房变化

妊娠8周后乳房明显增大。妊娠早期可有乳房发胀，或有刺痛感及触痛感，乳头增大、变黑，乳晕着色，出现散在的皮脂腺肥大隆起称蒙氏结节。妊娠末期挤压乳房时可挤压出少量乳汁，称初乳。

（三）血液及循环系统变化

1. 血液　血容量从妊娠6周起开始增加，至妊娠32～34周达高峰，约增加35%，平均增加约1500ml，维持此水平至分娩。血浆增加多于红细胞增加，致血液稀释，出现生理性贫血。白细胞从妊娠7周起开始增加，有时可达15×10^9/L。妊娠期血液处于高凝状态，为分娩后胎盘剥离面迅速止血提供保障。

2. 循环系统变化　由于新陈代谢和循环血量的增加以及为了适应胎盘循环的需要，母体心脏负担加重。心率逐渐增加，约增加10～15次/分。妊娠后期，因子宫增大，横膈上升，可使心脏向左前方移位，大血管轻度扭曲，因妊娠子宫压迫盆腔静脉，使下肢血液回流受阻，股静脉压升高，致妊娠后期常出现足踝及小腿水肿，少数可出现下肢或会阴部静脉曲张。如孕妇长时间仰卧位，可引起回心血量减少，心搏出量降低，血压下降，称仰卧位低血压综合征。

（四）呼吸系统变化

妊娠期孕妇需氧量增加，可使呼吸稍加快，以胸式呼吸为主。另外呼吸道黏膜充血水肿，易发生呼吸道感染。

（五）消化系统变化

妊娠早期常有食欲不振、恶心、呕吐等现象，数周后多自愈。因胃液分泌减少，胃酸减少，可影响铁的吸收，故孕妇易患贫血。胃肠道蠕动减弱，易引起胃肠胀气与便秘。妊娠后期子宫压迫直肠，可加重便秘。

（六）泌尿系统变化

妊娠早期时，由于母子代谢产物的排泄量增多，增加了肾脏的负担，肾脏血流量及肾小球的滤过率均增加，肾小管对葡萄糖的再吸收能力不能相应增加，而使部分孕妇饭后出现妊娠生理性糖尿。妊娠中期以后，输尿管蠕动减弱，加以输尿管常在骨盆入口处受妊娠子宫的压迫，致尿液流动迟缓，易发生肾盂肾炎，以右侧多见。

（七）内分泌系统

妊娠期脑垂体、肾上腺、甲状腺等均有不同程度的增大，分泌量增多，但无功能亢进的表现。

（八）骨骼、关节及韧带系统变化

妊娠期因骨盆关节及椎骨间关节松弛，孕妇可感腰骶部、耻骨联合及肢体疼痛不适。

（九）皮肤变化

皮肤常有色素沉着，在面部、乳头、乳晕、外阴、腹白线等处较显著。皮脂腺及汗腺功能亢进，分泌增多。由于伸展过度，腹壁、乳房以及大腿外侧面和臀部的皮肤可因弹力纤维断裂出现斑纹，称为妊娠纹。新的妊娠纹为紫红色，见于初孕妇；陈旧性妊娠纹呈白色，多见于经产妇。

（十）体重

妊娠早期因早孕反应及食欲不振，体重可下降，随着妊娠月份的增长、胎儿的发育、体内水分的潴留、血液总量的增加以及蛋白质和脂肪的贮存等，孕妇体重逐渐增加。如体重增加过快，每周增加超过500g应考虑有病理情况。

（十一）矿物质代谢

胎儿生长发育需要大量的矿物质，如钙、磷、铁等。绝大多数在孕末两个月贮存，因此在孕末期需补充钙及维生素D。孕期母体贮存铁供不应求，不补充外来铁易发生缺铁性贫血。

二、心理变化

妊娠期孕妇及家庭成员的心理会随着妊娠的进展而有不同的变化。妊娠早期，未计划怀孕的妇女对妊娠会产生惊讶和震惊的反应，也可能因为种种原因感到目前怀孕不是时候，会出现矛盾的心理。妊娠中期，随着妊娠进展，尤其是胎动的出现，让孕妇开始接受怀孕的事实，且感到前所未有的兴奋与骄傲，专注关心自己怀孕的事实与小孩的关系，对于社交活动，无往日兴趣。由于妊娠期体内激素的作用，多数孕妇的心理反应都不稳定，情绪波动较大。妊娠晚期，慢慢觉得疲倦甚至不想怀孕，但随着预产期的接近，可能会更注意自己，更敏感，并希望胎儿来到这世界上。

第三节　妊娠诊断

临床上为了掌握妊娠不同阶段的特点，将妊娠全过程分为3个时期：12周末以前称为早期妊娠，13～27周末为中期妊娠，28周及其后为晚期妊娠。

一、早期妊娠诊断

（一）临床表现

1. 停经、早孕反应、尿频　生育年龄的妇女，月经既往规律，如月经过期10日或以上，伴有恶心、呕吐、食欲不振、择食等早孕反应者，应首先考虑为受孕。反应多开始出现在停经6周，于停经12周左右自行消失。有的因增大的子宫压迫膀胱，可引起尿频。

2. 妇科检查　外阴色素加深，阴道与宫颈变软，呈紫蓝色，子宫体增大，停经6～8周时，双合诊检查子宫峡部极软，感觉宫颈和宫体之间似不相连，称为黑加征。停经8周时子宫体约相当于非孕子宫的2倍，12周时子宫体约相当于非孕子宫的3倍，宫底可在耻骨联合上方触及。

3. 乳房变化　乳房增大，乳头及乳晕着色。

（二）辅助检查

1. 妊娠试验　孕卵着床后，滋养层细胞产生大量 hCG。并经孕妇尿中排出，通过检测血、尿标本中 hCG，可作为早孕的辅助诊断。

2. 超声检查

（1）B型超声检查：是诊断早期妊娠快速、准确的方法，最早在妊娠5周时，可在增大子宫的轮廓中见到圆形妊娠环，其中可见原始心管搏动。

（2）超声多普勒法：用超声多普勒仪在子宫位置可听到有节律单一高调胎心率150～160次/分，可确诊为早孕。最早可在妊娠7～8周测出。

二、中　晚期妊娠诊断

（一）临床表现

1. 子宫增大　随着妊娠的发展子宫逐渐增大。孕妇也自觉腹部逐渐膨胀，并可根据子宫底高度判断妊娠月份（表2-2、图2-5）。

表2-2　妊娠各周子宫底高度及子宫长度

妊娠周数	手测宫底高度	尺测耻上宫底高度（cm）
12周末（3个月末）	耻骨联合上2～3横指	
16周末（4个月末）	脐耻之间	
20周末（5个月末）	脐下1横指	18（15.3～21.4）
24周末（6个月末）	脐上1横指	24（22.0～25.1）
28周末（7个月末）	脐上3横指	26（22.4～29.0）
32周末（8个月末）	脐与剑突之间	29（25.3～32.0）
36周末（9个月末）	剑突下2横指	32（29.8～34.5）
40周末（10个月末）	脐与剑突之间或略高	33（30.0～35.3）

2. 胎动　妊娠18～20周孕妇可自觉胎动，3～5次/小时。随妊娠进展，胎动趋于频繁，孕28～32周达高峰，孕37周后胎动减少，但仍在正常范围内。

3. 胎心音　妊娠18～20周左右可经孕妇腹壁用木听筒听到胎心音，如钟表的“滴答”声，120～160次/分，以在胎儿背部听诊最清楚。

4. 胎体　妊娠20周后，可经孕妇腹壁触到胎体，妊娠24周后腹部四步触诊时可区分胎头、胎臀、胎背和四肢，从而判断胎产式、胎先露和胎方位。

（二）辅助检查

1. 超声检查　B型超声检查可显示胎儿数目、胎方位、胎心搏动和胎盘位置及成熟度，且能测定胎头双顶径，观察胎儿有无畸形。

2. 胎儿心电图　目前国内常用间接法检测胎儿心电图，通常于妊娠12周以后显示较规律的图形，于妊娠20周后的成功率更高。

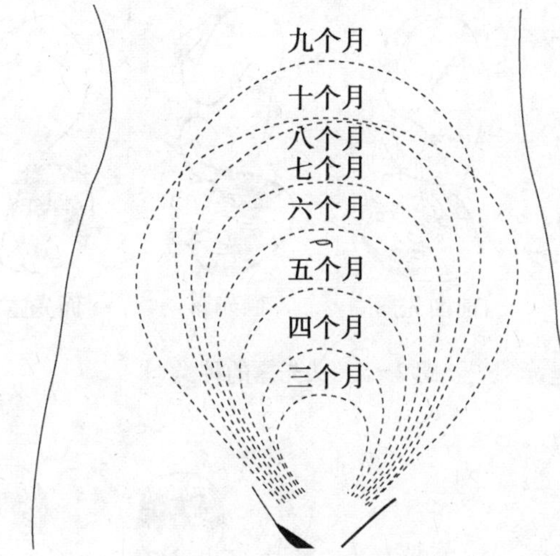

图 2-5　妊娠周数与子宫变化

三、胎产式、胎先露及胎方位

（一）胎产式

胎儿身体纵轴与母体身体纵轴之间的关系称胎产式。两轴平行者为纵产式，头在下者为头位，最常见；臀在下者为臀位，较少见。两轴垂直者为横产式。两轴交叉成锐角者称斜产式（多属暂时性）（图 2-6）。

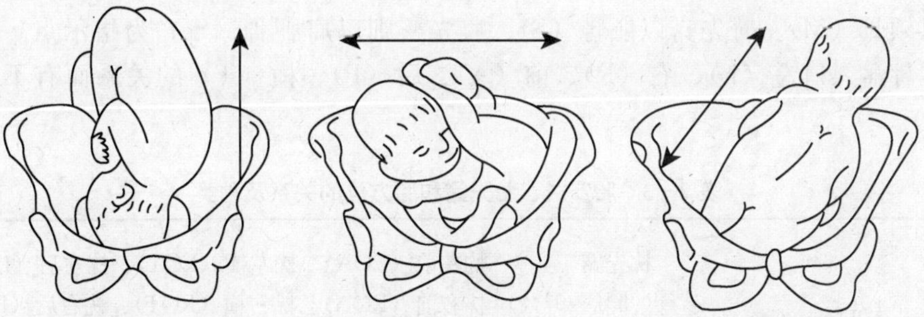

图 2-6　胎产式

（二）胎先露

最先进入骨盆入口的胎儿部分称胎先露。纵产式有头先露、臀先露，横产式有肩先露。头先露分为枕先露、前囟先露、额先露及面先露（图 2-7）。臀先露可分为混合臀先露、单臀先露和足先露（图 2-8）。偶见胎儿头先露或臀先露与胎手或胎足同时入盆，称之为复合先露。

（三）胎方位

胎儿先露部的指示点与母体骨盆的关系称为胎方位，简称胎位。枕先露以枕骨（O）、

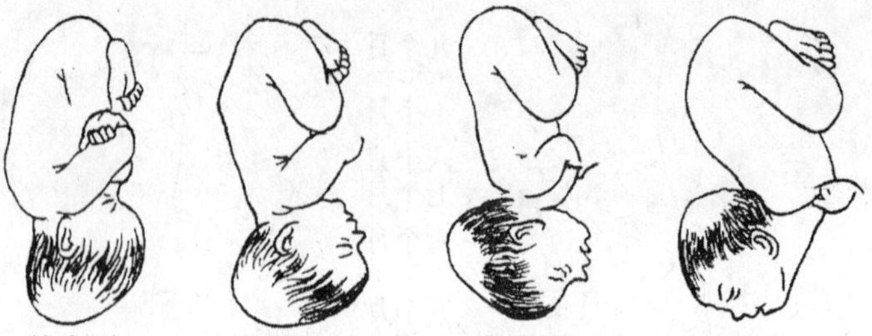

枕先露　前囟先露　额先露　面先露

图 2-7　头先露的种类

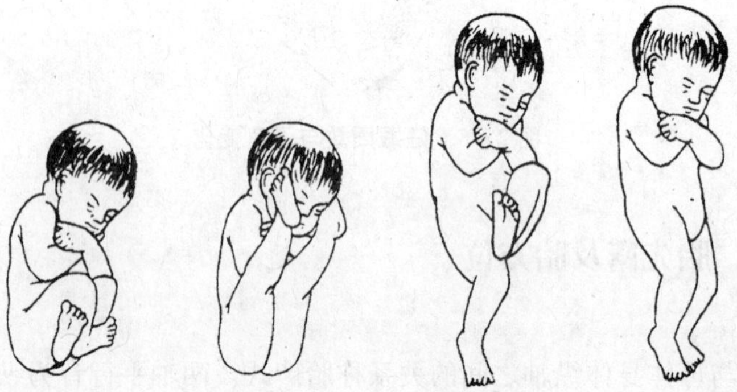

混合臀先露　单臀先露　单足先露　双足先露

图 2-8　臀先露的种类

面先露以颏骨（M）、臀先露以骶骨（S）、肩先露则以肩胛骨（Sc）为指示点。根据指示点与母体骨盆入口左（L）、右（R）、前（A）、后（P）、横（T）的关系而有不同的胎位（表 2-3）。

表 2-3　胎产式、胎先露和胎方位的关系及种类

纵产式（99.75%）	头先露（95.75%～97.75%）	枕先露（95%～97%）	枕左前（LOA）、枕左横（LOT）、枕左后（LOP）
			枕右前（ROA）、枕右横（ROT）、枕右后（ROP）
		面先露（0.2%）	颏左前（LMA）、颏左横（LMT）、颏左后（LMP）
			颏右前（RMA）、颏右横（RMT）、颏右后（RMP）
	臀先露（2%～4%）		骶左前（LSA）、骶左横（LST）、骶左后（LSP）
			骶右前（RSA）、骶右横（RST）、骶右后（RSP）
横产式（0.25%）	肩先露（0.25%）		肩左前（LScA）　肩左后（LScP）
			肩右前（RscA）　肩右后（RScP）

第四节 妊娠期孕妇护理

通过定期产前检查对孕妇和胎儿进行产前护理评估，以达到优生的目的，并能及时预防和治疗或护理各种妊娠并发症或合并症等。

产前检查从确诊早孕开始，首次产前检查未发现异常者，应于妊娠20～36周每4周检查一次，妊娠36周以后每周检查一次，共行产前检查9次。高危孕妇应酌情增加产前检查次数。

一、护理评估

（一）健康史

1. 个人资料

(1) 年龄：年龄过小，过大（尤其35岁以上）都易发生难产，易出现妊娠期高血压疾病等并发症。

(2) 接触史：妊娠早期接触放射线可诱发基因突变，造成染色体异常而引起流产、胎儿畸形。如有铅、苯、汞、有机磷农药及一氧化碳中毒等，均可引起胎儿畸形。

2. 推算预产期（EDC） 按末次月经（LMP）的第一天计算，月份减3或加9，日数加7（农历日数则加15）。例如：末次月经为2009年10月5日，预产期将为2010年7月12日。实际分娩日期与推算的预产期可以相差1～2周。如记不清末次月经的日期或平时月经不规则，则可根据早孕反应时间、首次胎动时间以及子宫高度和胎儿大小等加以估计。

3. 月经史和孕产史 了解初潮年龄、月经周期和月经持续时间。月经周期延长者的预产期需相应推迟。经产妇应了解有无难产史、死胎死产史、分娩方式及有无产后出血史，了解出生时新生儿情况。

4. 既往史和手术史 了解妊娠前有无高血压、心脏病、肝肾疾病、糖尿病、血液病、结核病等和做过何种手术。

5. 本次妊娠经过 了解本次妊娠早孕反应出现的时间、程度、有无病毒感染史及用药情况、胎动时间、妊娠过程中有无阴道流血、头痛、头昏、眼花、心慌、气短、下肢水肿等症状。有异常者了解发病经过及治疗情况。

6. 家族史 了解家族中有无高血压、糖尿病、双胎、结核及遗传病史。

7. 丈夫健康状况 重点了解有无遗传性疾病等。

（二）身体状况

1. 全身检查 注意体态及营养发育情况，测体重及血压。正常孕妇血压不应超过140/90mmHg，或与基础血压相比，升高不超过30/15mmHg。妊娠晚期体重每周增加不超过500g，超过者应注意水肿或有隐性水肿。检查乳房发育情况，乳头有无平坦、凹陷。检查心、肺、肝、脾等重要脏器有无异常。

2. 产科检查 包括腹部检查、骨盆测量、阴道检查、肛诊和绘制妊娠图。

(1) 腹部检查 孕妇排尿后，仰卧于检查床上，头部稍高，袒露腹部，双腿略屈曲分开，放松腹部。检查者站立在孕妇右侧。

1) 视诊：注意腹形及大小，腹部有无妊娠纹、手术瘢痕和水肿。

2) 触诊：测量宫底高度和腹围：可用软皮尺或手测宫高，即测量耻骨联合上缘中点到宫底的距离；腹围测量是用软尺绕脐一周的数值。

四步触诊法（图 2-9）：检查子宫大小，胎产式、胎先露及胎方位，先露部是否衔接，并判断腹肌紧张度、子宫敏感度及估计羊水量。

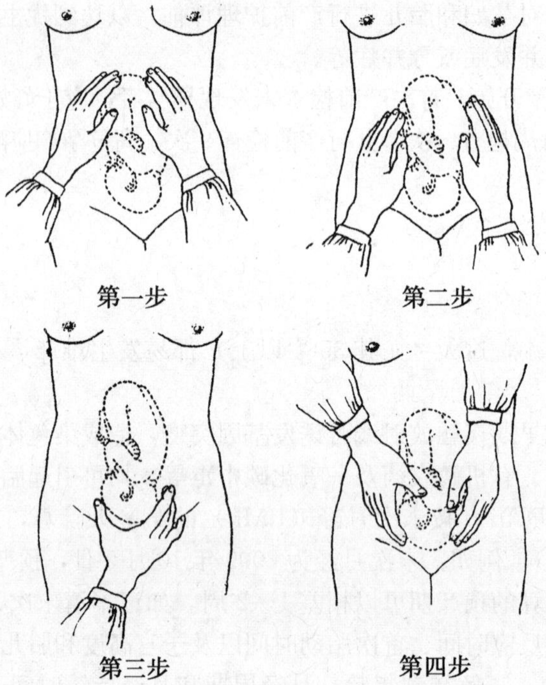

图 2-9　四步触诊法

第一步：检查者双手置于宫底部，了解子宫外形，摸清宫底高度，并估计宫底高度与妊娠月份是否相符，再以双手指腹交替轻推，分辨宫底处的胎儿部分，圆而硬有浮球感的为胎头，宽而软且形状不规则为胎臀。

第二步：检查者两手分别置于腹部左右两侧，轻轻深按进行检查，分辨胎背及胎儿四肢的位置。平坦饱满者为胎背，高低不平部分是胎儿肢体。

第三步：检查者右手拇指与其余四指分开，置于耻骨联合上方，握住胎先露部，进一步查清是胎头或胎臀，并左右推动以确定是否衔接。

第四步：检查者面向孕妇足端，两手分别置于胎先露部两侧，沿骨盆入口向下深按，进一步核实胎先露部的诊断是否正确，并确定先露部入盆程度。

3）听诊：胎心音在靠近胎背侧上方的孕妇腹壁上听得最清楚，枕先露时，胎心音在脐下方右或左侧；臀先露时，胎心音在脐上方右或左侧；肩先露时，胎心音在脐下方听诊最清晰。听诊时注意其节律和强弱。

（2）骨盆测量：包括外测量和内测量，了解骨产道情况，以判断胎儿能否经阴道分娩。

1）骨盆外测量：于首次产前检查时进行。

髂棘间径：孕妇取伸腿仰卧位，测量两侧髂前上棘外缘间的距离（图 2-10），正常值约 23～26cm。

髂嵴间径：孕妇取伸腿仰卧位，测量两侧髂嵴外缘间的最宽距离（图 2-11），正常值约 25～28cm。

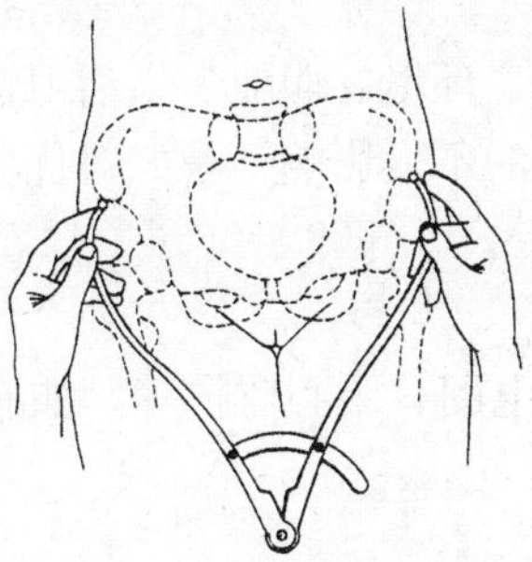

图 2-10　测量髂棘间径

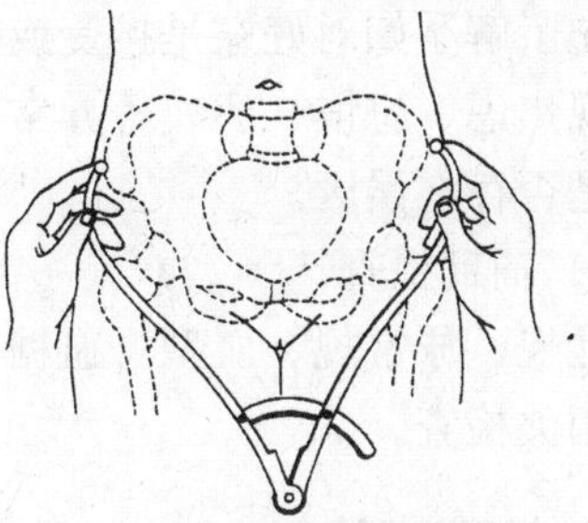

图 2-11　测量髂嵴间径

以上径线可间接推测骨盆入口横径的长度。

骶耻外径：孕妇取左侧卧位，右腿伸直，左腿弯曲，测量第五腰椎棘突下（相当于腰骶部米氏菱形窝的上角，或相当于髂嵴后连线中点下 1.5cm）到耻骨联合上缘中点的距离（图 2-12），正常值 18～20cm。此径线可间接推测骨盆入口前后径的大小，是骨盆外测量中最重要的径线。

坐骨结节间径：也称出口横径，孕妇取仰卧位，双腿屈曲，双手抱膝，测量两侧坐骨结节内侧缘之间的距离（图 2-13），正常值 8.5～9.5cm。

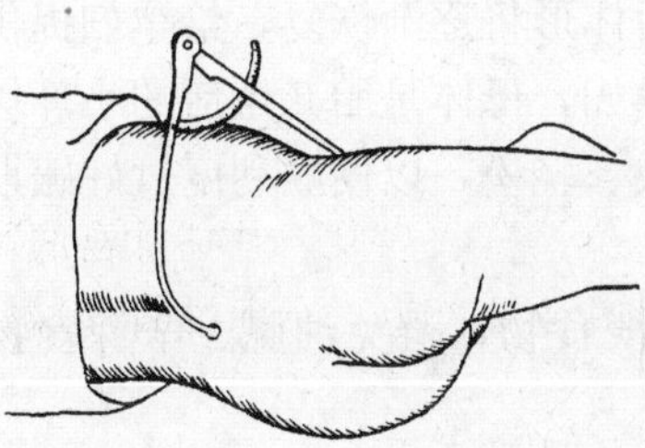

图 2-12　测量骶耻外径

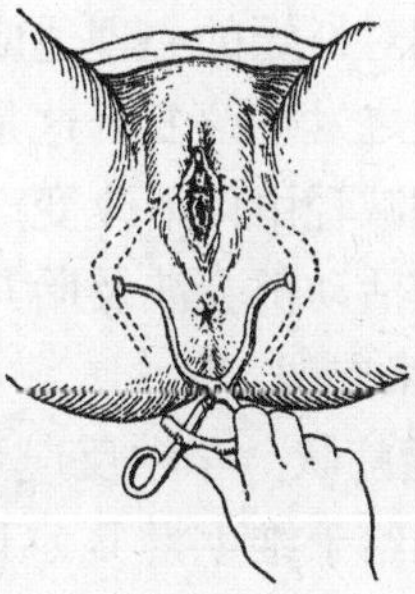

图 2-13　测量坐骨结节间径

耻骨弓角度：用两拇指尖斜着对拢，放于耻骨联合下缘，左右两拇指平放在耻骨降支的上面，测量两拇指之间的角度即为耻骨弓角度。正常值约 90°，小于 80°为异常。

2）骨盆内测量：常测量的径线有对角径和坐骨棘间径等。对角径也称骶耻内径，为耻骨联合下缘至骶岬上缘中点的距离，正常值 12.5～13cm，此值减去 1.5～2cm，即为真结合径值。坐骨棘间径为两侧坐骨棘间的距离，正常值是 10cm。

（3）阴道检查：妊娠早期初诊时应行阴道检查，了解软产道及内生殖器有无异常。妊娠 36 周后及分娩期需行阴道检查时应严格消毒后进行。

（4）肛门检查：可了解胎先露、骶骨弯曲度、坐骨切迹宽度及骶尾关节的活动度。必要时可进行检查。

（5）绘制妊娠图：将各项检查结果如血压、体重、宫高、腹围、胎位、胎心率等检查结果，绘成曲线图，即为妊娠图。其中宫高曲线是妊娠图中最重要的曲线，观察动态变化，及早发现及处理孕妇或胎儿的异常情况。

（三）心理社会状况

首先了解孕妇对妊娠是接受或拒绝。注意孕妇因家庭、环境、职业、生活习惯等各种因素而出现焦虑、恐惧、淡漠等异常心理反应对胎儿的发育的不良影响。孕妇对优生或孕期保健认识是否存在误区。

（四）辅助检查

血常规、尿常规、血型、血糖、肝肾功能、B超、心电图、胎心监护等，如有异常应再做其他相关检查。

二、护理措施

（一）一般护理

1. 孕妇饮食原则　营养均衡，不宜高脂肪、高蛋白、高糖、高钙、过咸饮食，避免滥服温热补品、喝酒及刺激性饮料等；适量进食，要有节制；食物要干净、卫生。

2. 活动与休息　一般孕妇可以正常工作到妊娠28周，28周后应适当减轻工作，避免重体力劳动和夜班，每日应保证8～9小时睡眠及1～2小时午休。妊娠中、晚期卧床休息时应多取左侧卧位。适当地户外活动（散步、晒太阳）有益于妊娠。

3. 衣着与卫生　衣着要宽松舒适，寒暖适宜。应勤洗浴，以淋浴为宜，避免盆浴。避免穿高跟鞋，不宜用化妆品、染发和烫发等。

（二）心理护理

了解孕妇对妊娠的心理适应程度，让孕妇了解妊娠后随着胎儿的发育，子宫逐渐增大，孕妇体形也随之发生改变，这是正常的生理现象，产后体形将逐渐恢复，给孕妇提供心理支持，帮助孕妇减轻由体形改变产生的不良情绪。告诉孕妇，母体是胎儿生活的小环境，孕妇的生理和心理活动都会波及胎儿，因此要保持心情愉快、轻松，以便顺利度过妊娠期。

（三）症状护理

1. 消化道症状　早孕反应可少食多餐，多食用清淡食物，避免油腻、辛辣食物。症状明显者遵医嘱给予维生素B_1、B_6等药物。

2. 下肢痉挛　常发生于小腿腓肠肌部，妊娠后期多见，常于夜间发作。痉挛发作时给予局部按摩或热敷；由钙不足所引起，则需增加钙的摄取，即多吃牛奶、小鱼干等食物，也可服用钙片、鱼肝油丸。

3. 便秘　应多摄取水分，注意饮食中需含有足够的纤维质食物，如蔬菜、水果；养成规律排便的习惯；适当地活动，如散步；必要时在医生的指导下使用缓泻剂，但禁用剧泻剂，以免引起流产及早产。

4. 下肢及外阴静脉曲张　是因增大的子宫阻碍了静脉血的回流而致。妊娠后期应尽量避免长时间站立；卧床后或抬高下肢可缓解。会阴部有静脉曲张者，可于臀部下垫枕，抬高髋部休息；晚间睡眠时适当垫高下肢以利静脉回流。分娩时应防止外阴部曲张的静脉破裂。

5. 腰背痛　妊娠期关节韧带松弛，子宫增大向前突出，重心向后移，腰椎向前突，背伸肌持续紧张，故有轻微腰背痛。指导孕妇保持正确的坐、站、走路的姿势，穿平跟鞋，睡硬板床，尽量避免弯腰工作，定期做产前运动。

6. 贫血　妊娠期对铁的需要量增多，以缺铁性贫血最常见，应多食动物肝脏、瘦肉、蛋黄、豆类食物。已发生贫血，应纠正贫血，补充铁剂。

7. 仰卧位低血压综合征　为妊娠后期，孕妇较长时间取仰卧位时，巨大的子宫压迫下腔静脉，使回心血量及心搏出量减少，出现低血压。指导孕妇以左侧卧位休息，避免长时间仰卧位睡眠。一旦发生，孕妇不必紧张，立刻改为左侧卧位，使下腔静脉通畅，血压随之恢复正常，症状可自然消失。

（四）保健指导

1. 建立卫生保健卡　育龄妇女停经 40 日，应到医院进行检查；确诊后及时到社区地段医院建立卫生保健卡，并进行有关检查和填写。

2. 避免感染，合理用药　孕妇所居住的环境应空气新鲜，清洁卫生，家中不宜养宠物，防止弓形虫和病毒感染。孕早期病毒感染、X 线照射、有害毒物接触、吸烟、吸毒、大量饮酒，可造成流产、早产、死胎、智力低下、胎儿生长受限、胎儿畸形等。有些药物可通过胎盘影响胚胎及胎儿发育或致胎儿畸形等。因此，孕妇应避免上述危害，用药要慎重，必须用药时，应在医生指导下选择对胚胎、胎儿无害的药物。

3. 孕期乳房护理　恰当的乳房护理可以维持乳房的外形，缓解孕期乳房的不适，同时减少哺乳期的并发症。乳房护理的主要内容包括以下几点。

（1）乳房的支托：怀孕期乳房在体内激素的刺激下，乳腺管增生、乳腺泡发育，乳房组织发育增大。乳头易勃起，对刺激敏感。孕妇常有乳房胀痛、触痛等不适感。此时，穿戴合适的乳罩可达到减轻不适的效果。

（2）乳房的清洁：清洁乳房不仅可以保持乳腺管的通畅，又有助于增加乳头的韧性、减少哺乳期乳头皲裂等并发症的发生。不主张使用肥皂和酒精来清洁乳头。

（3）乳头的护理：怀孕 6 个月后，孕妇每日要用小毛巾擦洗奶头一次，擦洗时用力需均匀、柔和，不损伤皮肤。经常擦洗可使乳头皮肤坚韧，以后喂奶时不易破裂。同时进行乳房按摩可改善局部血液循环，促进乳腺发育。注意勿用肥皂。

4. 性生活指导　在妊娠 12 周内和 28 周以后应避免性生活，以免造成流产、早产、胎盘早剥、胎膜早破及感染。

5. 孕期自我监护　胎心音计数和胎动计数是孕妇自我监护胎儿宫内情况的一种重要手段。应指导孕妇自 28 周开始，每日早、中、晚各数 1 小时胎动，将这 3 小时胎动数相加之和再乘以 4，即为 12 小时内胎动累计数。如 12 小时内胎动累计数在 30 次或以上，反映胎儿的情况良好，如 12 小时内胎动累计数＜10 次，或逐日下降＞50％而不能恢复者，均考虑胎儿有宫内缺氧，需及时就医。教会家庭成员听胎心音并进行胎心音计数，如胎心音在 120～160 次/分，提示胎儿情况良好，如胎心率＜120 次/分或＞160 次/分，提示胎儿缺氧，需立即左侧卧位、吸氧，并及时就医。

6. 胎教指导　胎教是为孕妇创造良好的内外环境，有目的、有计划地为胎儿的生长发育实施的最佳措施。孕妇在妊娠后期可边触摸腹壁边与胎儿交谈或听优美、轻松、愉快的音乐，进行“母子对话”。

7. 分娩准备指导　孕妇及其家庭成员于妊娠后期备齐产妇及新生儿所需物品，选择好分娩医院和到达医院的交通工具以及临时联络方式。如果出现腹痛或阴道流水，应立即平卧，迅速送往医院。

第五节　评估胎儿健康的技术

一、胎儿宫内情况的监护

（一）妊娠早期

妇科检查确定子宫大小是否与孕周相符；B超检查最早在妊娠第5周可见到妊娠囊；超声多普勒法最早在妊娠第7周能探测到胎心音。

（二）妊娠中期

手测宫底高度及尺测子宫长度和腹围，判断胎儿大小是否与孕周相符；B超检查测胎头双顶径值，从妊娠22周起每周增加约0.22cm，可了解胎儿发育情况；听胎心、B超或超声多普勒监测胎心率，了解有无胎儿缺氧。

（三）妊娠晚期

1. 胎动计数　孕妇可自测胎动判断胎儿宫内的安危。胎动次数＞30次/12小时为正常，若＜10次/12小时提示胎儿缺氧。

2. 胎心音听诊　发现胎心率的异常变化，以了解胎儿宫内安危。

3. 胎儿电子监护　对于妊娠期有胎心或胎动异常、高危妊娠至妊娠晚期或已临产者，均应作胎儿电子监护。

(1) 胎心率（FHR）的监测。

(2) 预测胎儿宫内储备能力：无激惹试验（NST）和缩宫素激惹试验（OCT）。

1）无激惹试验（NST）：通过观察胎动时胎心率的变化，了解胎儿的储备能力。

2）缩宫素激惹试验（OCT）：一般在28～30周后进行。是用静脉滴注缩宫素诱导宫缩并用胎心监护仪记录胎心率的变化，观察宫缩对胎心的影响。

4. 胎儿心电图　可了解胎儿心脏情况和胎盘功能。

5. 羊膜镜检查　通过羊膜镜直接窥视羊膜腔内羊水性状，判断胎儿安危。

6. 胎儿头皮血pH测定　临产后，在宫颈扩张1.5cm以上时，可采取胎儿头皮血测定pH值，pH7.25～7.35为正常，pH＜7.20提示胎儿有严重缺氧并导致酸中毒。

二、胎盘功能检查

（一）尿中雌三醇（E_3）测定

尿中雌三醇（E_3）测定是了解胎盘功能的常用方法。妊娠晚期24小时尿E_3＜10mg。

（二）雌激素与肌酐比值（E/C）测定

取尿测E/C，若E/C＞15为正常值，10～15为警戒值，≤10为危险值。

（三）血清胎盘生乳素（HPL）测定

HPL水平能较好地反映胎盘的分泌功能，妊娠足月HPL值为4～11mg/L。

（四）缩宫素激惹试验（OCT）（同上）

（五）B超检查

若见三级胎盘，表示胎盘成熟，提示胎儿已成熟。

三、胎儿成熟度检查

（一）胎龄及胎儿大小是否相符

（二）测宫高及腹围

胎儿体重（g）＝子宫长度（cm）×腹围（cm）＋200（已入盆者加500）。

胎儿发育指数＝宫底高度（cm）－（月份＋1）×3（结果＜－3 表示胎儿发育不良；－3～＋3 之间，表示胎儿发育正常；＞5 可能为双胎、羊水过多或巨大儿）。

（三）B 超检查

胎头双顶径值＞8.5cm，表示胎儿体重＞2500g，提示胎儿已成熟。

（四）羊水分析

卵磷脂/鞘磷脂比值（L/S）比值≥2，表示胎儿肺成熟。其他还有肌酐值、胆红素值、淀粉酶值、脂肪细胞计数，分别反映胎儿肾、肝脏、唾液腺和皮肤是否成熟。

四、胎儿先天畸形及遗传性疾病的宫内诊断

（一）B 超检查

可观察胎儿体表畸形。

（二）羊膜腔内胎儿造影

能诊断胎儿体表及泌尿系统、消化系统畸形。

（三）胎儿镜检查

能对胎儿进行直接体表检查。

（四）绒毛细胞染色体检查

能诊断胎儿染色体异常疾病，如唐氏综合征等。

（五）羊水检查

1. 羊水细胞染色体检查。

2. 甲胎蛋白测定　可诊断开放性神经管缺陷畸形，如无脑儿、脊柱裂等。

3. 测定某些酶　用于诊断先天性代谢缺陷疾病。

（六）抽取孕妇外周血提取胎儿细胞行遗传学检查。

小　结

妊娠可划分为早期、中期、晚期三个阶段，临床上可根据停经史、临床表现、辅助检查进行早孕诊断。妊娠期需及早对孕妇进行保健监护。通过询问病史、体格检查、辅助检查，尤其是产科腹部检查和骨盆测量等，判断有无异常情况。同时根据护理评估，及时拟定相应的护理措施。不断开展健康教育，进行孕期营养、卫生、心理、用药等方面知识指导，使孕妇顺利度过妊娠期，若发现病理情况及时处理，以保证孕期母儿身心健康。

自 测 题

一、A1 型题

1. 妊娠期母体变化哪项不对
   A. 妊娠 32～34 周血容量增加达到高峰
   B. 妊娠晚期易发生外阴及下肢静脉曲张
   C. 子宫峡部在妊娠后期形成子宫下段
   D. 妊娠末期孕妇血液处于低凝状态
   E. 妊娠后卵巢不排卵

2. 下述哪项可以确诊早孕
   A. 恶心呕吐
   B. 停经
   C. 乳房增大
   D. 子宫增大
   E. B 超显示胎心

3. 关于胎盘功能错误的为
   A. 供给营养物质及排泄作用
   B. 能代替胎儿的呼吸系统
   C. IgG 可通过胎盘使胎儿获得抗体
   D. 能防御细菌、病毒及药物通过
   E. 能合成激素和酶

4. B 超显像检查，妊娠几周才可以见到妊娠环
   A. 2 周
   B. 3 周
   C. 4 周
   D. 5 周
   E. 6 周

5. 自我胎动计数哪项为异常
   A. ＞3 次/12 小时
   B. ＞5 次/12 小时
   C. ＜10 次/12 小时
   D. ＞20 次/12 小时
   E. ＞30 次/12 小时

6. 孕 30 周，骶左前位，胎心音的听诊部位应在
   A. 脐下左侧
   B. 脐下右侧
   C. 脐上右侧
   D. 脐上左侧
   E. 脐周

7. 关于四步触诊法哪项不对
   A. 前三步，检查者均面对孕妇的头部
   B. 第四步面向孕妇的足部
   C. 第二步触诊主要检查胎背四肢在何侧
   D. 第三步主要检查先露大小
   E. 第四步主要了解先露入盆程度

8. 孕妇末次月经为 2009 年 5 月 8 日，预产期是
   A. 2009 年 2 月 16 日
   B. 2009 年 4 月 15 日
   C. 2010 年 2 月 15 日
   D. 2010 年 5 月 15 日
   E. 2010 年 6 月 18 日

9. 胎先露是
   A. 胎儿长轴与母亲长轴关系
   B. 胎儿在子宫内所取的姿势
   C. 最先进入骨盆入口平面的胎儿部分
   D. 胎儿指示点和骨盆的关系
   E. 胎儿枕骨和骨盆的关系

10. 哪项属正常的胎心音次数
A. 100 次/分
B. 80 次/分
C. 105 次/分
D. 170 次/分
E. 132 次/分

11. 有关孕期卫生下述哪项不正确
A. 孕期饮食应多样化
B. 孕早期，激素、抗生素应禁用或慎用
C. 孕晚期应取仰卧位
D. 妊娠最后 2 个月避免盆浴
E. 妊娠头 3 个月、后 2 个月禁止性生活

12. 哪项不属于纵产式
A. 枕先露
B. 面先露
C. 臀先露
D. 肩先露
E. 膝先露

13. 中期妊娠是指孕
A. 11～25 周末
B. 12～27 周末
C. 13～27 周末
D. 18～27 周末
E. 20～27 周末

二、A2 型题

14. 王女士，初产妇，孕 34 周，四步触诊结果，于子宫底部触到坚而硬的胎头，在耻骨联合上方触到较软而宽不规则的胎臀，胎背位于母体腹部右前方，胎心音于脐上右侧听到。该孕妇胎方位为
A. 骶左前
B. 骶右前
C. 骶左后
D. 骶右后
E. 骶左横

15. 汪女士，妊娠 28 周，产前检查均正常，咨询胎儿监护最简单的方法是
A. 胎心听诊
B. 自我胎动计数
C. 测宫高、腹围
D. B 超
E. 电子胎心监护

（杨　琼）

第三章　正常分娩期母儿的护理

学习目标

1. 掌握影响分娩的因素及其相互关系；临产的诊断、产程的分期、分娩期产妇的护理；接生的护理技术，保障母儿顺利度过分娩期。
2. 熟悉枕先露的分娩机制。

分娩是指妊娠满28周以后，胎儿及其附属物由母体娩出的过程。妊娠满28周至不满37周之间分娩为早产；妊娠满37周至不满42周之间分娩为足月产；妊娠满42周及以后分娩为过期产。

第一节　影响分娩的因素

影响分娩的因素包括产力、产道、胎儿及精神心理因素。当这些因素均正常且相互适应时，分娩则顺利进行，称为正常分娩；反之，将发生分娩困难，称为异常分娩。

一、产力

将胎儿及其附属物从子宫内逼出的力量称为产力。包括子宫收缩力、腹肌及膈肌收缩力（统称腹压）、肛提肌收缩力。

（一）子宫收缩力

子宫收缩力简称宫缩，是临产后的主要产力，贯穿于分娩全产程。临产后的宫缩能使宫颈管消失、宫口扩张、胎先露下降。正常宫缩具有以下几个特点。

1. 节律性　临产后宫缩有节律地阵发性收缩即阵缩，因伴有疼痛，亦称为阵痛。每次收缩总是由弱渐强，达高峰维持一定时间后由强渐弱，最后消失进入间歇期。如此反复直至分娩结束。在临产初期，宫缩持续约30秒，间歇时间约5～6分钟。随着产程的进展，宫缩持续的时间逐渐延长，间歇的时间逐渐缩短。宫口开全后，宫缩持续时间可长达60秒，间歇时间可缩短至1～2分钟（图3-1）。

2. 对称性与极性（图3-2）　正常宫缩起自两侧宫角部，以微波形式左右对称迅速而均匀地向宫底中线集中，称为对称性。然后向子宫下段扩散，约在15秒内遍及整个子宫。宫缩以子宫底部最强、最持久，向下逐渐减弱，称为子宫收缩的极性。

3. 缩复作用　宫缩时子宫体部肌纤维缩短变宽，间歇时肌纤维放松变长，但不能完全恢复到原来的长度，较原来略短，经反复地收缩，肌纤维越来越短，这种现象称为缩复作用。

随着产程的进展，缩复作用使宫腔的容积逐渐缩小，迫使胎先露不断下降，子宫下段被

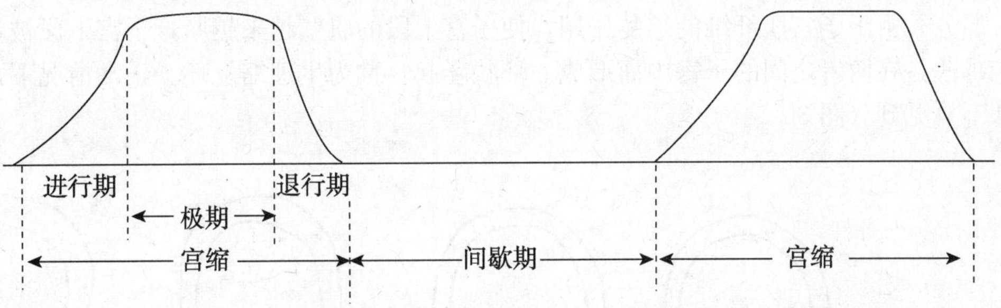

图 3-1　子宫收缩节律性示意图

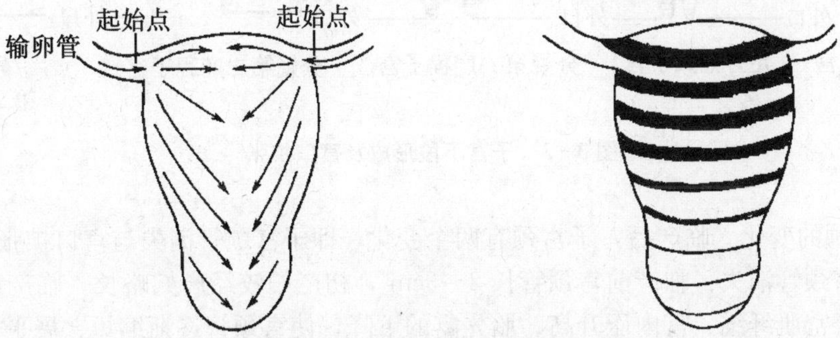

图 3-2　子宫收缩的对称性和极性

拉长，宫颈管逐渐消失与宫口扩张。

（二）腹肌和膈肌收缩力

腹肌和膈肌收缩力是第二产程娩出胎儿的重要辅助力量。当宫口开全后，宫缩时先露部压迫盆底组织及直肠，反射性地引起排便感，使产妇主动向下屏气用力。此时，产妇腹肌和膈肌收缩，腹压增高，有利于胎先露下降，促使胎儿娩出。

（三）肛提肌收缩力

当宫口开全后，先露部压迫盆底组织，引起肛提肌收缩。它的收缩有助于胎先露进行内旋转、仰伸，促使胎儿胎盘娩出。

二、产道

产道是胎儿娩出的必经通道，分为骨产道和软产道两部分。

（一）骨产道

骨产道即真骨盆，在分娩过程中变化较小。为了便于了解分娩机制，通常将骨盆分为3个假想平面（详见第一章第一节），它的形态和大小与分娩的难易程度密切相关。分娩时，胎儿只有适应骨盆各平面的形态及大小，才能沿产轴顺利娩出。

（二）软产道

软产道是由子宫下段、子宫颈、阴道及骨盆底软组织所构成的弯曲管道。分娩时扩张变软，有利于胎儿通过。

1. 子宫下段的形成　由非孕时长约1cm的子宫峡部伸展形成。妊娠12周后的子宫峡部已扩展成为子宫腔的一部分，至妊娠晚期被逐渐拉长至 7～10 cm 形成子宫下段，成为软产道的一部分。由于子宫肌纤维的缩复作用，使子宫上段的肌壁越来越厚，子宫下段被牵拉扩张越来越薄，在两者之间的子宫内面形成一环状隆起，称为生理缩复环。正常情况下，此环在腹部不易见到（图 3-3）。

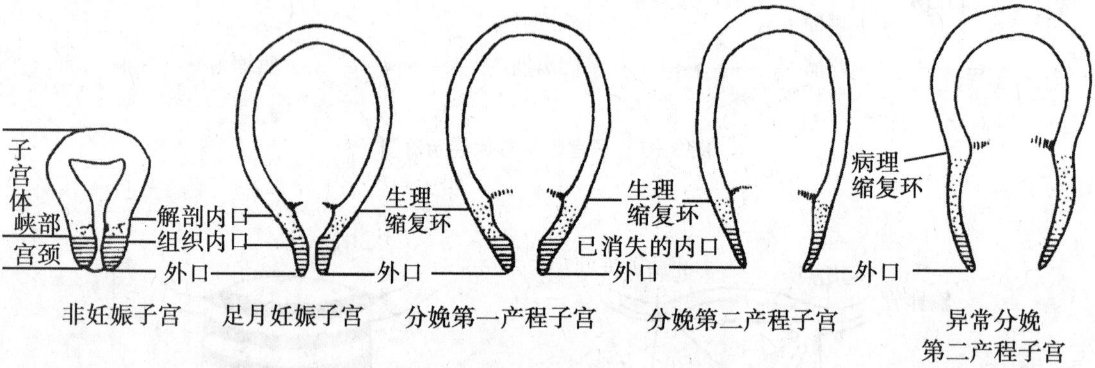

图 3-3　子宫下段形成及宫口扩张

2. 子宫颈的变化　临产后，子宫颈有两个变化，即子宫颈管消失与宫口扩张。

（1）子宫颈管消失：临产前宫颈管长 2～3cm，初产妇较经产妇略长。临产后宫缩牵拉宫颈内口的子宫肌纤维、宫内压升高、胎先露的下降，使宫颈管逐渐缩短、展平至消失。

（2）宫颈口扩张：临产前，初产妇的宫颈外口仅容一指尖，经产妇则能容一指。临产后，由于子宫收缩及缩复向上牵拉、胎先露及前羊膜囊的扩张作用宫口逐渐开大。胎膜破裂后，胎先露直接压迫宫颈，机械性扩张宫口的作用更加明显，随着产程进展，宫口开全（直径 10cm）时，妊娠足月胎头方能通过（图 3-4）。

3. 阴道、会阴及盆底的变化　临产后，先露部下降直接压迫并扩张阴道及骨盆底，使软产道形成一个向前弯曲的长筒，前壁短，后壁长，阴道黏膜皱襞展平使腔道加宽。同时肛提肌向下及两侧扩展，使 3～4cm 厚的会阴体变成 2～4mm 薄的组织，接产时，应注意保护会阴，否则造成会阴裂伤。

三、胎儿

胎儿能否顺利娩出，除了产力、产道外，还取决于胎儿的大小、胎位及有无造成分娩困难的胎儿畸形。

（一）胎儿大小

胎儿大小是决定分娩难易的重要因素。胎儿过大或过熟均可因胎头径线过大或颅骨较硬，不能使胎头略微变形或颅骨重叠而缩小体积，虽然骨盆正常，也会引起相对性头盆不称而导致难产。

胎头是胎体最大的部位，也是通过产道最困难的部分，因此必须熟悉胎头的结构和特点。

1. 胎头的结构　胎头由 2 块顶骨、2 块额骨、2 块颞骨及 1 块枕骨组成。颅骨间的缝隙称颅缝。缝与缝之间的空隙称囟门（图 3-5）。

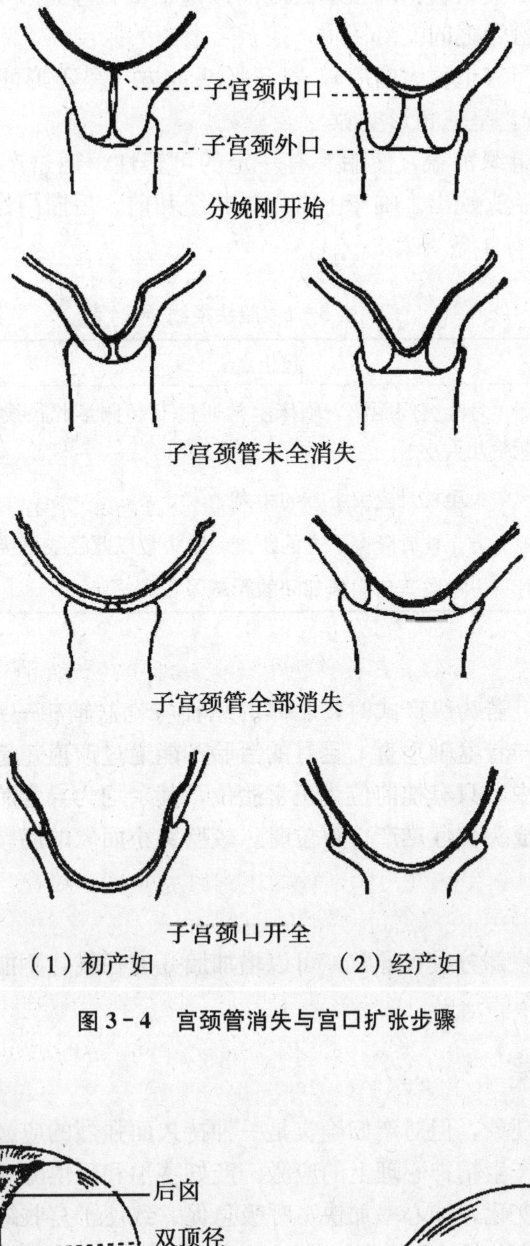

图 3－4　宫颈管消失与宫口扩张步骤

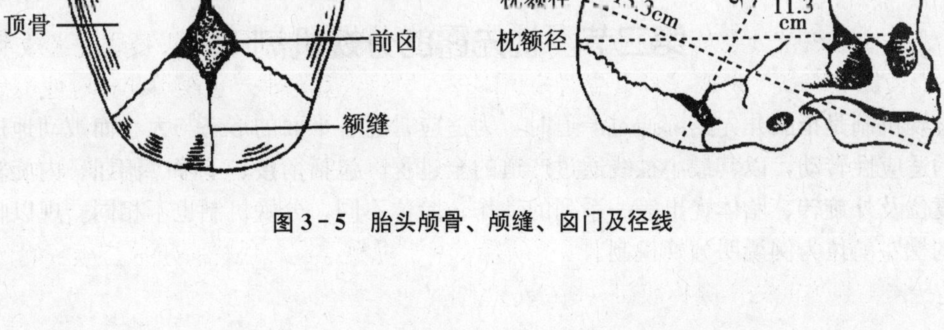

图 3－5　胎头颅骨、颅缝、囟门及径线

（1）颅缝主要有：①矢状缝：两顶骨之间的颅缝；②人字缝：顶骨与枕骨之间的颅缝；③冠状缝：两顶骨与两额骨之间。

（2）囟门：①前囟门（也称大囟门），位于胎头前方，呈菱形的空隙；②后囟门（也称小囟门），位于胎头后方，呈三角形空隙。

颅缝与囟门均有软组织覆盖，使胎头有一定的可塑性，通过产道时颅缝重叠使头颅变形，缩小体积，有利于胎头娩出。临床上常以矢状缝和前、后囟门作为确定胎方位的标志。

2. 胎头径线：主要有4条（表3-1）。

表3-1　胎头径线

胎头径线	起止点	足月平均正常值
双顶径	两侧顶骨隆突间距离。临床上常通过B超测量此径线来判断胎儿大小	9.3cm
枕下前囟径	前囟中央至枕骨隆突下方的距离	9.5cm
枕额径	鼻根上方至枕骨隆突下方的距离。胎头常以此径线衔接	11.3cm
枕颏径	颏骨下方中央至后囟顶部间的距离	13.3cm

（二）胎位

产道为一纵形管道。若为纵产式时，胎体的纵轴与骨盆轴相一致，胎儿容易通过产道。横产式时，胎体的纵轴与骨盆轴垂直，足月的活胎不能通过产道，造成病理性难产，对母儿威胁极大。在正常分娩中，只有枕前位为正常胎位，其余均为异常胎位。若胎头俯屈不良或不能完成内旋转，则形成头位性难产。臀位时，较胎头小而软的胎臀先娩出，产道扩张不充分，造成后出头困难。

（三）胎儿畸形

若胎儿畸形造成某一部分发育异常，可以增加胎儿的径线，不能通过产道引起难产。如脑积水、连体儿等。

四、精神心理因素

分娩虽是一种生理现象，但对产妇确实是一种持久而强烈的应激源。分娩应激既可产生生理上的应激，也可以产生精神心理上的应激。产妇害怕和恐惧分娩，这种精神心理因素能够影响机体产生一系列变化，如心率加快、呼吸急促、致使子宫收缩乏力、产程延长、胎儿窘迫等。精神心理因素在分娩中的作用，越来越受到人们的重视。

第二节　枕先露的分娩机制

分娩机制是指胎儿先露部通过产道时，为适应骨盆各平面的形态与大小而被动地进行一系列的适应性转动，以其最小径线通过产道的全过程。包括衔接、下降、俯屈、内旋转、仰伸、复位及外旋转、胎体娩出等一系列的动作。胎位不同，分娩机制也不相同。现以临床最常见的枕左前位为例说明分娩机制。

一、衔接

胎头双顶径进入骨盆入口平面，颅骨最低点接近或达到坐骨棘水平称为衔接，也称入盆（图3－6）。胎头取半俯屈状态以枕额径衔接，胎头矢状缝衔接在骨盆入口的右斜径上。初产妇多在预产期前1～2周衔接，经产妇多在分娩开始后衔接。若初产妇临产后，胎头仍未衔接，应警惕有头盆不称的可能。

二、下降

胎头沿产轴前进的动作称下降。下降贯穿于分娩全过程，与其他动作相伴随。以坐骨棘为标志点，临床上以观察胎头下降的程度作为判断产程进展的重要标志之一。

三、俯屈

胎头下降至盆底时，处于半俯屈状态的胎头枕部遇肛提肌阻力，借杠杆作用使下颏部贴向胸壁，使衔接时的枕额径变为枕下前囟径（图3－7），以其最小径线通过产道。

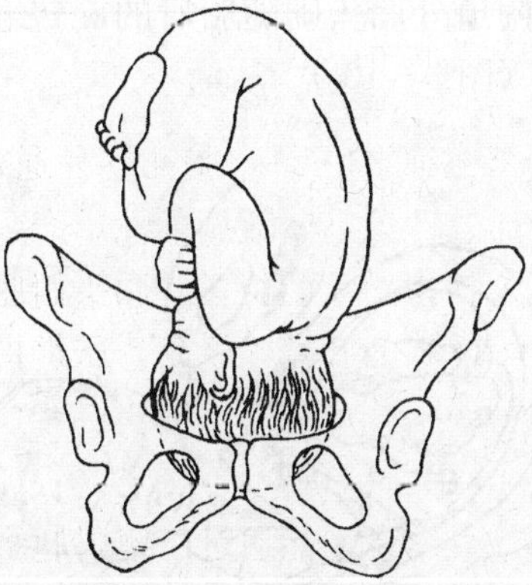

图3－6 胎头衔接

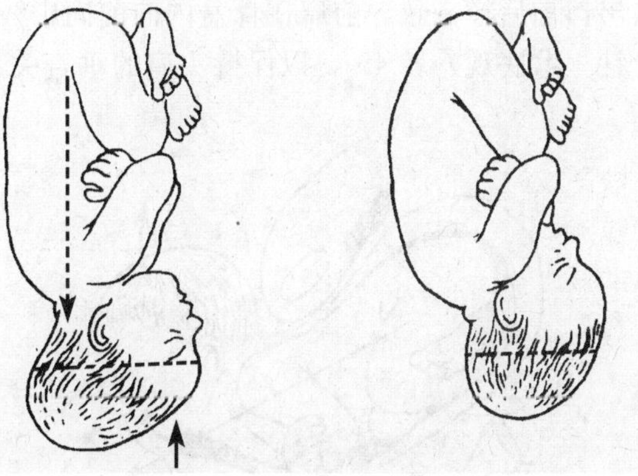

图3－7 胎头俯屈

四、内旋转

胎头围绕骨盆纵轴旋转，使其矢状缝与中骨盆及骨盆出口前后径相一致的动作称为内旋转。当胎头下降至盆底时，枕部最先与肛提肌接触，肛提肌收缩促使胎头枕部向前（盆底观，即逆时针方向）旋转45°，使矢状缝与中骨盆及骨盆出口前后径相一致，此时胎头旋转而胎肩并未旋转，胎头与双肩成一扭曲角度。胎头于第一产程末完成内旋转动作（图3－8）。

五、仰伸

当胎头完成内旋转后，胎头下降达阴道外口时，宫缩和腹压继续迫使胎头下降，而肛提肌收缩力又将胎头向前推进，两者的合力作用，使枕部以耻骨弓下方为支点，胎头逐渐仰伸，顶、额、鼻、口、颏相继从会阴前缘娩出。胎头仰伸时，胎儿双肩径沿左斜径进入骨盆入口（图3－9）。

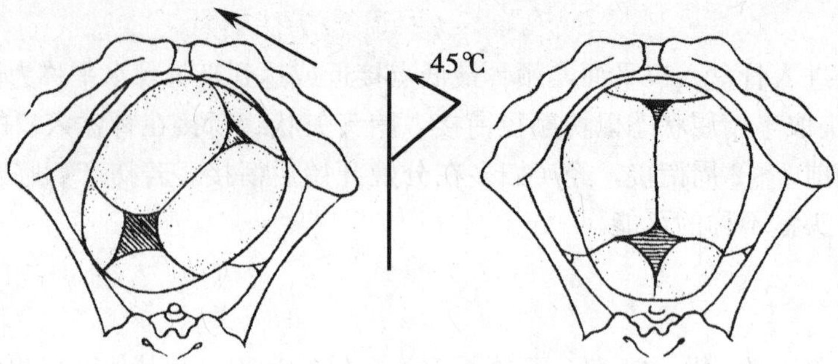

图 3-8　胎头仰伸

六、复位及外旋转

胎头娩出后，为使胎头与胎肩恢复正常关系，胎头枕部自然向左（盆底观，即顺时针）旋转 45°恢复到原来的位置，称为复位。此时胎肩继续下降抵达中骨盆，为使双肩径与骨盆出口前后径一致，前肩在骨盆内向前向中线旋转 45°，阴道外胎头则随胎肩的旋转继续顺时针（盆底观）转 45°，以保持头肩的垂直关系称外旋转（图 3-10）。

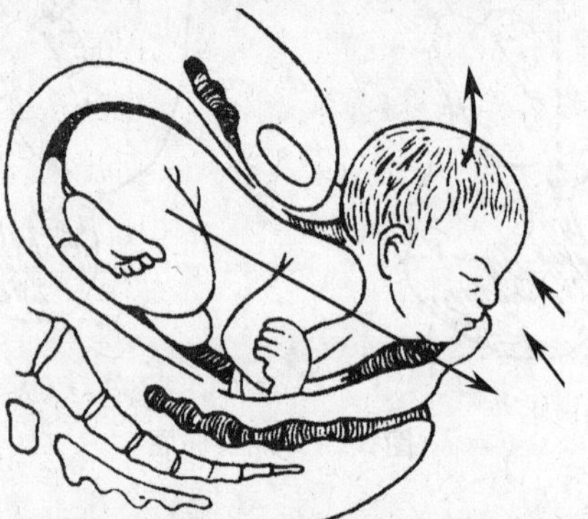

图 3-9　仰伸完成

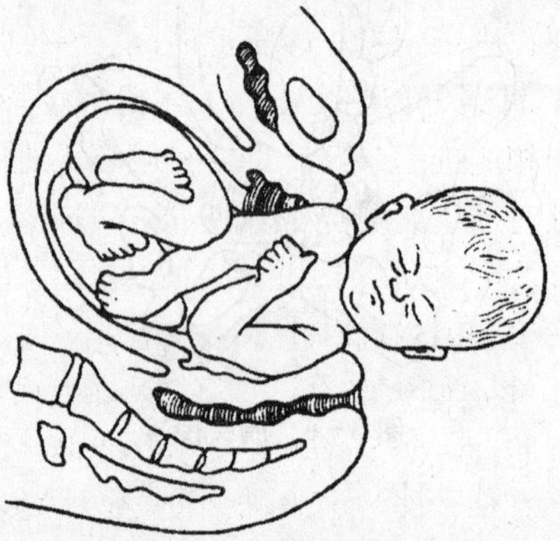

图 3-10　胎头外旋转

七、胎体娩出

胎头完成外旋转后，前肩（右肩）在耻骨弓下先娩出（图 3-11），继之，后肩（左肩）从会阴前缘娩出（图 3-12）。然后胎体及其下肢取侧位娩出。胎儿娩出过程全部完成。

分娩机制各动作是连续进行的，下降动作始终贯穿于分娩的全过程。

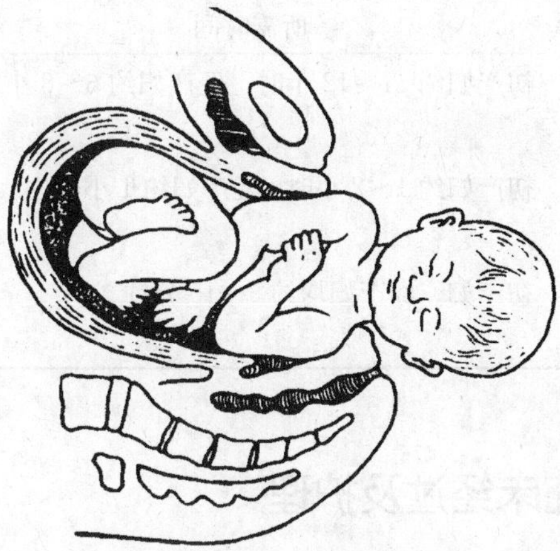

图 3－11　前肩娩出

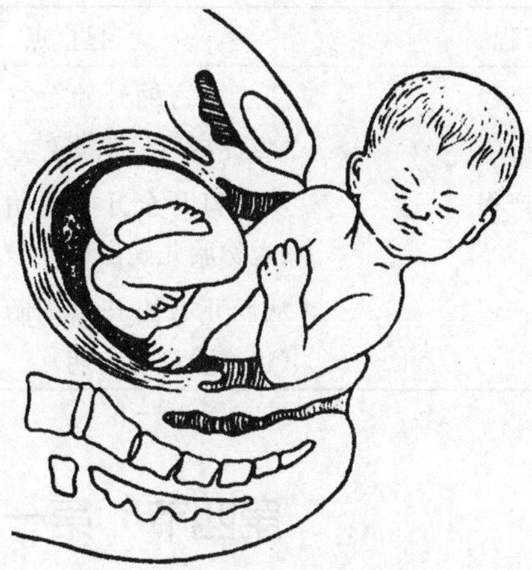

图 3－12　后肩娩出

第三节　临产征象与产程分期

一、先兆临产

分娩开始之前，往往会出现一些预示临产开始的症状，称为先兆临产。

（一）胎儿下降感（轻松感）

临产前 2～3 周，胎儿先露入盆，使宫底下降。此时孕妇肺部和胃部的受压程度得到缓解，孕妇常感觉上腹部轻松，饭量增加，呼吸转畅快。但是宫底下降，先露压迫盆腔器官及周围组织，可出现尿频、下腹坠胀、腰酸腿痛等现象。

（二）假临产

分娩前 1～2 周，子宫的敏感性增加，可出现不规律宫缩，其特点为宫缩持续的时间短（<30 秒）不恒定，不伴有宫颈管消失与宫口扩张。经休息或给镇静药物即可缓解。

（三）见红

见红是分娩即将开始最可靠的征象。在临产前 24～48 小时内，阴道排出的血性分泌物称为见红。若阴道流血量超过平时月经量，不应视为见红，应考虑妊娠晚期出血，如前置胎盘、胎盘早剥等。

二、临产诊断

临产开始的标志为有规律且逐渐增强的子宫收缩，持续 30 秒或以上，间歇 5～6 分钟左右，并伴有进行性子宫颈管消失、宫口扩张及胎先露下降。给强镇静药物不能抑制临产。

三、总产程及产程分期

总产程即分娩全过程，指从规律宫缩开始至胎儿、胎盘娩出为止。总产程最长不能超过 24 小时，最短不能少于 3 小时，临床上根据不同阶段的特点，分为 3 个产程（表 3－2）。

表 3-2　产程分期

总产程	起止点	所需时间
第一产程	从规律宫缩开始至宫口开全为止（也称宫口扩张期）	初产妇约 11～12 小时，经产妇约 6～8 小时
第二产程	从宫口开全开始至胎儿娩出为止（也称胎儿娩出期）	初产妇约 1～2 小时，经产妇约 1 小时内
第三产程	从胎儿娩出开始至胎盘娩出为止（也称胎盘娩出期）	初产妇、经产妇均约 5～15 分钟

第四节　第一产程的临床经过及护理

【临床经过】

一、规律宫缩

产程开始时，子宫收缩力弱，持续时间较短（约 30 秒），间隔较长（约 5～6 分钟）。随着产程的不断进展，宫缩逐渐增强，持续时间延长（约 50～60 秒），间歇时间缩短（约 2～3 分钟）。

二、宫口扩张

随着子宫收缩的增强，宫颈管逐渐缩短直至消失，宫口逐渐扩张，宫口扩张先慢后快，直至开全（10 cm），即宫颈边缘消失。通过肛查或阴道检查可确定宫口扩张的程度。

三、胎先露下降

随着宫缩增强及宫口扩张，胎先露逐渐下降。下降的程度以颅骨最低点与坐骨棘水平的关系为标志。一般在宫口开大 4～5cm 时，胎头应达坐骨棘水平。颅骨最低点平坐骨棘水平时，用“0”表示；在坐骨棘水平上 1cm 时，用－1 表示；在坐骨棘水平下 1cm 时，用＋1 表示，以此类推（图 3-13）。

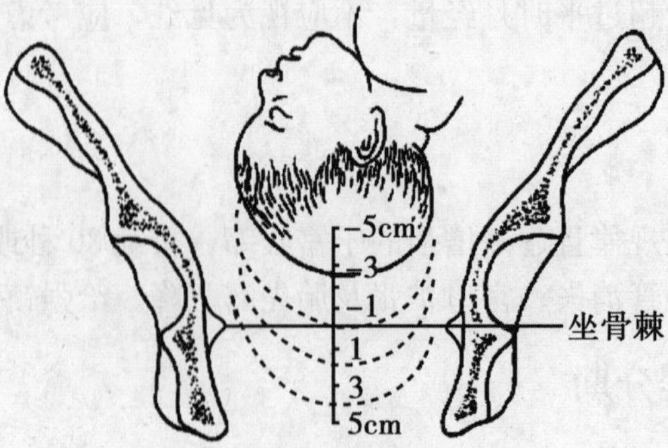

图 3-13　胎先露下降程度判定

四、胎膜破裂

胎膜破裂简称破膜。宫缩使羊膜腔内的压力增高，胎先露下降，将羊水阻断为前、后两部。在先露前面的羊水称前羊水，约100ml，形成的前羊膜囊有扩张宫口的作用，当羊膜腔压力增加到一定程度时，胎膜自然破裂。破膜多发生在宫口近开全时。

【护理】

一、护理评估

（一）健康史

1. 了解产妇的一般情况，包括姓名、结婚年龄、生育年龄、身高、体重、职业、文化程度、营养状况、婚育史、既往史、月经史、过敏史等。

2. 询问产妇有关病史包括有无不良孕产史及原因。重点了解本次妊娠情况，有无阴道流血或流水、感染、接触有害物质、妊娠期高血压疾病等。记录规律宫缩开始的时间，了解宫缩的强度与频率、骨盆的大小、胎方位及胎心音等。

（二）身体状况

观察生命体征，心肺有无异常，皮肤有无水肿。了解宫缩持续的时间、间歇时间及强度；了解宫口扩张及胎先露下降的情况；了解是否破膜，并记录羊水的颜色及性状，了解胎心音的变化。正确评估产妇对疼痛的耐受性，有利于实施无痛分娩技术。

（三）心理状况

1. 入院使产妇生活环境暂时改变，感到陌生不适应，医护人员的服务态度和质量、分娩能否顺利、新生儿的性别及健康状况、家庭经济状况都易使产妇产生焦虑、紧张情绪。

2. 临产后逐渐增强的宫缩使产妇感到疼痛难忍，影响进食和休息，精力和体力消耗较大，这些因素均影响产程进展。

（四）辅助检查

通过肛查或阴道检查了解宫口扩张及胎先露下降程度，来判断产程进展情况；胎儿监护仪进一步了解胎儿在宫内的安危情况。

二、护理措施

（一）一般护理

1. 给产妇提供良好的休息及分娩环境。

2. 第一产程，每4～6小时测体温、脉搏、呼吸、血压1次，如有异常应增加测量的次数，并报告医生。

3. 指导产妇放松技巧，减轻疼痛。嘱产妇宫缩时深呼吸，并将双手掌置于腹部由上向下推按，缓解疼痛。聆听平时喜欢的音乐以转移注意力，宫缩间隙期指导产妇放松休息，减轻疼痛。

（二）观察产程进展

1. 观察宫缩　最简单的方法是将一手放在产妇腹部，宫缩时子宫隆起变硬，间歇时松弛变软。定时连续观察宫缩的强度、持续时间、间歇时间并及时记录。也可用胎儿监护仪观察宫缩。

2. 观察宫口扩张及先露下降　通过肛门检查或阴道检查了解宫口扩张、先露下降的情况、羊膜囊是否破裂、骨盆的形态与大小。

（1）肛门检查（图 3－14）：临产后应适时在宫缩时行肛查，一般情况下，宫口扩张＜3cm 时，2～4 小时肛查 1 次，宫口扩张＞3cm 时，1～2 小时肛查 1 次，同时根据宫缩强度和产妇的临床表现适当增减检查的次数。整个产程肛查的次数不超过 10 次，以免增加感染的机会。

（2）阴道检查：当肛门检查不清时，可在严格消毒后行阴道检查。

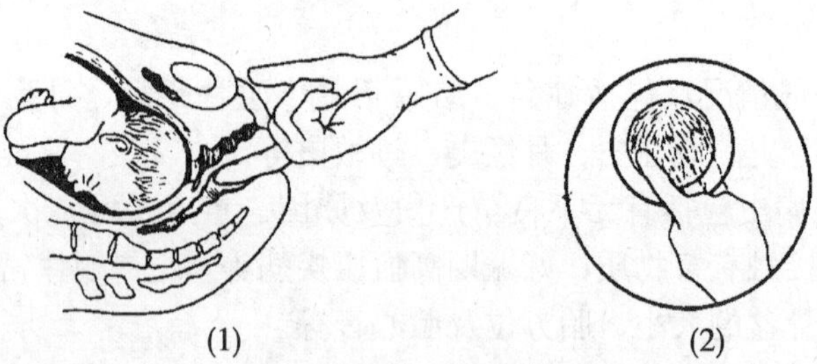

图 3－14　肛门检查

（3）绘制产程图：为了细致观察产程进展，及时记录检查结果，及早处理异常情况，目前临床上多绘制产程图。产程图是一种反映产程进展的坐标图，横坐标为临产经历的时间（h），纵坐标左侧为宫口扩张程度（cm），右侧为先露下降程度（cm），划出宫口扩张曲线和胎头下降曲线。若两条曲线在图中呈反向交叉者，称交叉产程图（图 3－15）。两条曲线呈伴行者，称为伴行产程图（图 3－16）。

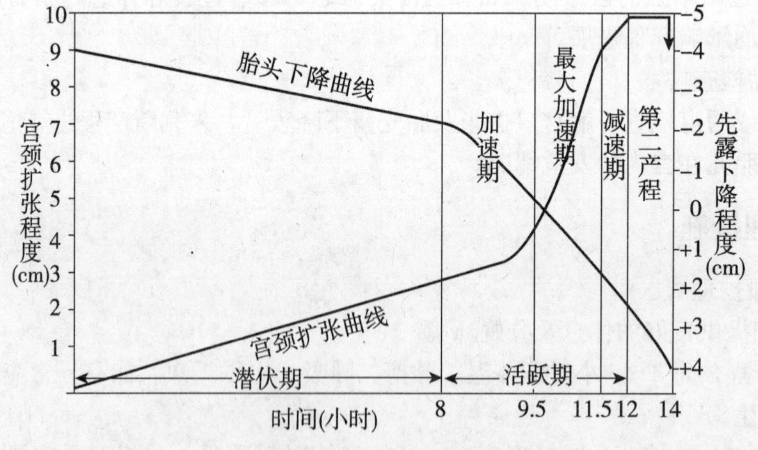

图 3－15　交叉产程图

宫口扩张曲线将第一产程分为潜伏期和活跃期。潜伏期是指从规律宫缩开始至宫口扩张 3cm，此期宫口扩张速度较慢，约需 8 小时，最长不超过 16 小时。活跃期是指宫口扩张 3～10cm，此期宫口扩张速度加快，约需 4 小时，最长不超过 8 小时。

胎先露下降曲线是以胎先露最低点与坐骨棘平面的关系标明。胎先露在潜伏期下降不明

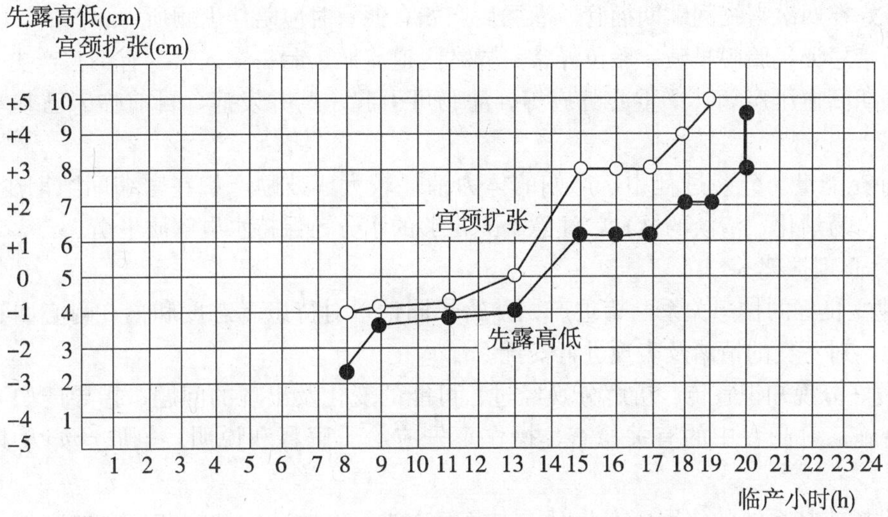

图 3-16　伴行产程图

显，活跃期下降加快，平均每小时下降 0.86cm。其下降程度是决定能否经阴道分娩的重要指标。

3. 监测胎心音　用听诊器或多普勒仪在子宫收缩间歇期听胎心音。一般潜伏期每 1～2 小时听一次胎心，活跃期每 15～30 分钟听一次。每次听诊 1 分钟并作记录。有条件者用胎心监护仪监测。如胎心率超过 160 次/分或低于 120 次/分或不规律，提示胎儿窘迫，立即给产妇吸氧并报告医生作进一步处理。

4. 记录胎膜情况　一旦出现破膜应立即听胎心音，注意观察并记录羊水的颜色、性状、量和破膜的时间，以便及时发现胎儿窘迫、脐带脱垂。破膜超过 12 小时未分娩者，应遵医嘱给予抗生素预防感染。

（三）治疗配合

1. 提供安静、清洁、舒适的环境。

2. 活动与休息　临产后，胎膜未破，宫缩不强者，鼓励产妇多在室内活动，促进胎先露下降，有助于产程进展。若初产妇宫口扩张 5cm 以上，经产妇宫口扩张 3cm，应取左侧卧位卧床待产。胎膜已破，先露尚未入盆者，应卧床并抬高臀部以防脐带脱垂。指导并协助产妇经常变换体位，促进产妇身体的舒适和放松。

3. 清洁卫生为了防止产时、产后感染，在分娩之前必须做好如下的清洁护理：

（1）入院后如未破膜，距分娩尚有充足时间者，可根据条件做一次淋浴或擦浴，更换医院制作的清洁衣服进入待产室待产。

（2）外阴皮肤准备：入院后，将阴毛剃净，然后用温肥皂水和清水擦洗、冲洗外阴。防止剃毛时划破皮肤及擦洗时污水流入阴道。

4. 排尿与排便　临产后，应鼓励产妇每 2～4 小时排尿一次，以免膀胱充盈影响宫缩及先露下降。如因胎头压迫引起排尿困难者，应在严格无菌操作下导尿。如直肠充盈，应鼓励产妇自解大便。若初产妇宫口扩张＜4cm，经产妇＜2cm 时根据产妇的具体情况可行温肥皂水灌肠，既能避免粪便污染产道及胎儿，又能促使胎先露下降，加速产程进展。

灌肠溶液：0.2%肥皂水500～1000ml，水温39～42℃。在灌肠前应向患者解释并取得配合，最好在两次宫缩间歇期插管。灌肠后产妇有便意时应陪伴上厕所。

灌肠禁忌证：胎膜早破、胎位异常、异常阴道流血、胎头未入盆、有剖宫产史、胎儿窘迫、妊娠期高血压疾病、严重心脏病等。灌肠可引起一些并发症，目前临床已基本不采用灌肠。

5. 补充能量　分娩过程中，产妇的体力消耗较大，鼓励产妇在宫缩间隙期少量多餐，进高热量、易消化、清淡的饮食，注意补充足够的水分，保持水电解质平衡。

（四）心理护理

1. 建立良好的护患关系　尊重产妇并给予同情，对待患者态度和蔼，耐心回答产妇提出的问题，对不良的情绪及表现进行安抚。

2. 做好分娩知识宣传　讲解分娩经过、可能的变化及出现的问题；指导产妇采取良好的应对措施；对产程中的有关检查、操作事先应给予解释和说明，争取产妇及其亲属的合作。

3. 发挥支持系统的作用　产前对丈夫及家人进行有关分娩知识和信息的宣传，如条件许可开展导乐陪伴分娩，提供家庭分娩室，允许丈夫或家人陪伴分娩，安抚产妇，增加安全感。

（五）健康指导

1. 指导产妇保持良好的心情。

2. 积极配合医务人员的处理与护理，做好迎接新生儿的准备。

第五节　第二产程的临床经过及护理

【临床经过】

一、宫缩频而强

宫缩持续1分钟或更长，间歇1～2分钟，宫口开全，胎膜多已破裂，如仍未破膜应行人工破膜，促使胎先露下降，加速产程进展。

二、产妇屏气

当胎头下降至盆底并压迫直肠时，反射性地引起产妇产生排便感，不自主地向下屏气用力，增加腹压，协助宫缩迫使胎儿娩出。

三、胎儿下降与娩出

（一）胎头拨露

随着产程进展，先露下降，会阴体逐渐膨隆变薄、肛门松弛。宫缩时胎头露出阴道口，宫缩间歇期，胎头又缩回阴道内，称为“胎头拨露”（图3-17）。

（二）胎头着冠

经几次拨露后，当胎头双顶径越过骨盆出口，宫缩间歇时胎头不再缩回称为“胎头着冠”（图3-18）。

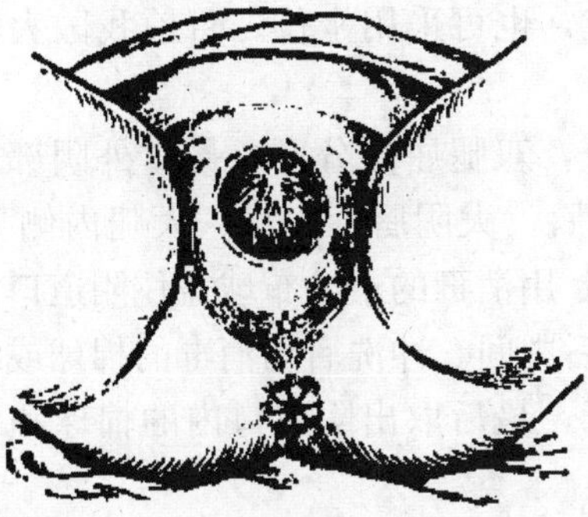

图 3-17　胎头拨露

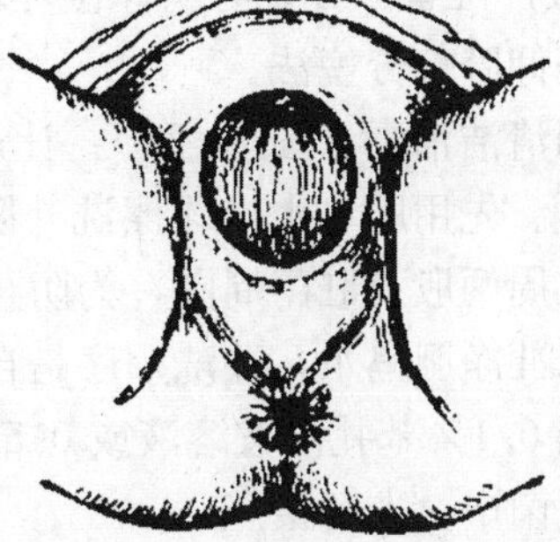

图 3-18　胎头着冠

（三）胎儿娩出

胎头着冠后，会阴极度扩张，胎头枕部抵达耻骨弓下，并以耻骨弓下缘为支点仰伸娩出胎头，继之复位外旋转，前肩、后肩、胎体相继娩出。

【护理】

一、护理评估

（一）病史

了解宫口开全的时间、宫缩情况、破膜时间及羊水性状等。

（二）身体状况

了解子宫收缩的情况，观察产妇使用腹压的情况，胎先露下降的情况，评估会阴情况，并结合胎儿大小，判断是否需要行会阴切开术。

（三）心理状况

产妇因体力消耗过大而感到恐惧和无助，因腹痛和急于结束分娩而焦虑不安，家属也常表现出紧张不安的情绪。

（四）辅助检查

用胎儿监护仪监护严密观察宫缩及胎心变化。

二、护理措施

（一）一般护理

1. 测血压、脉搏、呼吸、观察宫缩，听胎心音，鼓励并帮助产妇排尿及排便，促进胎先露下降，加速产程进展。

2. 初产妇宫口开全，经产妇宫口开大 4 cm 且宫缩规律有力，将产妇送到产房做好接产准备。

3. 备好新生儿吸痰管、衣物、会阴切开包和麻醉药品、宫缩剂、氧气、预热红外线辐射台等。

（二）观察宫缩及监测胎心音

观察宫缩及先露下降情况，每隔 5～10 分钟听胎心一次，若发现第二产程延长或胎心异常，应立即检查并报告医生，争取尽快结束分娩。

（三）接产配合

1. 接产准备　分娩时的体位可以仰卧位或半卧位，也可采用坐位。目前我国大部分医院采取是仰卧位分娩法。

外阴清洁消毒（图 3-19）：让产妇仰卧于产床上，双腿屈曲分开，暴露外阴部，臀下放一便盆。先用肥皂水棉球擦洗外阴部，顺序是小阴唇、大阴唇、阴阜、大腿内侧上 1/3、会阴、肛周两股及肛门周围，为防止冲洗液流入阴道，用消毒的干纱布球盖住阴道口，然后用温开水冲净肥皂水，冲洗顺序是自上而下，先周围后中间。冲洗后用消毒的棉球或纱布擦干，再用 0.1%苯扎溴铵溶液或 0.5%碘伏液依次消毒，最后取出阴道口内的棉球和臀下便盆，铺无菌巾，准备接产。

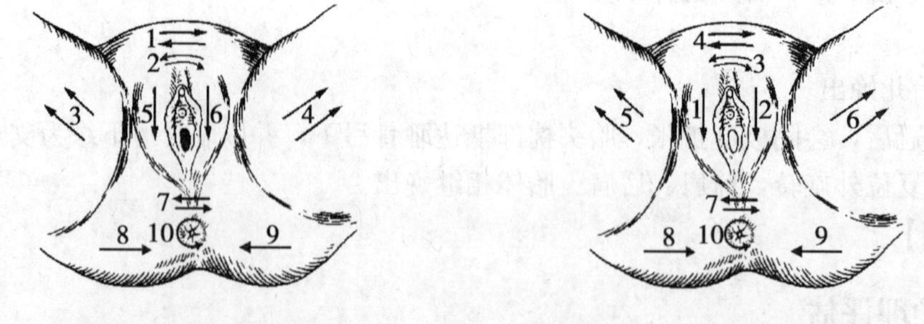

（1）外阴冲洗顺序　　（2）外阴消毒的顺序

图 3-19　外阴冲洗与消毒的顺序

2. 指导产妇屏气用力　宫口开全后，指导产妇正确屏气用力。方法：让产妇双手握住产床把手，双足蹬在产床上，宫缩开始时，先深吸一大口气，然后屏住，如解大便一样向下屏气用力以增加腹压。间歇期则让产妇呼气及全身肌肉放松，安静休息。宫缩再现时，再作同样的屏气用力，如此反复直至胎头着冠。胎头着冠后，宫缩时让产妇张口哈气，间歇期时稍屏气用力，使胎头、胎肩缓慢地娩出。以免胎头娩出过快导致会阴裂伤。

3. 接产　接产时主要在于正确保护会阴和协助胎儿安全娩出。

（1）接产要领：正确保护会阴，协助胎头俯屈，让胎头以最小径线在宫缩间歇时缓慢地通过阴道口，正确娩出胎肩，预防会阴裂伤。记录胎儿娩出的时间。胎儿娩出后，在产妇臀下放一弯盘接血，以计出血量。

（2）接产步骤（图 3-20）：产者站在产妇右侧。当胎头拨露、阴唇后联合紧张时，开始保护会阴。保护会阴的方法：将右肘支在产床上，右拇指与其余四指分开，掌内垫以无菌纱布，当宫缩时，向内上方托压会阴部，左手示、中、无名指下压胎头枕部，协助胎头俯屈。宫缩间歇时，稍微放松右手，以免压迫过久引起会阴水肿。当枕部在耻骨弓下露出时，左手协助胎头仰伸，使胎头缓慢娩出，左手立即自鼻根向下挤出口鼻腔内黏液和羊水。然后协助胎头复位、外旋转，使胎儿的双肩径和骨盆出口的前后径相一致，左手轻压儿头，使前肩在耻骨弓下先娩出，再上托胎颈，使后肩从会阴前缘缓慢娩出。双肩娩出后，才能松开右手，最后双手协助胎体娩出。

（3）脐带绕颈的处理：当胎头娩出后，如发现脐带绕颈 1 周且较松时，可用手将脐带顺肩推下或头部脱出，如绕颈较紧或缠 2 周以上，则用 2 把止血钳将脐带夹住，从中剪断，注意勿伤及胎儿颈部（图 3-21）。

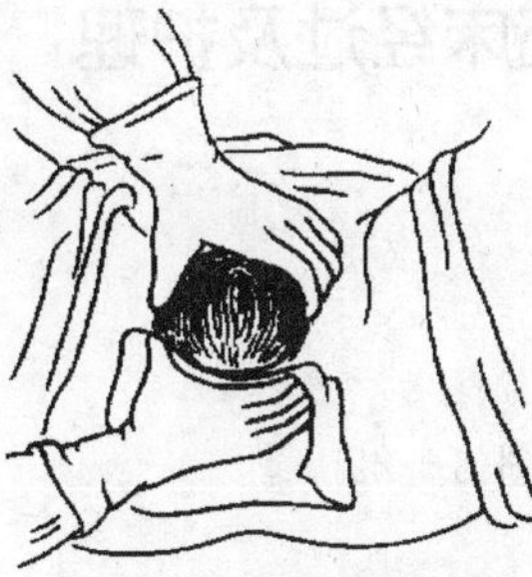

（1）保护会阴，协助胎头俯屈

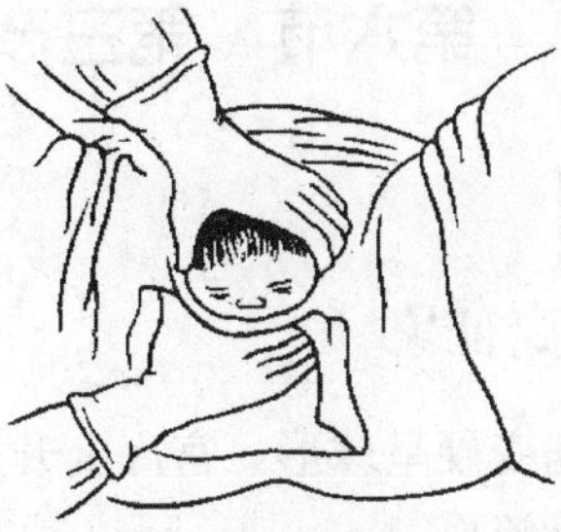

（2）协助胎头仰伸

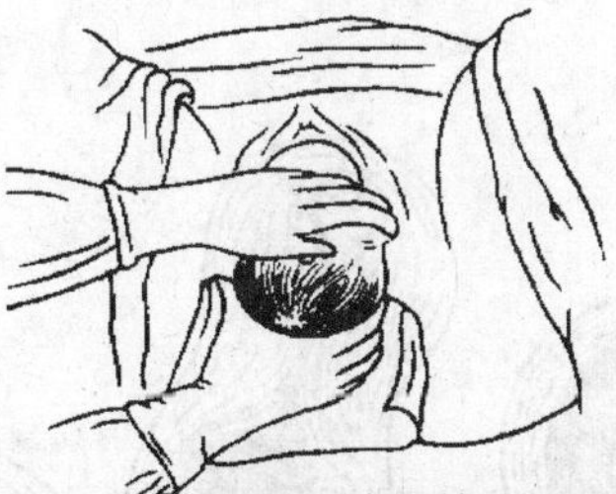

（3）助前肩娩出

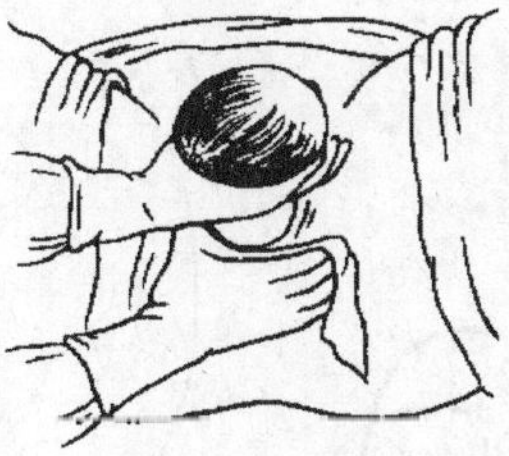

（4）助后肩娩出

图 3－20　接产步骤

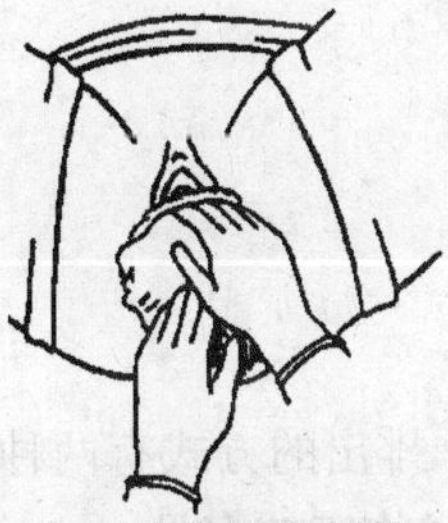

（1）将脐带顺肩部推上

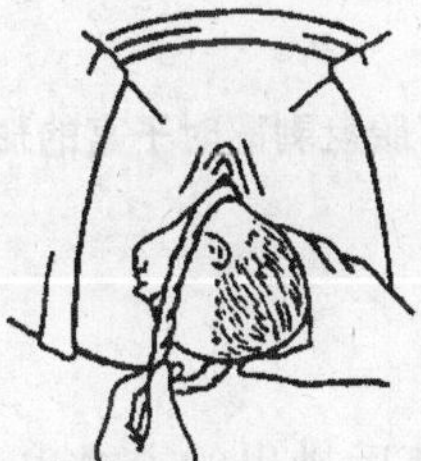

（2）把脐带从头上退下

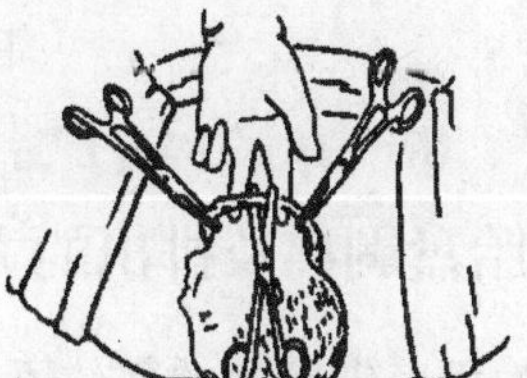

（3）用两把血管钳夹住，从中间剪断

图 3－21　脐带绕颈的处理

（四）心理护理

1. 关心体贴产妇，帮助产妇饮水、擦汗，给予安慰和支持。

2. 及时反馈产程进展情况。

（五）健康教育

1. 指导产妇正确使用腹压。

2. 及时补充能量，防止疲劳与体力衰竭。

第六节　第三产程的临床经过及护理

【临床经过】

一、胎盘剥离征象

1. 子宫体收缩变硬呈球形，宫底上升达脐上（图 3－22）。

2. 阴道有少量流血。

3. 外露脐带自行延长。

4. 用手掌尺侧在产妇耻骨联合上方轻压子宫下段，子宫体上升，外露于阴道口外的脐带不再回缩。

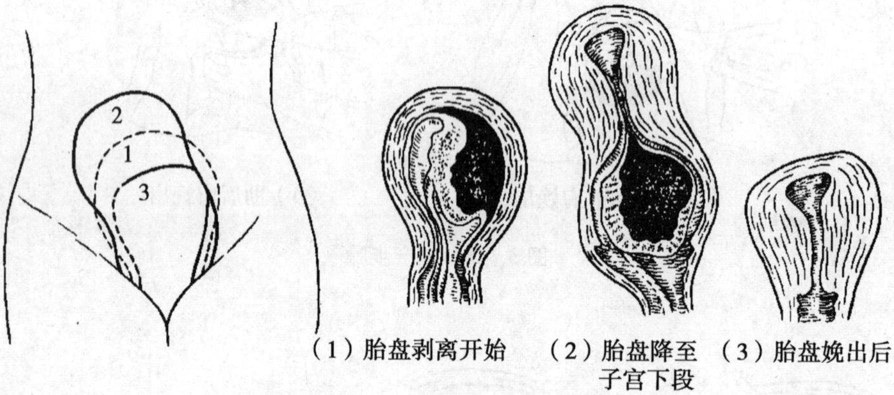

图 3－22　胎盘剥离时子宫的形状

二、胎盘剥离及排出的方式

由于胎盘首先剥离的部位不同，剥离后排出的方式也不相同，排出的方式有两种。

1. 胎儿面娩出　其特点是胎盘先娩出，后见阴道流血。此方式临床较多见。

2. 母体面娩出　其特点是先有较多阴道流血，胎盘后娩出。此方式临床较少见。

【护理】

一、护理评估

（一）病史

了解产妇的生命体征有无异常，注意胎儿娩出的方式、时间。有无会阴切开、撕裂及阴道助产术、阴道流血及宫缩情况。

（二）身心状况

1. 母亲　胎儿娩出后，观察宫缩情况，有无出现胎盘剥离征象；胎盘娩出后检查胎盘胎膜是否完整、软产道有无裂伤。产后在产房观察 2 小时期间，重点观察产妇的生命体征、子宫收缩、阴道出血等情况。评估产妇的情绪状态，观察产妇对新生儿的第一反应，能否接受新生儿的性别、外形等健康状况，有无进入母亲角色。

2. 新生儿 新生儿 Apgar 评分，新生儿出生 1 分钟内，进行 Apgar 评分，用于判断新生儿有无窒息及窒息的程度；新生儿一般情况评估，测新生儿身长、体重，检查体表有无畸形。

（三）辅助检查

根据产妇、新生儿情况选择必要的检查。

二、护理措施

（一）新生儿护理

1. 清理呼吸道 是处理新生儿的首要任务。新生儿娩出后，应立即用洗耳球或吸痰管吸净口鼻腔内的黏液和羊水，以免发生吸入性肺炎。如呼吸道内的黏液和羊水已吸干净仍无啼哭，用手指轻拍新生儿的足底促其啼哭。新生儿大声啼哭，表示呼吸道已通畅，正常呼吸已建立。

2. 阿普加（Apgar）评分 评估新生儿有无窒息及窒息严重程度。新生儿娩出后 1 分钟进行评分。以心率、呼吸、肌张力、喉反射及皮肤颜色 5 项体征为依据，每项为 0～2 分，满分为 10 分（表 3-3）。8～10 分，属正常新生儿；4～7 分为轻度窒息，经一般处理可恢复，0～3 分为重度窒息，需紧急抢救，并在出生后 5 分钟再次评分。

表 3-3 新生儿 Apgar 评分

体征	0 分	1 分	2 分
心率（次/分）	0	<100	≥100
呼吸	0	浅且不规则	佳
肌张力	松弛	四肢略屈曲	四肢活动好
喉反射	无反射	有些动作	咳嗽、恶心
皮肤颜色	苍白	青紫	红润

3. 保暖 及时擦净新生儿皮肤上的羊水、血迹，并保暖。

4. 脐带处理 目前结扎脐带的方法有棉线结扎法、气门芯胶圈套扎法、脐带夹、止血钳等。目前临床上多采用气门芯胶圈套扎法。

（1）棉线结扎法：新生儿娩出后，用两把止血钳钳夹脐带，两钳相隔 2～3cm，在其中剪断脐带。用 75%酒精消毒脐带根部及周围，在距脐根 0.5cm 处用无菌粗线结扎第 1 道，再在结扎线外 0.5cm 处结扎第二道，注意松紧适度，以防出血或脐带断裂。在第二道结扎线外 0.5cm 剪断脐带，挤出残余的血液，用 2.5%碘酊溶液或 20%高锰酸钾溶液消毒断面，再用无菌纱布包好。

（2）气门芯胶圈套扎法：在胶圈上套拴约 5cm 长的双丝线，用止血钳套上气门芯，在距脐根 0.5cm 处钳夹脐带，然后，在其上端的 0.5cm 处将脐带剪断，牵拉丝线将气门芯拉长套在脐带上，松开止血钳，消毒包扎。

5. 其他护理 新生儿身体外观的评估、让产妇看清新生儿性别；产后 30 分钟内进行早吸吮、母儿皮肤早接触；做好标记，在病历上按上新生儿足印和产妇拇指印，新生儿系上标有母亲姓名、床号、体重、出生时间的手腕带和包被带；用抗生素眼药水滴眼预防眼炎等。

（二）产妇护理

1. 协助胎盘娩出　确定胎盘已完全剥离后，接生者应及时协助胎盘娩出（图 3－23）。如胎膜在排出的过程中发生断裂，立即用止血钳夹住断端，再继续向原方向旋转，直至胎膜完整排出。切忌在胎盘剥离前，粗暴揉按子宫及牵拉脐带以免造成子宫翻出、脐带断裂等并发症。若胎儿娩出 30 分钟，胎盘仍未娩出，应行人工剥离胎盘术，查明原因，并进行相应处理。

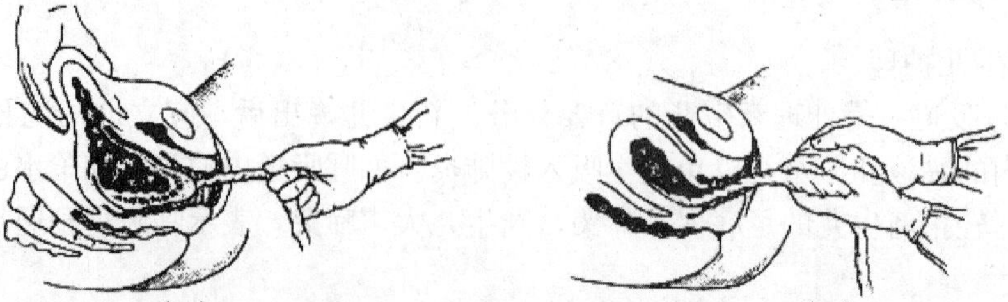

（1）　　　　（2）

图 3－23　协助胎盘、胎膜娩出

2. 检查胎盘、胎膜　胎盘娩出后，将脐带提起先检查胎膜是否完整，破裂口高低、脐带的长短及附着部位。然后将胎盘铺平，检查母体面，用纱布把血块拭去，观察胎盘形态、小叶有无缺损、有无钙化、梗死等。最后观察胎盘边缘有无断裂血管，以便及时发现和处理副胎盘（图 3－24）。测量胎盘直径、厚度、重量及并做记录。

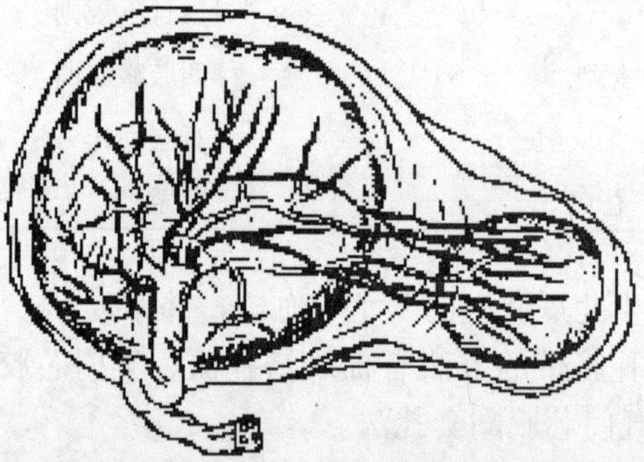

图 3－24　副胎盘

3. 检查软产道　胎盘娩出后，仔细从上向下，从外向内检查会阴、尿道口周围、小阴唇内侧、阴道及宫颈有无裂伤。

4. 预防产后出血　胎盘娩出后，及时按压宫底，清除宫腔内积血，是防止产后出血的一种有力措施。如有产后出血史或估计有产后出血可能者，可在胎儿娩出后立即用缩宫素，可促使胎盘迅速剥离以减少出血。

5. 产后 2 小时护理　由于产后出血多发生在产后 2 小时内，因此，胎盘娩出后，产妇应继续在产房观察 2 小时。

（1）清洁：分娩结束后，移去产妇臀下污染的消毒巾及敷料，为产妇擦净汗水和血迹，换上清洁的会阴垫。冬季注意保暖，让产妇感到清洁舒适。

（2）饮食、饮水：由于分娩过程体力消耗大，易感口渴及饥饿，应给予易消化、富含营养的饮料及食物，以恢复体力。

（3）观察：应注意观察产妇的血压、脉搏、体温、呼吸及一般情况；检查子宫收缩情况及宫底高度，按压子宫以查子宫腔内是否积血；注意观察阴道出血量，外阴、阴道有无血肿；膀胱是否充盈等，2 小时后将产妇连同新生儿送至母婴同室继续观察。

6. 心理护理　产后应尽早促进亲子互动。帮助母儿皮肤接触和目光交流，协助产妇触摸并拥抱新生儿，尽早开始吸吮乳头。若对新生儿性别不满意，应进行劝说和安慰。

7. 健康教育

（1）指导产妇在产房观察 2 小时，尽量闭目养神，安静休息。

（2）指导帮助产妇排尿。

（3）尽早让新生儿吸吮乳头开始母乳喂养。

小　结

影响分娩的因素有产力、产道、胎儿及精神心理因素。三个因素均正常且相互适应，胎儿则顺利娩出，称正常分娩。胎儿从母体内娩出按照衔接、下降、俯屈、内旋转、仰伸、复位及外旋转、胎体娩出的分娩机制进行。分娩机制中动作是连续进行的，下降贯穿于分娩的全过程。作为产科护士必须具有高度的责任心，配合助产人员严密观察产程进展，监护好胎心音；无菌接生，正确处理新生儿，完整娩出胎盘及胎膜，预防产后出血，保障母儿顺利度过分娩期。

自测题

一、A1 型题

1. 过期妊娠指妊娠达到或超过
   A. 40 周末
   B. 41 周末
   C. 42 周末
   D. 43 周末
   E. 44 周末

2. 临产后的主要产力是下列哪项
   A. 腹肌收缩力
   B. 膈肌收缩力
   C. 子宫收缩力
   D. 骨骼肌收缩力
   E. 肛提肌收缩力

3. 妊娠足月时，胎头的双顶径需超过多少提示胎儿成熟
   A. 8.5cm
   B. 9cm
   C. 9.3cm
   D. 9.5cm
   E. 9.8cm

4. 初产妇胎头衔接的时间是一般发生在预产期前
   A. 1～2 天
   B. 1～2 周

C. 2～3 天
D. 2～3 周
E. 4 周

5. 正常枕先露分娩机制，下述哪项正确
A. 下降，衔接，内旋转，俯屈，仰伸，复位，外旋转
B. 衔接，俯屈，内旋转，下降，仰伸，复位，外旋转
C. 衔接，下降，俯屈，内旋转，仰伸，复位，外旋转
D. 下降，俯屈，衔接，内旋转，仰伸，复位，外旋转
E. 衔接，下降，内旋转，俯屈，仰伸，复位，外旋转

6. 子宫颈口开全是指
A. 宫口开大 4cm
B. 宫口开大 10cm
C. 宫口开大 8cm
D. 宫口开大 8～10cm
E. 宫口开大 5cm

7. 从胎儿娩出至胎盘娩出需要的时间不超过
A. 15 分钟
B. 30 分钟
C. 1 小时
D. 2 小时
E. 3 小时

8. 正常胎膜自然破裂多在
A. 第一产程
B. 不规律宫缩开始后
C. 有规律宫缩开始
D. 宫口近开全
E. 宫口开大 5cm 时

9. 下列哪项不是胎盘剥离征象
A. 宫底升高
B. 宫体变硬呈球形
C. 阴道少量出血
D. 于耻骨上压子宫下段脐带回缩
E. 脐带自行下降

10. 产程中胎心监护，下列哪项是错误的
A. 听胎心应在宫缩间歇期，宫缩刚结束时进行
B. 潜伏期应每小时听胎心一次
C. 活跃期每 30 分钟听胎心一次
D. 第二产程应每 15 分钟听胎心一次
E. 每次胎心听诊应听 1 分钟

11. 产妇送入产房准备接生的指征正确的是
A. 产妇有规律的宫缩时
B. 初产妇宫口开至 3～4cm，经产妇宫口开大 10cm 且宫缩好
C. 初产妇宫口开至 3～4cm，经产妇宫口开大 3～4cm 且宫缩好
D. 初产妇宫口开至 10cm，经产妇宫口开大 10cm 且宫缩好
E. 初产妇宫口开至 10cm，经产妇宫口开大 4cm 且宫缩好

12. 胎头宫缩时暴露于阴道口，当宫缩间歇又缩回阴道内称为
A. 胎头着冠
B. 胎头拨露
C. 胎头俯屈
D. 胎头仰伸
E. 胎头下降

二、A2 型题

13. 临产 4 小时，宫缩 25～35 秒，间隔 4～5 分钟，胎心 140 次/分，先露浮，突然阴道流水，色清，宫口开 1 指，下列哪项处理不当
    A. 立即听胎心
    B. 记录破膜时间
    C. 鼓励产妇在宫缩时，运用腹部压力加速产程进展
    D. 超过 12 小时尚未分娩，加用抗生素
    E. 卧床，抬高臀部

14. 初产妇，孕 39 周，食欲正常，昨晚 8 时起有腹部阵痛，一夜未睡，今晨就诊，精神疲乏，宫缩 10～20 秒，间隔 10～35 分钟，宫缩强度弱，肛查先露，未入盆，宫口开 1 指尖，前羊膜囊不明显，骨盆测量无异常，最恰当的处理是
    A. 肥皂水灌肠
    B. 催产素，静脉滴注
    C. 人工破膜
    D. 哌替啶（杜冷丁）100mg 肌注
    E. 补液支持疗法

二、B 型题

（15～16 题共用备选答案）
A. 见红
B. 胎儿下降感
C. 不规律子宫收缩
D. 规律宫缩
E. 宫口扩张

15. 临产比较可靠的征象是
16. 临产的主要标志是

（17～18 题共用备选答案）
A. 双顶径
B. 枕额径
C. 枕下前囟径
D. 枕颏径
E. 枕上前囟径

17. 胎头俯屈后通过产道的径线是
18. 衔接时胎头的径线是

（闫金凤）

第四章　正常产褥期产妇及新生儿的护理

学习目标

1. 掌握产褥期的概念、临床表现及护理措施；正常新生儿的护理措施；指导产妇母乳喂养的方法。
2. 熟悉产褥期母体各系统的变化；正常新生儿的护理评估要点；母乳喂养的优点。
3. 了解产褥期妇女的心理调适；正常新生儿的生理特点。

第一节　产褥期母体的变化

产妇从胎盘娩出至全身器官（除乳房外）恢复或接近正常未孕状态所需的一段时间称产褥期，一般为6周。

一、产褥期母体的生理变化

（一）生殖系统

1. 子宫　产褥期生殖系统变化最大的器官是子宫。自胎盘娩出后，子宫逐渐恢复至未孕状态的过程称为子宫复旧，需时6周。主要变化为宫体肌纤维缩复和子宫内膜再生。

（1）子宫肌纤维的缩复：胎盘娩出后子宫体积和重量逐渐缩小。产后1周，子宫缩小至约妊娠12周大小；产后10天，子宫降至骨盆腔，腹部不可及宫底；产后6周，子宫恢复至孕前大小。

（2）子宫内膜的再生：产后3周左右除胎盘附着处外，子宫内膜基本完全修复；产后6周，胎盘附着处也被新生的子宫内膜修复。

（3）子宫下段及宫颈的变化：随着子宫的缩复作用，子宫下段逐渐恢复为未孕时的子宫峡部。分娩时宫颈外口3点和9点处轻度裂伤，使宫颈外口由圆形（未产型）转为“一”字形横裂状（已产型）。大约在产后1周，宫颈外形恢复，内口关闭，产后4周左右宫颈恢复至未孕状态。

2. 阴道及外阴　产后阴道壁肌张力逐渐恢复，阴道腔逐渐缩小，产后3周左右黏膜皱襞复现，但不能恢复到未孕时状态。产后外阴常有轻度水肿，2～3天后自行消退。

3. 盆底组织　分娩时可有肌纤维的部分断裂。程度严重者或者产褥期内过早参加重体力劳动者，可导致阴道膨出甚至子宫脱垂。

（二）乳房

乳房的主要变化是泌乳。产后7天内所分泌的乳汁为初乳，淡黄色、质稠，含有大量的蛋白质和矿物质，还含有多种抗体，尤其是分泌性IgA，较少的脂肪和乳糖，易消化；产后7～14天分泌的乳汁为过渡乳，蛋白质含量逐渐减少，脂肪和乳糖含量逐渐增多；产后14天以后分泌的乳汁为成熟乳，呈白色。初乳和成熟乳中均含有大量的免疫抗体。

（三）血液循环系统

产后因为子宫胎盘循环终止，子宫缩复以及妊娠期潴留的组织间液回吸收，产后最初的3天内，循环血量增加15%～20%，心脏负担加重，所以产后72小时内，心脏病产妇易发生心力衰竭。分娩后2～3周，血容量恢复至未孕状态。产褥早期血液仍处于高凝状态，有利于减少产后出血，产后2～3周恢复正常。

（四）消化系统

产后1～2天内产妇常感口渴，喜进流食或半流食。因为卧床时间多、活动少，腹直肌及盆底肌松弛，加之肠蠕动减弱，易发生便秘。

（五）泌尿系统

1. 产后1周内尿量增多　妊娠期潴留于体内的水分主要经肾排出。

2. 产后尿潴留　产后膀胱肌张力降低、会阴伤口疼痛、不习惯床上排尿等原因均可能增加尿潴留的发生，尤其在产后24小时内。

（六）内分泌系统的变化

产后激素水平的变化：产后1周左右，雌、孕激素水平基本降至未孕水平；胎盘生乳素于产后6小时已测不出；催乳激素水平高于未孕水平，不哺乳产妇产后2周降至未孕水平，哺乳产妇产后该激素水平降低，但仍高于未孕水平，尤其在哺乳时激素明显升高。

不哺乳者，产后6～10周月经复潮，平均在产后10周左右恢复排卵；哺乳者，平均在产后4～6个月恢复排卵，所以在此期间月经不来潮。较晚恢复月经者，首次月经来潮前多有排卵，故哺乳期未有月经来潮却有可能受孕，需要采取避孕措施。

（七）腹壁

受妊娠期增大子宫的影响，产妇产后腹壁松弛，恢复其紧张度大约需要6～8周。妊娠期下腹正中线上的色素沉着于产褥期逐渐消退，腹壁上的妊娠纹逐渐由紫红色变为白色。

二、产褥期妇女的心理调适

随着妊娠的终止，新生命的到来，产妇在心理上会发生很大的变化。产妇需要从妊娠分娩期的不适、疼痛、焦虑中恢复，接纳新成员，这一过程称为心理调适。

产褥期妇女的心理调适主要表现为两方面：适应家庭新成员孩子的到来和母亲角色的确认，其过程一般经历3个时期：

1. 依赖期　产后1～3天。此期产妇的需要主要由别人来满足。在此期间，丈夫及家人的关心帮助，医务人员的关心指导都极为重要。

2. 依赖-独立期　产后3～14天。产妇表现出较为独立的行为，但容易产生压抑情绪，表现为哭泣、对周围事物漠不关心，停止该进行的活动等。此期要加倍关心产妇并提供家人参与的机会；传授婴儿喂养和护理技能；鼓励产妇表达自己的感受，增加各方面的交流等。

3. 独立期　产后2周至1个月。在此期间，新家庭形成并正常运作。产妇及丈夫承担起各自的责任，并维持工作、事业、家庭中的各种活动。

第二节　产褥期产妇的护理

一、护理评估

（一）病史

了解产妇既往有无传染病史；此次妊娠以及分娩的经过，有无妊娠合并症及并发症，分娩的方式，有无分娩期并发症以及新生儿的情况。

（二）身体状况

1. 生命体征　产后体温多在正常范围内，24 小时内体温略升高，一般不超过 38℃，产后 3～4 天可有 37.8～39℃的发热，伴乳房血管、淋巴管极度充盈为泌乳热，一般仅持续 4～16 小时，不属病态。

2. 子宫复旧　胎盘娩出后，子宫圆而硬，宫底在脐下一指。产后第 1 天宫底稍上升平脐，以后每天下降 1～2cm，至产后 10 天子宫降入骨盆腔内，腹部扪不到宫底。

3. 恶露　产后随子宫蜕膜（特别是胎盘附着处蜕膜）的脱落，含有血液、坏死蜕膜组织及宫颈黏液经阴道排出，称为恶露。正常恶露有血腥味，但无臭味，持续 4～6 周。恶露的分类（表 4－1）。

表 4－1　恶露的分类

血性恶露	浆液性恶露	白色恶露
色鲜红，量多，含大量血液及少量胎膜及坏死蜕膜、宫颈黏液和细菌等，持续约 3～4 天	色淡红似浆液，含有少量血液，较多的坏死蜕膜、宫颈黏液及细菌等，可持续 1 周左右	色泽较白，含有大量白细胞、坏死蜕膜组织、表皮细胞及细菌等，可持续 2～3 周

4. 产后宫缩痛　多见于经产妇。在产褥早期因宫缩引起下腹部阵发性剧烈疼痛，称为产后宫缩痛，于产后 1～2 天出现，持续 2～3 天自然消失，哺乳可以使疼痛加剧。

5. 褥汗　产褥早期皮肤排泄功能旺盛，出汗多，尤其以夜间睡眠和初醒时更明显，一般产后 1 周内可自行好转。

6. 会阴　产后会阴轻度水肿，一般在产后 2～3 天自然消退，若有会阴伤口者，会阴处会有疼痛。

7. 其他还可出现尿潴留、便秘、会阴肿胀及伤口愈合不佳等情况。

（三）心理状况

受分娩情况、经济情况、人格特征、家庭氛围、文化背景等因素的影响。大数产妇可表现出喜悦和兴奋，有少数产妇会表现为不高兴，甚至因一点小事就伤心流泪，情绪波动大。

（四）辅助检查

除进行产后常规体检外，应做血、尿常规检查，若产妇有发热时，可做药物敏感试验。

二、护理措施

（一）一般护理

1. 居住环境　产妇居住的环境应保持温度、湿度适宜，空气新鲜，阳光充足，透气性好。

2. 营养　产后当天可进半流食，以后根据产妇的具体情况进普食。产后的饮食应营养丰富，易消化，有利于乳汁的分泌。注意多食优质蛋白，如鱼、蛋、奶、瘦肉及大豆制品以及新鲜的蔬菜水果，此外多进食汤水类的食物。乳母应限制食用辛辣、刺激的食物以及烟酒。

3. 个人卫生　产褥期产妇褥汗增多，应注意勤洗澡，洗头发，勤换衣裤，注意防着凉。

4. 大小便

（1）因充盈的膀胱影响子宫的收缩，故产后 4 小时提醒及鼓励产妇排尿，以免膀胱膨胀影响子宫收缩。如产后 6～8 小时产妇仍不能自行排尿，宫底上升脐以上，或在子宫底下方触及一囊性包块，提示有尿潴留，应积极处理。

（2）产妇产后因腹壁松弛，活动量减少，肠蠕动减慢等原因易发生便秘，应多吃蔬菜、水果等含纤维素丰富的食物，尽早下床活动以防便秘发生。

5. 休息和活动　产妇产后 6～12 小时即可下床活动，以利子宫复旧、恶露排出、大小便通畅，并可促进盆底肌肉张力恢复。但不宜过早从事重体力劳动或长时间站立及蹲位活动，以防子宫脱垂。产后第 2 天开始可以在室内随意走动，并开始做产褥期保健操（图 4－1）。

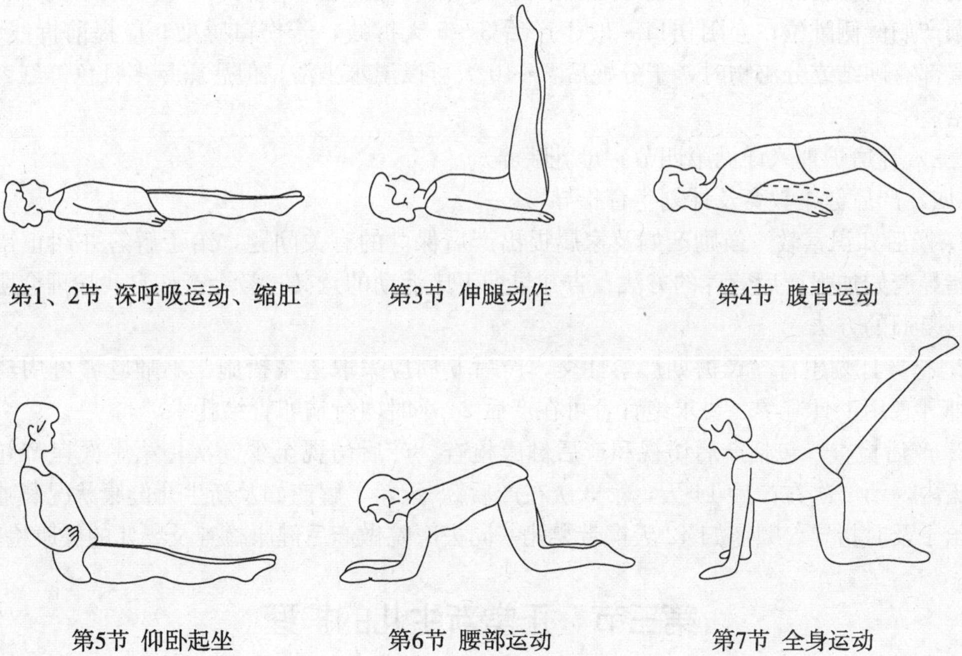
第1、2节 深呼吸运动、缩肛
第3节 伸腿动作
第4节 腹背运动
第5节 仰卧起坐
第6节 腰部运动
第7节 全身运动

图 4－1　产褥期保健操

6. 观察生命体征　测体温、脉搏、呼吸每日 2 次，若体温超过 38℃，每 4 小时测 1 次，直至正常。产妇入病房后立即测脉搏、血压，2 小时后复测，无异常每日 2 次。若脉搏快，注意有无出血及感染；若血压异常及时报告医师。

7. 心理调适　真诚关心、照顾产妇和婴儿，取得产妇的信任，鼓励产妇真实表达内心喜悦或痛苦及其需要。适时进行卫生宣教工作及指导产妇掌握正确护理孩子的知识和技能，增强其自信心。同时指导产妇正确对待各种心理及社会因素，做好家属的工作，共同配合做好对产妇、新生儿的护理，使产妇安心休养。

（二）生殖器官的观察与护理

1. 子宫复旧的护理　重点注意观察子宫收缩、宫底高度。

（1）子宫收缩：产后2小时内，是发生产后大出血的高危阶段。应严密注意子宫收缩情况及阴道流血量，故产后即刻、30分钟、1小时、2小时各观察一次子宫收缩。如宫缩不好，阴道流血量多应及时报告医生做出相应处理。

（2）宫底高度：每天应在同一时间测量宫底高度，检查前嘱产妇排空膀胱，观察子宫复旧情况。

2. 恶露　注意观察恶露的色、量和气味的改变。红色恶露持续时间延长或有异味要考虑是否合并有感染或胎盘、胎膜残留。

3. 会阴护理

（1）会阴冲洗（擦洗）：每天用0.2‰的苯扎溴铵冲洗或擦洗外阴两次。冲洗前先排空膀胱，擦洗原则为由上至下，由外至内，会阴切口单独擦洗，擦过肛门的棉球和镊子应弃之。避免冲洗液进入阴道。冲洗完后应注意保持会阴的清洁干燥，预防感染。

（2）会阴伤口的护理：会阴部水肿者可用50%的硫酸镁湿热敷，产后24小时可用红外线照射会阴；会阴部有伤口者应每天观察伤口周围有无渗血、渗液、红肿、硬结及异常分泌物，嘱产妇健侧卧位；会阴伤口一般于产后3～5天拆线，若伤口感染，应提前拆线引流。伤口局部有硬结或分泌物时，于分娩后7～10天可以温水坐浴，但恶露量多且色鲜红者应禁止坐浴。

（三）乳房护理（详见第四节　母乳喂养）

（四）产后健康教育及计划生育指导

1. 产后知识宣教　鼓励产妇及家属提出产后保健的有关问题，给予解答并纠正错误观点；指导产妇加强产后营养的方法；告知早期下床活动的意义；教会产妇自我护理会阴和观察子宫复旧的方法。

2. 指导计划生育　产褥期严禁性交，产后6周应采取避孕措施。不哺乳者可用药物避孕，哺乳者用工具避孕。要求绝育者可在产后24小时内行输卵管结扎术。

3. 产后检查　包括产后访视和产后健康检查。产后访视至少3次，第1次在产妇出院后3天内，第2次在产后14天，第3次在产后28天，了解产妇及新生儿健康状况和哺乳情况，给予及时指导。嘱产妇42天携带婴儿一同去医院做产后健康检查及婴儿的健康检查。

第三节　正常新生儿的护理

【概述】

妊娠满37周不足42周出生，体重≥2500g，无任何疾病和畸形的活产婴儿，我们称为正常新生儿。正常新生儿的生理特点：

1. 外观特点　正常足月儿的体重在2500g以上（平均约3000g），身长在47cm以上（平均约50cm），皮肤红润，胎毛少，耳廓发育良好，哭声响亮，肌肉有一定张力，四肢屈曲，皮下脂肪丰满，指甲达到或超过指尖，乳晕清楚，乳头突起，乳房可扪到结节，整个足底有较深的足纹，男婴睾丸下降，女婴大阴唇覆盖小阴唇。

2. 体温　由于新生儿中枢神经系统发育尚不完全，皮下脂肪较薄，故体温调节功能较差，易受外界温度影响而波动。

3. 呼吸系统　新生儿出生后约10秒即开始呼吸，由于呼吸中枢发育不成熟，肋间肌较弱，因此，新生儿呼吸浅快，甚至可有不规则，每分钟40～60次，2天后降至每分钟20～40次。

4. 血液循环系统　新生儿新陈代谢旺盛，耗氧量大，故心率较快，平均每分钟120～160次，且易受啼哭、吸奶等因素的影响。新生儿血液多集中于躯干、内脏，而四肢少，故肝、脾易于触及，四肢易发冷，末梢易出现青紫。

5. 消化系统　新生儿胃呈水平位，贲门肌发育较差，幽门括约肌发育较好，易发生溢乳和呕吐。一般新生儿在生后12小时开始排出墨绿色胎便，3～4天排完，粪便转为黄绿色。如24小时未排胎便，应检查是否有消化道畸形。新生儿肝脏葡萄糖醛酰转移酶活性较低，也是引起新生儿生理性黄疸的原因。

6. 神经系统　新生儿脑相对较大，重约300～400g，占体重10%～20%。大脑皮质兴奋性低，睡眠时间长。新生儿出生时具备一些原始的反射，如觅食反射、吸吮反射、吞咽反射、握持反射、拥抱反射等。当发生神经系统疾病、损伤或颅内出血等严重疾病时，这些反射可减弱或消失。正常新生儿生后数月这些会自然消失，若这些反射仍存在，应及时到医院就诊。

7. 免疫系统　新生儿特异性和非特异性免疫功能都不够成熟，新生儿通过胎盘从母体获得的免疫球蛋白IgG对麻疹和白喉传染病有一定的免疫力，特别在生后的6个月内。但其他免疫球蛋白，如IgA等不易通过胎盘，故新生儿容易患感染性疾病尤其是呼吸道和消化道感染。

8. 泌尿系统　新生儿出生后一半在24小时内排尿，头一周内，每日排尿可达20次以上。如生后24～28小时不排尿，应注意查找原因。

9. 几种特殊生理状态。

(1) 生理性体重的下降：新生儿生后几天内，因为摄入少，排出胎便和小便，又通过呼吸和皮肤蒸发水分，会出现体重下降，但一般不超过10%，4天左右开始回升，大约7～10天左右恢复到出生时的体重。

(2) 生理性的黄疸：大约50%～60%的足月儿在生后2～3天出现黄疸，4～5天达高峰，一般在2周内消退，一般情况良好。

(3) 乳腺肿大和假月经：新生儿出生后，因为来自母体的雌激素的影响中断：部分新生儿在出生后3～5天出现乳腺肿大；部分女婴在出生后5～7天可见阴道流出少量血液，持续1～3天左右。一般无需处理。

(4) 上皮珠和“马牙”：因上皮细胞堆积，新生儿上腭中线部位常出现散在黄白色，米粒大小的颗粒隆起称上皮珠；齿龈切缘上常有黄白小颗粒或斑点俗称“马牙”。此外，有些新生儿在口腔的两侧颊部各有一个较厚的脂肪隆起，俗称“螳螂嘴”，它有助于新生儿的吸吮作用。均属正常，于生后数周或数月可自行消失，不宜挑、刮，以免发生感染。

【护理】

一、护理评估

(一) 出生时评估（见第三章）

(二) 入母婴同室时评估

1. 健康史　了解母亲的既往病史；本次妊娠经过，胎儿生长发育及监测结果；详细了解整个产程的具体情况；出生时间、体重、性别、Apagar评分及出生后检查结果等；检查出生记录是否完整。

2. 身体评估　一般在出生后24小时内进行。评估时注意保暖，建议母亲或亲属在场以便指导。评估新生儿的体温、脉搏、呼吸、心率、体重、身高，有无缺氧、全身发育情况、肌张力及活动情况以及神经反射情况等。如入室评估新生儿一切正常，以后改为每8小时评估一次或每天评估一次，同时做好评估记录，如有异常增加评估次数。

二、护理措施

（一）一般护理

1. 生命体征

（1）注意保暖，体温低者应加强保暖，可采用母体体温、暖箱、空调、热水袋等，但是要注意安全，避免烫伤。

（2）定时监测新生儿的生命体征，保持呼吸道的通畅，尽量保持新生儿侧卧的体位，防止窒息。

2. 创设舒适的环境，房间宜向阳、通风，室温保持在20～24℃，相对湿度55%～65%。

3. 切实做好相关安全措施，如防止抱错、受伤及窒息等。

4. 预防感染尽量避免过多过频的探视，医护人员和探访者在接触新生儿前应洗手或消毒双手；呼吸道和消化道疾病的患儿应该隔离，并定期对病房消毒。

（二）喂养护理

1. 母乳喂养（见第四节）。

2. 人工喂养　由于各种原因母亲不能哺乳者采用，首选配方奶。婴儿食具应该定时消毒，按比例调制奶粉，喂奶前注意测奶温，避免烫伤。喂奶后宜将婴儿竖抱轻拍背部，防止打嗝和溢奶。如出现腹泻或其他不适应稀释奶浓度并减量。

3. 混合喂养。

（三）日常护理

1. 沐浴　沐浴可以清洁皮肤并促进血液循环及舒适感。方法有淋浴和盆浴，家庭一般以盆浴为主。沐浴时应注意：

（1）温度：室温26～28℃，水温38～42℃，以手腕内侧测水温或用温度计都可。

（2）宜在两次喂奶之间，不宜空腹或者刚喂完奶的时候进行；新生儿的体温不稳定前不宜沐浴。

（3）避免交叉感染，新生儿应该有自己专门的沐浴用品，并定期消毒。

（4）防止意外：沐浴过程中不能离开新生儿并始终用手接触和保护新生儿，动作要敏捷和轻柔，防受凉和受伤。

2. 新生儿游泳　新生儿游泳有利于新生儿的生长发育，促进身体的灵活性和协调性；刺激新生儿大脑神经发育，提高对外界环境的反应能力；还能增加新生儿的肺活量和免疫力。但是操作时应注意：

（1）阿普加评分低于8分、胎龄小于32周的早产儿、体重低于1800g的低体重儿及身体不适儿不适宜游泳。

（2）正常足月儿出生后6小时最好是1天后开始游泳。水温控制在38～42℃，室温控制在28℃左右。水质用洁净水，或在特殊情况下用特殊游泳液配方，并注意防交叉感染。

(3) 做好安全措施：选择合适且品质有保证的新生儿游泳用品，使用前均需进行安全检查；出生10天内的新生儿脐部必须贴防水护脐贴，游泳完毕后要将新生儿防水护脐贴取下，脐部消毒，并用护脐带包扎；一对一专人护理，防溺水及意外伤害。

3. 抚触　抚触能刺激新生儿的淋巴系统，增强抵抗力；改善消化系统，促进新生儿生长发育；促进正常睡眠规律的形成；平复新生儿的情绪，减少哭闹；促进亲子交流，促进智力、情商发育。注意事项同新生儿沐浴。

4. 脐部护理　注意保持脐部的清洁干燥。每次沐浴后用75%的酒精消毒脐轮周围及脐断面。如有渗出则在酒精消毒后涂1%的甲紫使其干燥。一般脐带在7天左右自然脱落，脱落后如有红色肉芽组织增生，可用2.5%硝酸银溶液烧灼，再用生理盐水擦洗局部。使用尿布时，注意勿超过脐部，避免尿、粪污染脐部。

5. 臀部护理　使用柔软，透气性好的尿布，及时更换。大便后用温水清洗臀部，擦干后必要时涂上护臀物品，避免红臀、皮疹和溃疡。如发生红臀，注意保持臀部的清洁干燥，可用红外线照射，每天2～3次，每次10～20分钟。如发生糜烂，可用消毒的茶籽油或鱼肝油纱布敷于患处。

6. 皮肤护理　新生儿娩出后应尽快抹干净皮肤表面的血迹，产后6小时内去除胎脂。如指（趾）甲过长，应剪去，防抓伤，但注意不要伤到皮肤。

7. 心理护理　新生儿期的心理护理不容忽视，对促进亲子互动以及形成以后健康自信的心理有非常重要的意义。鼓励父母多与孩子说话，注意孩子情绪的改变。特别是哺乳的时候，注意与孩子眼神的交流。

第四节　母乳喂养

母乳是婴儿最理想的天然食品，近年来，国际上已将保护、促进和支持母乳喂养作为卫生工作的重要环节。

一、母乳喂养的优点

1. 对婴儿的优点

(1) 有利于婴儿的身体健康：母乳中各种营养素的含量和比例适合于婴儿的消化系统，有利于其生长发育；母乳中含有大量的免疫因子，能提高婴儿的抗病能力，尤其能降低腹泻、减少呼吸道和皮肤的感染；能有效预防龋齿。

(2) 有利于婴儿的心理健康：哺乳时母子皮肤之间的接触以及眼神的交流能促进母儿之间情感的交流，母亲的怀抱是婴儿最安全的港湾，听着熟悉的母亲的心跳声音会获得一种安全感，这对孩子以后形成自信健康的心理起着非常重要的作用。

2. 对母亲的优点　经济、方便、温度适宜以及不易受污染；哺乳能促进宫缩，减少出血，加速子宫的复旧；降低卵巢癌和乳腺癌的发病危险。

二、母乳喂养的指导

1. 促使成功母乳喂养的措施

(1) 让产妇及家属充分了解母乳喂养的优点，有成功母乳喂养的信心。

（2）母婴同室，按需哺乳，产后30分钟内开奶。

（3）产妇能正确哺乳，有效地防治乳房胀痛和乳头皲裂。

（4）指导母亲在需要与婴儿分开的情况下如何保持泌乳。

（5）除非有医学指征，否则除母乳外不给新生儿其他食物和饮料；不给母乳喂养的婴儿吸橡皮奶头，或使用奶头作安慰物。

2. 哺乳方法　每次哺乳前，产妇洗净双手，用温水擦洗乳房和乳头。取舒适体位（图4-2），先用乳头刺激婴儿觅食反射使其张口，然后把乳头和大部分乳晕放入婴儿口中（图4-3），用一只手托住乳房，防止乳房堵住婴儿鼻孔。结束后，轻按婴儿下颏，解除负压，轻轻拉出乳头，并挤出少量乳汁涂在乳头和乳晕上。

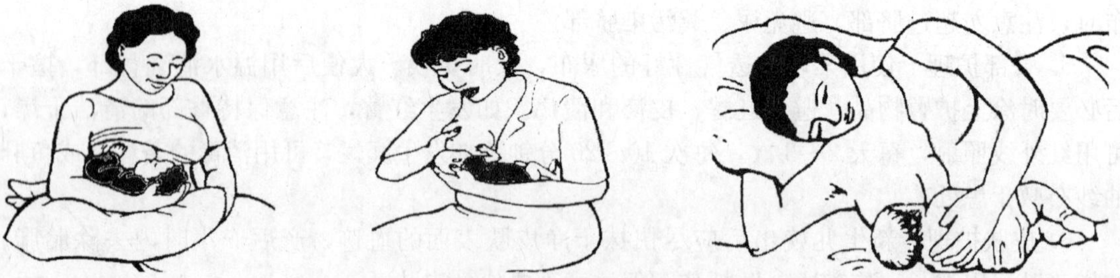

图4-2　正确哺乳姿势

图4-3　含接乳头情况

3. 哺乳期乳房常见问题的预防和护理

（1）乳房胀痛：多因乳管不畅或阻塞导致。

预防：产后尽早开奶，按需哺乳，增加哺乳的次数及每次哺乳后挤出多余的乳汁，排空乳房，可预防乳房胀痛。

护理要点：①哺乳前热敷乳房，保持乳腺管的通畅；②两次哺乳间冷敷乳房，减少局部充血；③按摩乳房；④婴儿吸吮不够时，可借助吸奶器吸引，排空乳房；⑤中药散结通乳，可外敷芒硝等。

（2）乳头皲裂：多因为产妇哺乳姿势错误，婴儿没有把乳头和大部分乳晕含住所致。

预防：指导产妇掌握正确的哺乳姿势，纠正婴儿的吸吮姿势，正确含接，喂奶前用温水擦洗乳头，哺乳结束后挤出少量乳汁涂抹在乳头上。

护理要点：轻者可继续哺乳，在哺乳后局部涂抹复方安息香酊或鱼肝油铋剂，哺乳前用温水擦净。严重者应停止直接哺乳，可将乳汁挤出喂养婴儿。

(3) 乳汁不足：多因产后最初几天吸吮不够，哺乳次数过少或者产妇或其家人对母乳喂养缺乏信心所导致。

护理要点：让产妇保持心情愉快，睡眠充足，增加哺乳的次数；增强成功母乳喂养的信心；进食营养丰富的汤水类食物，以及一些促进乳汁分泌的食物。

(4) 乳头异常：常见的有乳头凹陷和乳头平坦（图 4-4），导致母乳喂养困难或失败。

护理要点：指导产妇练习霍夫曼运动（图 4-5），此练习重复多次，每次持续 15 分钟，每天 2 次；也可以使用吸奶器，利用负压作用使乳头突出。

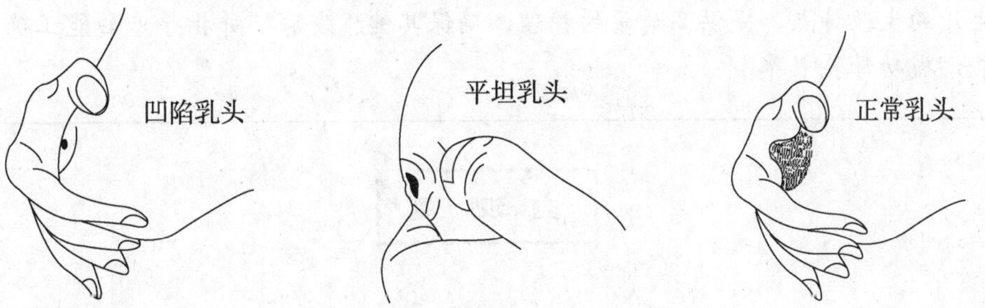

图 4-4　常见乳头的类型

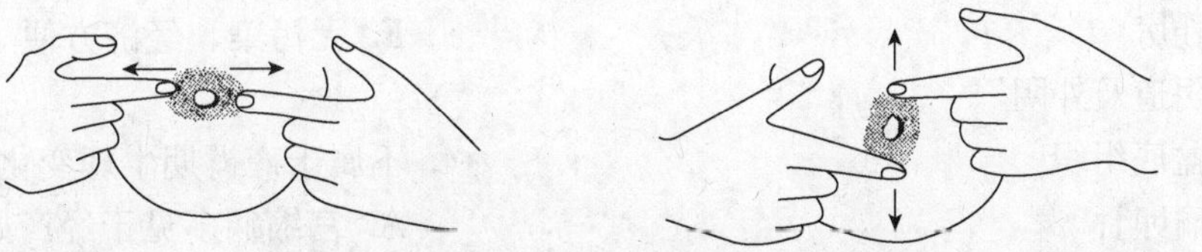

图 4-5　霍夫曼运动

(5) 退奶：产妇因为各种因素不能母乳喂养者要指导退奶：①少进食汤水类食物；②芒硝 250g 研成粉末分装两个薄布袋敷于两乳房上，并用多头带固定；③生麦芽 60～90g 煎服，每日 1 剂，连服 3 天；④产后即口服已烯雌酚 5mg，每日 3 次，连服 3 天，以后每天 5mg，再服 3 天。

4. 注意事项

(1) 及时排空乳房：每次哺乳可以先吸空一侧再吸另一侧或者交替进行，如奶水十分充足要使用吸奶器或者人工方法排空乳房。

(2) 哺乳后，宜将婴儿竖抱，轻拍后背，排出胃内气体，以防打嗝和溢乳。

(3) 注意正确观察乳汁的分泌情况，如果乳汁明显不足，要适当添加其他代乳品。

(4) 哺乳期以 10 个月到 1 年为宜。

(5) 哺乳期用药要遵医嘱。

小　结

产褥期是产妇生理和心理恢复的一个关键时期，临床护士必须掌握好产褥期的生理变化以及其正常的临床表现，并能够正确及时的判断产妇产后复旧情况以及心理情况是否正常，并做好相应的护理工作，以确保产妇的身心健康。

新生儿刚离开母体，机体抵抗力比较差，各器官的功能还不够成熟，特别是出生后一周内其发病率和死亡率明显高于其他年龄组，所以，我们必须了解新生儿的生理特点，提供高质量的护理，确保其健康发育，并指导产妇能正确哺乳，成功母乳喂养。

自 测 题

一、A1 型题

1. 产褥期生殖系统变化最大的器官是
   A. 子宫
   B. 乳房
   C. 阴道及外阴
   D. 盆底组织
   E. 输卵管

2. 产褥期是指
   A. 从胎儿娩出到生殖器恢复正常所需的时期
   B. 从胎盘娩出到全身各器官（除乳腺）恢复或接近正常未孕状态所需的时期
   C. 从第二产程到生殖器官恢复正常这段时间
   D. 从胎儿娩出到全身恢复正常这段时间
   E. 从胎儿娩出到恶露干净这段时间

3. 母乳喂养的好处，下列描述不恰当的是
   A. 可以代替避孕措施
   B. 可增进母子感情
   C. 有利婴儿消化吸收
   D. 可促进子宫复旧
   E. 无污染、经济方便

4. 不属于产褥期生理变化的是
   A. 宫缩痛多见于经产妇
   B. 产后 24 小时内体温为 38.5℃
   C. 产后脉搏为 60～70 次/分
   D. 子宫体 6～8 周恢复到正常大小
   E. 产褥期白细胞 15×10^9/L

5. 产后第 4 天一侧乳房胀痛伴低热，下列处理不妥的是
   A. 停止哺乳
   B. 两次哺乳期间，冷敷乳房，减少充血
   C. 口服通乳中药
   D. 热敷患侧乳房
   E. 可继续哺乳

6. 胎盘娩出后，子宫底每天下降
   A. 5～6cm
   B. 4～5cm

C. 3～4cm

D. 2～3cm

E. 1～2cm

二、A2 型题

7. 初产妇，顺产，产后第 14 天，子宫复旧情况哪项不正常
A. 耻骨联合上方可触及宫底
B. 白色恶露
C. 宫颈内口关闭
D. 宫颈外口呈“一”字形
E. 子宫内膜尚未充分修复

8. 某产妇，产后 8 小时，仍不能自行排尿，宫底脐上，宫底下方扪及囊性包块，表明有尿潴留。下列处理哪项不妥
A. 帮助其下床排尿
B. 用温水冲洗会阴部
C. 让产妇听流水声
D. 肌内注射新斯的明 0.5mg
E. 首先导尿

9. 关于哺乳产妇乳房的护理，错误的是
A. 哺乳前先用温水洗净双手及乳房
B. 吸空一侧再吸另一侧
C. 若发生乳胀，可用温热毛巾热敷
D. 乳汁分泌不够时应减少哺乳次数
E. 乳胀时，可用吸乳器将剩余乳汁吸净

10. 关于产褥期计划生育指导错误的是
A. 产后 6 周起应采取避孕措施
B. 哺乳者以工具避孕为宜
C. 不哺乳者可选用药物避孕
D. 如月经未复潮，就无需采取避孕措施
E. 产后 4 周禁止性生活

（杨艳华）

第五章　妊娠并发症妇女的护理

学习目标

1. 掌握妊娠并发症的有关基本概念，流产、异位妊娠、前置胎盘、胎盘早剥和妊娠期高血压疾病的护理措施。
2. 熟悉妊娠并发症妇女的身心状况评估，早产、过期妊娠、羊水量异常的护理措施。
3. 了解妊娠并发症妇女的健康史、辅助检查内容与健康指导。

第一节　流　产

案例

患者，28岁。停经11^{+3}周，下腹痛伴阴道出血1周余。平素月经规律。末次月经2009年3月8日，停经40天有早孕反应。停经9周患“感冒”，未服用药物，症状消失。停经10周劳累后阴道出血，量少呈咖啡色。伴轻度持续性下腹痛。遂到当地医院就诊，给予保胎治疗（具体药物不详）后症状消失。2天前再次阴道出血，量较前次增多，呈暗红色，无组织物排出，伴下腹阵发性疼痛。来本院急诊行超声提示：宫内妊娠囊位于宫颈管，不除外宫颈妊娠。

思考：请从该病案中说出患者入院后护理要点和健康指导。

【概述】

妊娠不足28周、胎儿体重不足1000g而终止者，称为流产。妊娠12周以前终止者，称为早期流产，妊娠满12周至不足28周终止者，称为晚期流产。流产分自然流产与人工流产，自然流产发生率占全部妊娠的10%～15%，多数为早期流产。自然流产可分先兆流产、难免流产、不全流产、完全流产。特殊流产有稽留流产、习惯性流产、流产合并感染。

治疗原则：①先兆流产安胎或保胎。②难免流产清除宫腔内妊娠物。③不全流产清除宫腔内残留组织。④完全流产无需特殊处理。⑤稽留流产促胎儿和胎盘排出并预防凝血功能障碍。⑥习惯性流产以预防为主，在受孕前对因治疗，已妊娠同先兆流产者。⑦流产合并感染在控制感染的同时尽快清除宫内残留物。

【护理】

一、护理评估

（一）病史

了解患者的孕产史及发病原因。影响胎儿生长发育导致妊娠终止的原因较多。

1. 胎儿的染色体异常为早期流产最主要原因。

2. 母体因素　①全身性疾病如妊娠期患急性病、高热、中毒；②生殖器官异常；③内分泌失调；④强烈的应激与不良习惯造成身体或精神创伤等。

3. 胎盘因素及免疫功能异常　胎盘滋养细胞发育与功能不全，患者对胎儿免疫耐受降低而发生免疫反应等，均直接影响胎儿的发育。

4. 环境因素　过多接触放射线和各种有毒化学物质等，均可引起流产。

（二）身体状况

流产的主要临床表现是停经后阴道流血和腹痛。

自然流产发展过程如下：

妊娠⇄先兆流产→难免流产→完全流产 / 不全流产

1. 自然流产临床类型与临床特点（图 5-1）

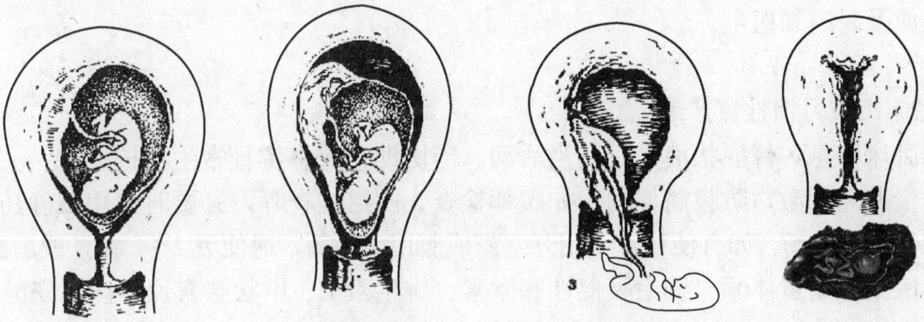

先兆流产	难免流产	不全流产	完全流产
宫口未开	宫口扩张	妊娠产物部分排出	妊娠产物完全排出
胎膜未破	胎膜破/未破	宫口扩张	宫口关闭
子宫与孕周相符	子宫与孕周相符或略小	子宫小于孕周	子宫接近正常

图 5-1　流产类型与临床特点示意图

2. 流产三种特殊情况

（1）稽留流产：又称过期流产。指胚胎或胎儿死亡滞留宫腔内未能自然排出者。典型表现为妊娠征象消失，如早孕反应、子宫增大、胎动等。妇科检查宫颈口未开，子宫小于停经周数。如胚胎死亡过久，坏死组织释放凝血活酶进入母体血液循环，可引起弥散性血管内凝血（DIC）。

（2）习惯性流产：指自然流产连续发生 3 次或 3 次以上者。

（3）流产合并感染：流产时如阴道出血时间长、有组织残留宫腔内或非法堕胎等，有可能引起宫腔内感染。

（三）心理状况

流产对孕妇心理影响较大，面对阴道流血往往会不知所措，除感到紧张和焦虑外，胎儿的健康也直接影响孕妇的情绪反应。孕妇可能会表现为伤心、郁闷、烦燥不安等情绪。

（四）辅助检查

1. B超检查　根据妊娠囊的位置、形态，有无胎心搏动，确定胚胎或胎儿是否宫内妊娠或存活。协助确诊不全流产及稽留流产。

2. 妊娠试验　尿hCG定性测定，对妊娠诊断有价值。β-hCG定量测定，可进一步了解流产的预后。

3. 孕激素测定　测定血孕酮水平，能协助判断先兆流产的预后。

二、护理措施

（一）一般护理

1. 维护清洁、舒适的良好环境。

2. 建议合理饮食，加强营养，纠正或防止贫血。培养良好生活习惯。

3. 加强会阴护理，保持外阴清洁。

（二）病情观察

观察生命体征，注意患者阴道出血量、腹痛与阴道分泌物味道情况及动态变化，有异常或排出组织应及时通知医生。

（三）治疗配合

1. 先兆流产或习惯性流产者

（1）嘱卧床休息，待症状消失后适当活动。需协助完成患者日常生活护理。

（2）尽量避免刺激，防腹痛加剧。如腹部检查、阴道检查等，必要时使用镇静药物。

（3）保持大便通畅，如有便秘，可用开塞露或服用缓泻剂，通便灵1～2粒，或酚酞片等。

（4）遵医嘱应用黄体酮、绒毛膜促性腺激素、维生素E、甲状腺素片、沙丁安醇或硫酸镁等治疗。

（5）习惯性流产患者用药安胎时间应超过以往发生流产的月份。

（6）注意及时进行B超检查，了解胚胎发育情况，避免不必要的保胎。

2. 不能继续妊娠者

（1）维持生命体征，迅速建立输液通路，去枕平卧，保暖、吸氧。及时输液、输血等。

（2）需手术治疗者做好术前准备，并配合医生迅速清除宫腔内容物。术中、术后流血多者，遵医嘱迅速静脉输注或肌内注射缩宫素10U。抗生素防治感染。

（3）仔细检查排出组织，确定妊娠物完全排完，观察子宫复旧及病情是否稳定。

（4）完全流产者宜留院观察，待症状消失。或行B超证实，无感染征象，不需要处理。

（5）稽留流产者如有凝血功能障碍应予纠正，术前做好输血准备，并给予适当雌激素，再配合做好人工流产术。

（四）心理护理

倾听患者内心的焦虑或内心感受。开展优生指导或孕期保健，建立良好的医患关系，让患者感受住院带来的安全感。让患者认识疾病的发生发展，及配合治疗的重要性。

（五）健康指导

怀孕前加强身体锻炼，增强体质。妊娠期间，积极预防各种传染病及其他感染。形成良好生活方式或行为，加强劳动保护，防止外伤。妊娠3个月内避免性生活。有习惯性流产史者，应在怀孕前查明可能引起流产的原因，及时治疗。保持精神轻松愉快。流产后，如再次受孕至少在半年之后。

第二节 异位妊娠

案例

患者，24岁，有性生活史。因“停经48天，阴道出血5天，下腹痛2小时”于2009年11月21日入院。既往月经正常，LMP 2009年10月4日。5天前阴道流血，量少，2小时前突然右下腹剧烈疼痛，伴恶心、呕吐、心慌、头昏，故来急诊。

思考：请思考入院后应做何辅助检查？如何做好治疗配合？

【概述】

当受精卵在子宫体腔外着床发育时，称为异位妊娠，亦称宫外孕。发病率约1%。异位妊娠最常见是输卵管妊娠。各种异位妊娠发生情况如下：

- 异位妊娠
  - 输卵管妊娠最常见，占异位妊娠的95%左右
    - 壶腹部妊娠：最多见，占78%
    - 峡部妊娠：其次
    - 伞部妊娠：第三
    - 间质部妊娠：最少
  - 卵巢妊娠
  - 腹腔妊娠
  - 宫颈妊娠

输卵管妊娠时由于管腔狭小，肌层薄，不利于胚胎的生长发育，常有以下结局：输卵管妊娠流产（图5-2）或输卵管妊娠破裂（图5-3），少数可形成陈旧性宫外孕或继发腹腔妊娠。

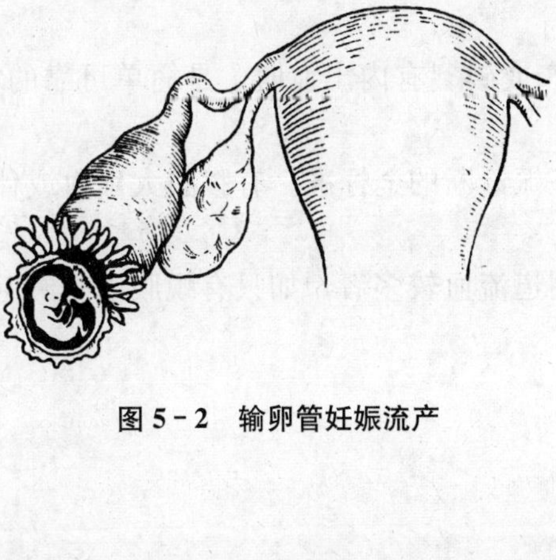

图5-2 输卵管妊娠流产

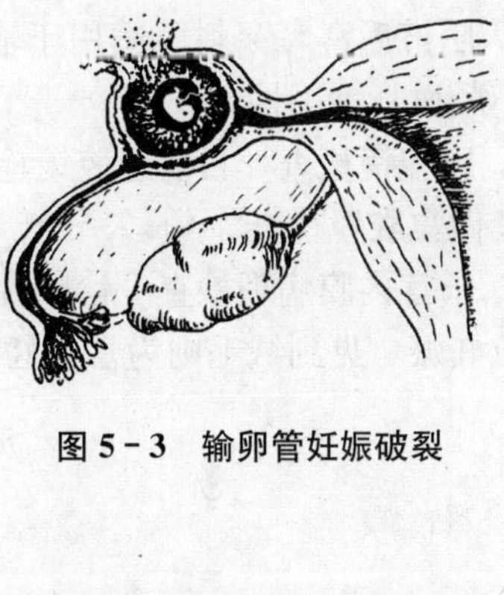

图5-3 输卵管妊娠破裂

治疗原则：以手术治疗为主，积极纠正休克，同时进行手术抢救；其次为药物疗法。

【护理】

一、护理评估

（一）病史

了解患者的孕产史及发病原因。任何妨碍受精卵正常进入宫腔着床的因素均可造成输卵管妊娠。①输卵管炎症为主要原因；②输卵管发育不良或功能异常；③各种节育措施或辅助生殖技术后；④输卵管周围肿瘤以及子宫内膜异位症等；⑤避孕失败或受精卵游走等。

（二）身体状况

1. 症状　典型症状为停经后腹痛与阴道出血。

（1）停经：多数患者停经6～8周后出现不规则阴道出血，但有20%～30%无停经史。

（2）腹痛：为输卵管妊娠患者的主要症状。输卵管妊娠未破裂，表现下腹部一侧隐痛或酸胀感；输卵管妊娠破裂后，突然发生下腹部一侧撕裂样疼痛，伴肛门坠胀感或恶心、呕吐等。

（3）阴道不规则出血：量少，点滴状，深褐色，少于月经量。

（4）晕厥与休克：晕厥与休克的程度，与阴道出血量不成比例。

（5）腹部包块：妊娠物及出血形成的血肿时间较久者与周围组织或器官粘连形成包块。

2. 体征

（1）一般情况：可出现面色苍白、脉快而细弱、血压下降等。体温一般正常。

（2）腹部检查：下腹部压痛、反跳痛均明显，叩诊可有移动性浊音。

（3）盆腔检查：阴道后穹窿饱满，有触痛。将宫颈轻轻上抬或向左右摆动时引起剧烈疼痛，称为宫颈举痛或摇摆痛，为输卵管妊娠的主要体征之一。

（三）心理状况

患者因剧烈腹痛难以忍受，晕厥与休克等使患者活动受限，担心生命安全而产生恐惧感。或因多年不孕或慢性盆腔炎等妇科疾病的困扰，产生焦虑或抑郁。因未能正常妊娠及担心未来受孕能力，出现自责、悲观或绝望心理。

（四）辅助检查

1. 血β-hCG检测　是早期诊断异位妊娠的重要方法。

2. B超检查　宫腔内空虚，宫旁出现低回声区，其内探及胚芽及原始心管搏动，可确诊异位妊娠。

3. 阴道后穹窿穿刺　适用于输卵管妊娠流产或破裂有内出血时，是简单可靠的方法，抽出不凝血，为阳性。

4. 腹腔镜检查　目前腹腔镜检查视为异位妊娠诊断的金标准。有腹腔大出血或伴休克者，禁做腹腔镜检查。

5. 子宫内膜病理检查　诊断性刮宫只适用阴道流血较多者，如只有蜕膜没有绒毛，提示异位妊娠，见到绒毛则为宫内妊娠。

二、护理措施

（一）手术治疗的护理

1. 术前护理

（1）大量腹腔内出血时的紧急护理：配合医生纠正休克，即快速交叉配血、备血、静脉输血或输液、保暖、吸氧等抗休克治疗。

（2）术前准备：按急诊手术要求做好术前准备。

（3）心理护理：向患者或家属分析病情变化及手术治疗的需要，建立医护人员的威信，想办法帮助患者克服各种困难，并让患者能同意并接受手术治疗。针对患者或家属询问在手术或术后可能出现的问题时，应尽量给予详细答复。

2. 术后护理

（1）妇科手术后常规给予合理舒适体位、安静的环境及生活护理。

（2）按妇科手术后医嘱常规用药治疗护理。

（3）密切观察病情，常规注意生命体征、切口情况及麻醉的恢复。

（4）做好疼痛及留置尿管护理、术后常见并发症的护理，给予营养与饮食、休息与活动等指导。

（二）药物治疗的护理

1. 一般护理

（1）保持安静、舒适环境，嘱患者卧床休息，尽量减少改变体位和增加腹压的动作，如咳嗽、用力排便等，保持大便通畅，禁止灌肠，避免造成异位妊娠破裂。

（2）指导家属或帮助患者提供卧床期间的生活护理，以减少患者的活动。指导患者摄取足够的营养物质，尤其是富含铁、蛋白质的食物。

（3）保持外阴清洁，每天外阴擦洗，大小便后清洁外阴，防止感染。

2. 病情观察　监测生命体征，密切观察患者一般情况，尤应注意阴道流血量与腹腔内出血量不成比例的特点。重视患者的主诉，并叮嘱患者，如出现出血多、腹痛加重、肛门坠胀等，及时通知医生。非手术治疗效果不佳者，应做好手术治疗准备。

3. 用药护理

（1）化学药物治疗：主要适用于早期输卵管妊娠、要求保存生育能力的年轻患者。常用甲氨蝶呤。局部用药可采用在B超引导下穿刺或在腹腔镜下将甲氨蝶呤直接注入输卵管的妊娠囊内。

（2）中药服法：异位妊娠未破裂者服用活血化瘀，消癥杀胚中药汤剂，宜饭前温服；对异位妊娠稳定型、包块型的患者应用活血化瘀，佐以益气的汤剂，宜饭后温服。

4. 心理护理　经常巡视病房，了解患者需要及主诉，让患者有安全感。重建患者的自尊，让其意识到首先配合治疗，身体康复后可借助各种助孕技术，还有受孕、生育的机会。

（三）健康指导

出院后注意休息，保持外阴清洁，避免坐浴与盆浴，禁止性生活1个月。加强营养，增强机体抵抗力。术后3～6个月内最好避孕。身体恢复后，到医院做孕前检查，在专科医生的指导下怀孕，避免再次异位妊娠的可能。

第三节　前置胎盘

案例

经产妇，31 岁，孕 4 产 1，人工流产 2 次。因“停经 28 周，无诱因无痛性阴道大量流血 1 小时”急诊入院。孕期无特殊，有早孕反应，停经 5 个月感胎动，未做产前检查。2009 年 9 月 7 日凌晨 4 时，睡眠中发现阴道大量出血，色鲜红，流血约有 500ml，不伴腹痛而收入院。既往史、个人史无特殊。

思考：入院后诊断性检查是什么？请说出患者治疗方案和护理要点。

【概述】

妊娠 28 周后，胎盘附着于子宫下段，甚至胎盘下缘达到或覆盖宫颈内口，其位置低于胎先露部，称为前置胎盘。是妊娠晚期出血的常见原因，亦是妊娠期的严重并发症。其发病率 0.24%～1.57%。

前置胎盘根据胎盘下缘与宫颈内口的关系分为 3 类（图 5-4）：

1. 完全性前置胎盘　又称中央性前置胎盘，即子宫颈内口全部为胎盘组织所覆盖。
2. 部分性前置胎盘　子宫颈内口部分为胎盘组织所覆盖。
3. 边缘性前置胎盘　胎盘附着于子宫下段，边缘不超越子宫颈内口。

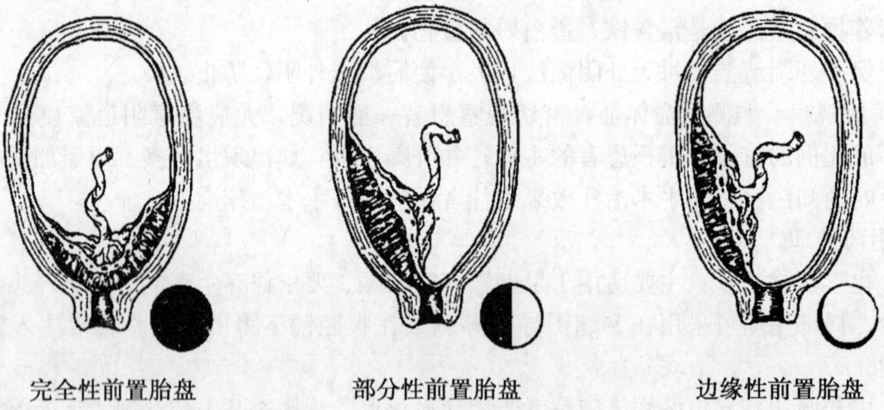

图 5-4　前置胎盘类型

治疗原则：制止出血、纠正贫血和预防感染。根据患者的一般情况、孕龄、胎儿成熟度、出血量多少以及产道条件等情况综合分析，制订具体方案。①当妊娠＜34 周或胎儿体重＜2000g、阴道流血量不多、胎儿存活者，可用期待疗法。②完全性前置胎盘、部分性前置胎盘、边缘性前置胎盘出血量较多，先露高浮，短时间内不能结束分娩，以及胎心异常等，应行剖宫产终止妊娠。③边缘性前置胎盘、枕先露、流血少，估计在短时间内能结束分娩者可试产。

【护理】

一、护理评估

（一）病史

了解患者的孕产史及发病原因。前置胎盘多见高龄初产妇、经产妇及多产妇、吸烟或吸毒妇女等。其发生与子宫内膜病变或损伤、胎盘异常、受精卵滋养层发育迟缓相关。

（二）身体状况

1. 症状　典型症状是妊娠晚期或临产时，发生无诱因、无痛性反复阴道流血。阴道流血发生时间迟早、反复发生次数、出血量与前置胎盘类型有关。中央性前置胎盘初次出血时间早，多在妊娠 28 周左右，称为“警戒性出血”。边缘性前置胎盘出血多在妊娠晚期或分娩时，出血量较少。部分性前置胎盘初次出血时间、出血量及反复次数介于两者之间。

2. 体征　患者一般情况与出血量有关，出血多者可出现面色苍白、脉快而细弱、血压下降等休克表现。腹部检查见子宫软，无压痛，大小与妊娠周数相符。胎心音与胎方位清楚。

3. 对母儿影响　前置胎盘易发生植入性胎盘，及产后出血、产褥感染，早产儿或围产儿死亡率均增高。

（三）心理状况

妊娠期间突然无诱因无痛性阴道出血，会使患者感觉生命的脆弱并产生恐惧感，或检查发现前置胎盘者，未能意识到其对母儿的影响，不配合治疗，一旦出现母儿的伤害，治疗成本增加，患者产生自责、内疚心理。

（四）特殊检查

1. B 超检查　能确定前置胎盘类型。B 超诊断前置胎盘时要结合孕周或临床表现。

2. 产后检查胎盘及胎膜　对产前出血患者，产后检查胎盘胎儿面边缘有无断裂血管，是否存在副胎盘。若检查胎膜破口距胎盘边缘＜7cm，提示为前置胎盘。

3. 阴道检查　在输血及决定手术结束分娩前提下，严格消毒后进行。在子宫颈周围的阴道穹窿可触及海绵样软组织。禁止做肛查。

二、护理措施

（一）期待疗法的护理

期待疗法的目的是保证患者安全前提下保胎，延长胎龄，以提高围生儿的存活率。

1. 一般护理

（1）绝对卧床休息：患者取左侧卧位，血止后方可轻微活动，禁阴道检查、肛查及性生活等不良刺激。产科检查或采用阴道 B 超检查时，操作应轻柔，减少出血机会。

（2）定时吸氧，每日 3 次，每次 1 小时，提高胎儿血氧供应。

（3）保持心态平静，适当给予地西泮等镇静剂。

（4）指导家属或帮助患者提供卧床期间的生活护理。建议患者多食高蛋白以及含铁丰富的食物。如动物肝脏、绿叶蔬菜以及豆类等。

（5）保持外阴清洁，每天外阴擦洗，防止感染。

2. 病情观察

（1）监测生命体征：密切观察患者一般情况，尤应注意阴道流血量和次数。

（2）重视患者的主诉，如腰酸、下腹坠胀等，发现有宫缩，及时通知医生。

（3）胎儿宫内情况及成熟度监护：包括胎心率、胎动计数、行无应激试验、测定羊水中卵磷脂/鞘磷脂比值等。

3. 用药护理

（1）纠正贫血或休克：采用适当口服硫酸亚铁、配血、输血等措施，维持正常血容量。

（2）抑制宫缩：按医嘱使用硫酸镁、利托君、沙丁胺醇等药物赢得时间，适当延长孕周。

（3）促进胎儿肺成熟：地塞米松肌内注射，连用2～3日，情况紧急时，可羊膜腔内注入。

（二）终止妊娠的护理

1. 剖宫产的护理配合　（详见二十章）

2. 阴道分娩的护理配合　配合行人工破膜，促使胎头下降压迫胎盘前置部分而止血。并可用缩宫素静滴促进宫缩加快产程。产程进展不顺利，应立即做好剖宫产术准备。

3. 防治产后出血与感染　严密观察生命体征，按医嘱应用宫缩剂、抗生素等。每日消毒擦洗外阴；产后每日观察宫缩、恶露、子宫底高度情况，及时更换会阴垫。

（三）心理护理

产前产后仔细倾听产妇的诉说，让产妇心绪放松，保证孕产妇良好的睡眠。主动询问孕产妇一般情况，指导家属制作清淡而营养的饮食，享受亲人的温情。介绍疾病治疗方案，做到知情同意，并让患者意识到配合治疗是保证母儿健康的关键。如胎儿死亡指导产妇理性接受现实。

（四）健康指导

如治疗后症状消失病情稳定，继续妊娠出院者，按期待疗法指导患者在家休息，并加强产前检查，随时做好入院治疗准备。分娩后出院者，注意保持外阴清洁等产褥期卫生，养成良好卫生习惯；注意休息，加强营养，促进机体康复；指导避孕，剖宫产术后避孕2年方可再孕，再孕后积极做好产前保健。

第四节　胎盘早期剥离

案例

患者，35岁。妊娠32周，经产妇。以“腹部撞伤后10小时，腹痛伴阴道流血4小时”为主诉入院。入院时，收缩压为70mmHg，舒张压测不出，腹部压痛明显，板样硬。B超提示胎盘后血肿，胎心已消失。

思考：请说说患者得了什么病？该患者需要做什么急救与护理。

【概述】

妊娠20周后或分娩期，正常位置的胎盘在胎儿娩出前，部分或全部从子宫壁剥离，称为胎盘早剥。本病发生率0.46％～2.1％。

胎盘早剥分为显性剥离、隐性剥离和混合性剥离3种类型（图5－5）。其主要的病理变化是底蜕膜出血，形成胎盘后血肿，促进胎盘自附着部剥离。如剥离面小，血液很快凝固，临床可无症状；如剥离面大，继续出血，形成胎盘后血肿。内出血严重时，血液向子宫肌层内浸润，引起肌纤维分离、断裂、变性，称为子宫胎盘卒中。严重的胎盘早剥可发生弥散性血管内凝血（DIC）。根据胎盘剥离面的大小和出血量多少可分轻型和重型。

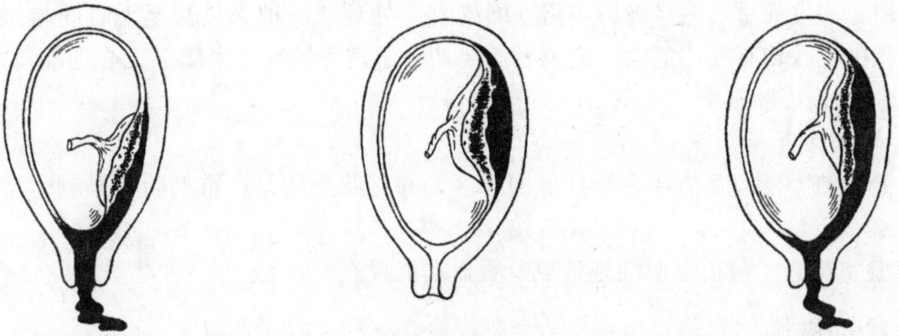

显性剥离　　隐性剥离　　混合性剥离

图 5－5　胎盘早剥类型

治疗原则：纠正休克的同时及时终止妊娠，并防治凝血功能障碍、产后出血和急性肾衰竭等并发症。

【护理】

一、护理评估

（一）病史

了解患者的孕产史及发病原因。诱发胎盘早剥发病常见因素：血管病变；机械性因素如腹部受撞击、挤压，摔伤或纠正胎位；宫腔内压力骤减；子宫静脉压突然升高等均常并发胎盘早剥。

（二）身体状况

胎盘早剥主要临床表现是妊娠晚期突然发生的腹部持续性疼痛，伴有或不伴有阴道出血。

1. 胎盘早剥症状、体征与临床分型（表 5－1）。

表 5－1　胎盘早剥症状、体征与临床分度

分度	剥离面积	临床表现
Ⅰ度	胎盘剥离面积小	患者无腹痛或腹痛轻微，贫血体征不明显。体查无特殊。
Ⅱ度	胎盘剥离面 1/3 左右	主要症状为突然发生的持续性腹痛、腰酸或腰背痛，疼痛程度与胎盘后积血多少成正比。贫血程度与阴道流血量不符。胎盘附着处压痛明显（后壁则不明显），宫缩有间歇期，胎位可扪及，胎儿存活
Ⅲ度	胎盘剥离面超过胎盘面积 1/2	临床表现较Ⅱ度加重。休克症状。腹检：子宫硬如板状，子宫缩间歇时不能松弛，胎位扪不清，胎心消失。Ⅲa（无凝血功能障碍），Ⅲb（有凝血功能障碍）

2. 对母儿影响　胎盘早剥使剖宫产率、贫血、产后出血率、DIC发生率均升高。出血引起胎儿急性缺氧，新生儿窒息率、早产率明显升高，围产儿死亡率可25倍于无胎盘早剥者。

（三）心理状况

胎盘早剥发生较突然，或为妊娠期高血压疾病的一种并发症，可发生在院前或院内，且病情变化快，并发症重，一旦确诊多需立即剖宫产处理，医护人员甚至无时间与家属沟通，且母儿经积极抢救均有死亡危险，或患者需要切除子宫等情况，家属多无心理准备，不易接受，易发生医疗纠纷。

（四）辅助检查

1. B超检查　胎盘后方出现液性低回声区，并见胎盘增厚。重型胎盘早剥时常伴胎心、胎动消失。

2. 实验室检查　包括全血细胞计数及凝血功能检查。

二、护理措施

（一）观察病情

胎儿娩出前出血者，注意隐性出血、休克症状、贫血症状。

（二）配合抢救

1. 对处于休克状态的危重患者，吸氧，积极开放静脉通路，补充血容量，配血、输新鲜血，若发生DIC，应测中心静脉压以指导补液量。

2. 终止妊娠的护理配合

（1）一经确诊为胎盘早剥，立即配合做好阴道分娩或即刻手术的准备，积极准备新生儿抢救器材。

（2）阴道分娩的护理配合：遵医嘱应用缩宫素缩短产程。产程密切观察心率、血压、子宫底高度、阴道流血量及胎儿宫内情况。

（3）剖宫产术的护理配合：取出胎儿、胎盘后，即刻注射宫缩剂并按摩子宫。如子宫胎盘卒中，配以按摩子宫和热盐水纱垫湿热敷子宫。若有凝血功能异常者，输新鲜血、新鲜冰冻血浆及血小板。

3. 防治产后并发症的护理配合

（1）防治产后出血及DIC护理配合：遵医嘱应用宫缩剂，注意观察生命体征和阴道流血量，若出现皮下、黏膜、注射部位出血，子宫出血不凝或较软凝血块；有血尿、咯血及呕血现象等，应考虑DIC并及时报告医生，及时给予输入新鲜血，并纠正血容量和补充凝血因子。如发生羊水栓塞则根据医嘱给予纤维蛋白原、肝素或抗纤溶剂等药物治疗。

（2）防肾衰护理配合：保留尿管，注意观察尿量、尿色。若短期内尿量不增而且血中尿素氮、肌酐、血钾明显增高，二氧化碳结合力下降，提示肾衰竭，出现尿毒症应行血液透析抢救患者生命。

（三）心理护理

Ⅱ度及Ⅲ度患者，易出现烦躁不安，不能主观认为娇气。患者需要及时热情的服务，抢救时以精湛的护理技术，做好每一项护理工作，才能解除患者心理压力，使其消除恐惧或不信任的心理，维护良好的医患关系。病情稳定后，适当与产妇良性沟通，理解产妇的苦衷，让产妇理性接受现实。

（四）健康指导

指导出院后注意休息，加强营养，纠正贫血，增强抵抗力。需再孕者，注意相隔时间，且妊娠期应加强产前检查或孕期保健，积极防治妊娠期高血压疾病与慢性肾炎。妊娠晚期避免长时间仰卧位与外伤等。

第五节　妊娠期高血压疾病

案例

患者，26 岁。因停经 8 个多月，先兆子痫而收治入院。

体温 37℃，脉搏 64 次/分，呼吸 20 次/分，血压 150/100mmHg，觉头晕眼花、水肿（＋＋）。尿常规：尿蛋白（＋＋）。经复方丹参、硫酸镁、硝苯地平等治疗无好转。

入院后第 3 天在硬膜外麻醉下行“子宫下段剖宫产术”，术中顺利，剖出一女性活婴，体重 2600g，评分 10 分。术后水肿消退，血压稳于（120～128）/（68～80）mmHg，无头晕头痛，尿常规：蛋白（＋＋）。在术后第 6 天清晨，患者坐位哺乳时觉眼前发黑、眼花，后立即神志不清，牙关紧闭，强直性抽搐，面色发绀，口吐泡沫，血压 180/120mmHg，尿常规：蛋白（＋＋＋）。

思考：该产后子痫患者抢救护理内容与健康指导。

【概述】

妊娠期高血压疾病是妊娠期特有的疾病，常发生在妊娠 20 周后，多数病例表现为一过性高血压、蛋白尿症状，分娩后即随之消失，病情严重者可出现抽搐、昏迷、心肾衰竭，以及母婴死亡。该病严重影响母婴健康，是导致孕产妇和围生儿发病和死亡的主要原因。我国发病率 9.4％～10.4％。

其基本病理变化是全身小动脉痉挛，导致全身各系统各器官灌流不足，主要引起以下病理变化。

1. 周围小动脉痉挛→外周阻力增加→血压升高
   ↘ 血管通透性增加→水肿、血液浓缩
   ↗ 肾素等加压物质增多
2. 肾小动脉痉挛→肾血流减少→肾小管缺血缺氧→管壁通透性增加→蛋白尿
   ↘ 肾小球滤过率降低而肾小管回吸收增加→钠水潴留→水肿
3. 脑小动脉痉挛→脑水肿、脑疝、脑出血→头痛、头晕、恶心、抽搐、昏迷。
4. 冠状小动脉痉挛→心肌缺血、坏死→左心衰、肺水肿。
5. 肝小动脉痉挛→肝缺血、坏死，肝包膜下广泛出血、血肿破裂→上腹不适、黄疸。
6. 子宫胎盘小动脉痉挛→胎盘功能不全、胎盘早剥。
7. 眼底小动脉痉挛→视网膜水肿、渗出、出血、剥离→视觉障碍、失明。

治疗原则：妊娠期高血压治疗以休息、镇静为主。子痫前期治疗以休息、镇静、解痉、降压、合理扩容和必要时利尿，密切监测母胎状态，适时终止妊娠。防止子痫及并发症的发生。子痫一旦发生，控制抽搐，纠正缺氧和酸中毒，控制血压，抽搐控制后终止妊娠。

【护理】

一、护理评估

（一）病史

了解患者的孕产史及发病原因。妊娠期高血压疾病多见于年轻或高龄初产妇；季节变化过大或寒冷季节；精神紧张者，合并慢性缺氧及代谢性疾病者；有高血压家族史或妊娠期高血压疾病史者；双胎、羊水过多、巨大儿、葡萄胎等引起子宫张力过大者。

（二）身体状况

临床表现主要是高血压、蛋白尿和水肿。临床分类主要依据血压、尿蛋白划分，水肿因特异性不高，不作为分类标准。

1. 妊娠期高血压　在孕期首次发现血压≥140/90mmHg，尿蛋白（-），在产后 12 周内血压恢复正常，产后方可确诊。可伴子痫前期其他的症状，如上腹部不适或血小板减少。

2. 子痫前期

（1）轻度：妊娠 20 周后血压≥140/90mmHg；尿蛋白≥0.3g/24h 或者随机尿蛋白（+）；可伴有上腹部不适、头痛等症状。

（2）重度：血压≥160/110mmHg；尿蛋白≥2.0g/24h 或者随机尿蛋白≥（++）；血清肌酐>106μmol/L，血小板<100×10^9/L；血 LDH 升高；血清 ALT 或者 AST 升高；持续性头痛或其他脑神经或视觉障碍；持续性上腹不适（LDH：乳酸脱氢酶；ALT：谷丙转氨酶；AST：谷草转氨酶）。

3. 慢性高血压并发子痫前期　高血压孕妇妊娠 20 周前无尿蛋白，若出现尿蛋白≥0.3g/24h；高血压孕妇妊娠 20 周后突然蛋白尿增加或血压进一步升高者；血小板计数<100×10^9/L。

4. 子痫　子痫前期孕妇抽搐不能用其他原因解释。

5. 妊娠合并慢性高血压　妊娠前、妊娠 20 周前或妊娠期 20 周后，首次血压≥140/90mmHg，并持续到产后 12 周后。

通常产前子痫较多，产时和产后子痫较少见。子痫典型发作：先表现眼球固定，瞳孔散大，瞬即头扭向一侧，牙关紧闭，继而口角及面部肌颤动，数秒钟后发展为全身及四肢肌强直，双手紧握，双臂屈曲，迅速发生强烈抽动。抽搐时呼吸暂停，面色青紫。持续 1 分钟左右抽搐强度减弱，全身肌肉松弛，随即深长吸气，发出鼾声而恢复呼吸。抽搐发作前及抽搐期间，患者神志丧失。抽搐次数少及间隔长者，抽搐后短期即可苏醒；抽搐频繁持续时间较长者，往往陷入深昏迷。在抽搐过程中常发生种种创伤，如唇舌咬伤、摔伤甚至骨折，昏迷中呕吐可造成窒息或吸入性肺炎。

妊娠期高血压疾病可伴有不同程度的水肿表现。水肿多由踝部开始，渐延至小腿、大腿、外阴部、腹部，按之凹陷，称凹陷性水肿。水肿分度标准："+"：踝部及小腿有明显凹陷性水肿，经休息后不消退者；"++"：水肿延及大腿；"+++"：水肿延及外阴和腹部；"++++"全身水肿或伴腹水者。

（三）心理状况

患者的饮食、环境、血压升高都会对心理、社会状况有一定影响。在疾病早期患者与家属对疾病的危害性缺乏认识，随着血压的波动，患者常表现为精神紧张、烦恼、容易激动、爱发脾气等。随着血压升高，不适的症状越来越多，如头痛加重等，这些都可能使患者的心理负担日益加重。

（四）辅助检查

1. 血液检查　测定血红蛋白、血细胞比容血浆黏度、全血黏度，以了解血液浓缩程度。

2. 肝肾功能测定　测定谷丙转氨酶、血尿素氮、肌酐、尿酸等。

3. 尿液检查　测定尿比重、尿常规，必要时作24小时尿蛋白定量、定性分析，尿蛋白检查在重度子痫前期患者应每2日一次。

4. 眼底检查　视网膜小动脉的痉挛程度反映全身小血管痉挛之程度，可反映本病的严重程度。

5. 其他　心电图、超声心动图、胎盘功能、胎儿成熟度检查、脑血流图检查等。

二、护理措施

（一）一般护理

1. 选择能避光、保持安静、空气流通的房间，可避免诱发子痫发作。

2. 休息　保证充足的睡眠，取左侧卧位，每日不少于10小时的睡眠。

3. 饮食　进食富含蛋白质、维生素、铁、钙、镁、硒、锌等微量元素及新鲜食物。全身水肿、重度子痫前期者宜限水、盐的摄入。

4. 间断吸氧　可增加血氧含量，改善全身主要脏器和胎盘的氧供。

（二）病情观察

1. 监测母胎状况与产兆　每日测体重及血压，定期复查尿蛋白及监护胎心与宫缩等。

2. 重视患者主诉及情绪变化　如头晕、头痛、目眩、上腹不适等；不配合治疗或烦躁等。

（三）心理护理

与患者交谈时保持态度友好、语气亲和。谈话内容精简，以解除其心理焦虑或恐惧，能让其安静为主。关注患者的自觉症状，了解其生活起居与饮食，并告之配合治疗的重要性。并要求家属理解孕产妇情绪变化。

（四）治疗配合

1. 妊娠高血压　可住院也可在家治疗。在一般护理的基础上，在家治疗者应加强产前检查与保健。住院者密切监护母儿状态。

2. 子痫前期　应住院治疗，防止子痫及并发症发生。常用药物有解痉药、镇静药、降压药、扩容剂及利尿药等。

（1）解痉药：硫酸镁是目前首选解痉药物。硫酸镁作用有控制子痫抽搐及防止再抽搐；预防重度子痫前期发展成为子痫；子痫前期临产前用药预防抽搐等。

1）用药方法：静脉给药结合肌内注射。①静脉给药：首次负荷量25％硫酸镁20ml（5.0g）加于10％葡萄糖液20ml中，缓慢静脉推注，5～10分钟推完；再予维持量，即25％硫酸镁60ml（15g）加入5％葡萄糖液500ml静脉滴注，每小时滴入1～2g。②根据血压情况，夜间可加用肌内注射，即25％硫酸镁20ml加2％利多卡因2ml，臀部深部肌内注射，每日1～2次。按以上原则可连续数日进行治疗，次日用药可不需负荷量。用药过程可监测血清镁离子浓度。

2）毒性反应与注意事项：血清镁离子治疗有效浓度为2～3.5mmol/L，镁中毒浓度为超过 5mmol/L。中毒时首先出现膝腱反射减弱或消失，继之全身肌张力减退、呼吸困难、复视、语言不清。严重者，呼吸抑制或停止、心搏骤停，危及生命。故硫酸镁用药前或用药过程，需要观察膝腱反射存在，呼吸不少于 16 次/分，尿量不少于 25ml/h（600ml/d）。一旦出现毒副反应，即时停用硫酸镁，并予 10%葡萄糖酸钙 10ml 静脉推注。产后 24～48 小时停止用药。

（2）镇静：常用地西泮、冬眠药物等。

（3）降压：理想降压至收缩压 140～155mmHg，舒张压 90～110mmHg。

（4）扩容：常用白蛋白、血浆、全血、平衡液等。扩容时密切监护心率、呼吸、血压、尿量，防止肺水肿或脑水肿、心衰发生。

（5）利尿药物：仅限于全身严重水肿、心衰、肺水肿、脑水肿等。

3. 子痫

（1）子痫发作抢救

1）应急护理：①维持呼吸道通畅与吸氧：立即左侧卧位。迅速解开衣领、取下假牙，有分泌物者吸痰，保持呼吸道通畅。面罩吸氧。②防止受伤：用包有纱布的压舌板放入患者上、下臼齿间，或上开口器，防止口舌咬伤。肢体抽搐时，使用约束带适当保护，防止坠地受伤，切不可强行按压肢体。③建立两条静脉通道。④测血压、脉搏、呼吸，保留尿管并记出入量。

2）制止抽搐，预防并发症：应用硫酸镁、地西泮或冬眠 1 号等。监测血压、脉搏、呼吸变化。

（2）子痫患者专人护理

1）避免刺激：置患者于单人暗室，加用床栏，保持空气流通，绝对安静，避免一切外来刺激。护理、治疗应相对集中，动作轻柔，减少刺激，避免诱发子痫发作。在护送检查或手术室途中，戴好墨镜。

2）呼吸道护理：保持呼吸道通畅，左侧卧位，及时吸出口腔分泌物及痰液，防止分泌物阻塞气道，发生窒息。吸氧，对未清醒者禁止给予一切饮食及口服药。同时注意保暖及口腔、眼部等护理。

3）严密观察并记录病情变化：①观察生命体征，特别需注意神志变化、有无头晕眼花和视物模糊、瞳孔大小（不宜做对光反射防诱发抽搐）、四肢运动情况。②监测心肺功能及尿常规、血常规、生化检查、凝血功能检查，能及早发现心力衰竭、脑出血、肺水肿、Hellp 综合征、肾衰竭、DIC 等并发症。③留置导尿管，准确记录出入量，观察尿的性状。④加强会阴护理，防止逆行感染，保持床单位清洁、干燥，加强皮肤护理，防止发生压疮。⑤做好抢救药品及物品的准备，以防再次抽搐。⑥观察胎心、宫缩等产科情况。

4）病情稳定或有产兆：做好接生或剖宫产准备。

4. 预防产后子痫　产妇病情稳定后停药，但仍需避免刀口疼痛、乳胀或哺乳过度劳累等以防再次诱发抽搐。哺乳时专人守护旁边。

（五）健康指导

注意充分休息，进行康复锻炼，饮食营养要丰富均衡，做好产褥期的健康保健，定时到门诊复查，随访至少 12 周。正确实施母乳喂养，实施计划生育，按时给婴儿预防接种。产后随访，如蛋白尿、高血压持续存在应及时到内科检查。

第六节　早　产

案例

患者，35岁，孕5产0。平素月经规律，妊娠早期即在医院建立围生保健，妊娠期一直未见异常，在孕36周时，自觉不规则腹痛伴少许血性分泌物，3小时后腹痛加剧，呈阵发性，持续约30秒，间隔约5分钟，无阴道流液，遂入院。

思考：①判断是否临产。②目前需要作何治疗？③如何护理？

【概述】

早产是指妊娠满28周至不足37周间分娩者称为早产。此时娩出的新生儿称为早产儿，出生体重为1000～2499g。国内早产儿占分娩总数的5%～15%。

早产首先表现为先兆早产，后发展为早产临产。治疗原则：若胎儿存活，胎膜未破，无胎儿窘迫、无严重妊娠合并症及并发症时，应抑制宫缩，尽可能延长孕周。若胎膜已破，早产已不可避免，应尽力提高早产儿的存活率。

【护理】

一、护理评估

（一）病史

了解患者的孕产史及发病原因。诱发早产常见原因有：①胎膜早破与胎膜炎最常见；②下生殖道及泌尿道感染；③病理妊娠与妊娠合并症，影响胎儿生长发育或不利母儿健康时；④子宫与宫颈异常；⑤每日吸烟≥10支，酗酒。

（二）身体状况

妊娠满28周不足37周时出现了不规则宫缩，或见红。逐渐发展为10分钟一次的规则宫缩，子宫收缩可有痛性或无痛性，症状如盆腔的受压感，月经样痉挛痛，伴宫颈管消退，为先兆早产。若子宫收缩规律（20分钟≥4次，持续≥30秒），伴宫颈管消退75%以上以及进行性宫口扩张2cm以上时，则为早产临产。

（三）心理状况

早产的发生与母亲存在不良因素或不良行为刺激有关，故患者多有自责、愧疚心理。早产儿发育不良，对其安危及智力低下，以及续后治疗的成本等产生焦虑和不安。

二、护理措施

（一）一般护理

1. 休息及生活指导　左侧卧位，避免不良刺激，必要时可绝对卧床休息。有不规则宫缩时，指导患者深呼吸，全身放松。多食用新鲜蔬菜及水果，防止便秘，一旦发生便秘，酌情使用开塞露等缓泻剂，防止过度用力造成早产。

2. 间断吸氧　可增加血氧含量，改善全身主要脏器和胎盘的氧气供应，预防胎儿窘迫。

3. 监测患者宫缩、破膜等产兆，以及胎心变化。

（二）心理护理

鼓励孕产妇倾诉内心情绪并表示同情和理解；结合教育性心理治疗，提供早产儿有关护理知识。如早产儿转入监护室，让产妇接受既有的事实。加强沟通，满足产妇关注孩子健康的心理。提供其孩子的信息，条件允许时可推送产妇去探视以减轻其心理压力，增强信心。

（三）治疗配合

1. 先兆早产的用药护理

（1）抑制宫缩

1）β_2-肾上腺素能受体激动剂如利托君（国内首选）、沙丁胺醇。用药过程患者宜左侧卧位，减少低血压危险，同时注意心率、血压、宫缩变化，并限制静脉输液总量，以防肺水肿。

2）硫酸镁：25%硫酸镁16ml加入5%葡萄糖液100ml中，在30～60分钟内静脉滴注完毕。维持硫酸镁1～2g/h滴速至子宫收缩<6次/小时，每日总量不超过30g。用药时注意膝腱反射、呼吸、尿量。如出现膝腱反射消失、呼吸<16次/分钟、尿量<25ml/h，应立即停药，并给予钙剂拮抗。

（2）应用抗生素防治感染。

（3）新生儿呼吸窘迫综合征的预防：促进肺成熟，常用地塞米松肌注，紧急时可经静脉或羊膜腔内注入地塞米松10mg。

2. 早产临产的护理

（1）阴道分娩护理配合：停用抑制子宫收缩药物，做好接生准备，注意观察产程进展及胎心变化，产程中给予吸氧。

（2）剖宫产护理配合。

（3）早产儿护理：①保持正常体温；②合理喂养；③保持舒适体位；④维生素 K_1 预防颅内出血；⑤间断吸氧，防止氧中毒；⑥预防感染和加强呼吸道的护理。

（四）健康指导

宣传母乳喂养的好处，指导正确哺乳体位，或人工喂养时防止呛奶等。指导产妇对早产儿进行口腔、颈部、脐部、臀部护理；保持奶头、奶具清洁，并减少与外界接触机会，预防感染和交叉感染；并注意早产儿保暖等问题。

第七节　过期妊娠

【概述】

平素月经周期规则，妊娠达到或超过42周尚未临产，称过期妊娠。其发生率占妊娠总数的3%～15%。治疗原则：确诊后根据胎盘功能、胎儿大小、宫颈成熟度综合分析，选择恰当分娩方式。

【护理】

一、护理评估

（一）病史

了解患者的孕产史及发病原因。过期妊娠发生的可能因素有：雌孕激素比例失调抑制子宫收缩的作用；头盆不称与胎儿畸形使宫颈内口及子宫下段缺乏有效的刺激，不足以引起有效的宫缩；遗传因素等。

（二）身体状况

母儿影响　易发生难产，母体产伤或手术产率增高。胎儿窘迫、胎粪吸入综合征、新生儿产伤、新生儿窒息等围生儿发病率及病死率增高。

（三）心理因素

患者因对过期妊娠认识不足，认为没必要做这么多检查，甚至不配合检查与治疗，对医护人员有不信任感。当意识到胎儿健康存在风险时，表现紧张或焦虑等。

（四）判断胎盘功能

1. 胎动计数　胎动计数<10 次/12 小时，为胎动减少，应视胎盘功能减退，是胎儿缺氧的重要表现。

2. 胎儿电子监护仪检测　了解胎儿的储备力。

3. B超检查　测胎头双顶径、头臀长、股骨长、羊水量、胎盘功能分级等。

4. 雌三醇测定。

5. 尿雌激素与肌酐（E/C）比值　单次尿 E/C 比值<10 提示胎盘功能减退。

6. 羊膜镜检查　观察羊水颜色，若已破膜，可直接观察到流出的羊水有无粪染。

二、护理措施

（一）产前护理配合

1. 嘱患者左侧卧位，吸氧 30 分钟，每日 2 次。

2. 胎盘功能检查或监护胎心、产兆，及时评估胎儿在宫内安危。遵循胎儿窘迫急救护理配合。

3. 心理护理　向患者及家属介绍过期妊娠对母儿的不良影响，说明适时终止妊娠的必要性，以减轻他们的顾虑和心理矛盾，取得他们的合作。根据核实预产期和各项检查结果，向患者及家属说明医生的处理方案。

（二）终止妊娠护理配合

1. 引产　缩宫素引产。分娩过程应用胎儿监护仪。配合做好新生儿抢救，判断是否是过期儿。第三产程仔细检查及缝合软产道。观察胎盘有无钙化，脐带、胎膜有无染成黄色或黄绿色等。

2. 剖宫产　做好术前准备，配合做好新生儿抢救或护理。

（三）产后护理

1. 产妇　常规产后出血及感染的防治与护理。

2. 过期儿　根据新生儿特点做好并发症护理，尤其注意成熟障碍儿，如似“小老人”外貌，或胎儿全身粪染等。做好新生儿脱水、低血糖、代谢性酸中毒、胎便吸入综合征、新生儿窒息等护理。

第八节　羊水量异常

案例

患者，35岁，农民。孕37^{+1}周，破水2小时收入院，平素月经规律，末次月经2009年6月10日，预产期2010年3月17日。停经1^{+}月时出现恶心、呕吐等反应，尿妊娠试验（+），4^{+}月自觉胎动，7^{+}月B超示“羊水多”未治疗，双下肢水肿1^{+}月，2小时前无诱因阴道流水入院。既往体健，8年前足月顺产一男婴，体健。4年前因孕6个月B超提示“羊水多，脑积水”引产。2年前足月产一死婴，亦羊水过多。

思考：羊水量异常对胎儿有哪些危害？你能做好孕产妇心理护理吗？

羊水量过多

【概述】

妊娠任何时期羊水量超过2000ml者，称羊水过多。发生率为0.5%～1%。羊水过多时羊水外观、性状与正常者并无差异。临床分急性羊水过多和慢性羊水过多。治疗主要取决于胎儿有无畸形、孕周和患者自觉症状的严重程度。

【护理】

一、护理评估

（一）病史

了解患者的孕产史及发病原因。羊水过多最常见病因是胎儿畸形，以中枢神经系统和消化道畸形为主。其次为妊娠并发症、合并症。约1/3病因不明，称特发性羊水过多。

（二）身体状况

1. 急性羊水过多　多发生在妊娠晚期，短时间内子宫极度增大，压迫症状明显。患者表情痛苦，不能平卧，呼吸困难，甚至发绀，腹部因张力过大而感疼痛，食量少发生便秘。下肢及外阴部水肿及静脉曲张。

2. 慢性羊水过多　常发生在孕28～32周，数周内缓慢子宫增大，多数患者能适应，压迫症状不明显。

3. 母儿影响　子宫张力增高，患者易并发妊娠期高血压疾病；易胎膜早破引起早产、胎盘早剥等；产后出血发生率增高；胎儿畸形、胎位异常、脐带脱垂、胎儿窘迫等发生率较高。

（三）心理因素

患者常因身体出现不适而感到焦虑，因胎儿畸形而悲哀或罪恶感。

（四）辅助检查

1. B超检查　B超测定最大羊水池与子宫轮廓相垂直深度测量法（AFV）＞7cm，羊水指数（AFI）＞18cm，考虑为羊水过多。同时了解胎儿外观有无畸形。

2. 其他　甲胎蛋白（AFP）与血糖测定、血型与染色体检查等。

二、护理措施

（一）继续妊娠者的护理

1. 一般护理　给低盐饮食，取左侧卧位，有压迫症状者取半卧位，间断给氧，并严密观察羊水量的变化。

2. 用药护理　使用镇静药缓解症状；治疗糖尿病、妊娠期高血压疾病等原发病。

3. 羊膜腔穿刺术护理配合　患者症状严重，胎龄不足37周者，配合医生在B超引导下经腹壁作羊膜腔穿刺放出部分羊水以缓解症状，以500ml/h的速度，每次放水不能超过1500ml，术后应用抗生素防止宫内感染。

（二）终止妊娠的护理

1. 合并胎儿畸形　经羊膜腔穿刺放出适量羊水后，注入依沙吖啶50～100mg引产。注意观察产兆。

2. 胎儿无畸形且成熟者可终止妊娠　配合医生采用经阴道高位破膜术，流速500ml/h。破膜后应立即听胎心，并测血压、脉搏，腹部置放沙袋或腹带紧束腹部，防止腹压骤降。注意防止脐带脱垂，做好抢救新生儿窒息的准备。产后产妇常规实施防治产后出血与感染的护理。

（三）心理护理

尽量用语言、非语言的沟通技巧与患者及家属主动建立良好的关系，解释有关的病因，以提供心理上的支持。并为下一次妊娠提供优生指导。

羊水量过少

【概述】

妊娠晚期羊水量少于300ml者，称为羊水过少。发生率约0.4%～4%。羊水过少主要与羊水产生减少或羊水吸收、外漏增加有关。羊水过少时羊水呈黏稠、混浊、暗绿色，是胎儿危险极其重要的信号。治疗根据胎儿有无畸形和孕周大小选择治疗方案。

【护理】

一、护理评估

（一）病史

了解患者的孕产史及发病原因。常见病因为胎儿畸形，以胎儿泌尿系统畸形为主。其他如胎盘功能减退、羊膜病变、胎膜早破；患者脱水、血容量不足等亦引起羊水过少。部分羊水过少原因不明。

（二）身体状况

1. 临床症状或体征　多不典型，患者胎动时常感腹痛，胎盘功能减退时常有胎动减少。查体发现腹围、宫高较同期妊娠者小，破膜时羊水量少，羊水混浊、暗绿色。

2. 对母儿影响　羊水过少是胎儿危险的重要信号，易引起胎儿缺氧和胎儿畸形。使患者手术产率、围产儿发病率与死亡率增高。

（三）心理因素

患者常因胎儿发育迟缓、胎儿畸形而感到焦虑。

（四）辅助检查

1. B超测定妊娠晚期羊水最大暗区垂直深度（AFV）≤2cm，羊水指数（AFI）≤8cm，为羊水过少。羊水直接测量，破膜时以羊水少于300ml为诊断羊水过少的标准，其性质黏稠、混浊、暗绿色。

2. 胎心电子监护仪检查。

二、护理措施

1. 终止妊娠　引产或剖宫产的护理配合，胎儿无畸形者做好新生儿抢救准备。

2. 继续妊娠　胎儿无畸形，妊娠未足月者，遵医嘱配合用药增加羊水量。

3. 心理护理　对患者焦虑心理表示理解与支持。

小　结

流产是妊娠早期出血性常见疾病，加强孕期保健指导可有效预防其发生率。护士熟悉流产的分类与治疗原则，更容易掌握护理措施。

异位妊娠是妇产科常见急腹症之一，若不及时诊断和积极抢救，可危及生命。临床护士应能熟练护理休克患者，及时做好术前准备，会观察异位妊娠病情变化特点。

前置胎盘易发生出血性休克及植入性胎盘，熟悉前置胎盘临床分类与出血的特点及引起出血的因素，能让护士更好的配合医生治疗，发挥护理工作的重要性。

胎盘早剥是妊娠晚期出血的严重疾病，往往起病急、进展快，若处理不及时，可危及母儿生命。了解诱发胎盘早剥的常见因素，以预防胎盘早剥的发生。一旦发生胎盘早剥，应尽快做好终止妊娠的护理。

妊娠高血压疾病是产前检查主要内容，临床护士应掌握其临床分类及重度子痫前期及子痫患者的护理。熟练、精湛的护理技术是减少子痫的发生及确保患者安全的保证。

自 测 题

一、A1/A2型题

1. 流产发生于妊娠12周末以前者称为
   A. 自然流产
   B. 早期流产
   C. 晚期流产
   D. 完全流产
   E. 不全流产

2. 异位妊娠患者就诊的主要症状是
   A. 停经
   B. 晕厥
   C. 腹痛
   D. 阴道流血
   E. 有便意感

3. 诊断异位妊娠简单可靠的辅助检查是
   A. B超

B. 腹腔镜
C. 测定尿 hCG
D. 测定血 βhCG
E. 阴道后穹窿穿刺

4. 妊娠期高血压疾病的基本病理变化是
A. 水钠潴留
B. 动脉硬化
C. 心功能失偿
D. 血容量减少
E. 全身小血管痉挛

5. 输卵管妊娠最主要原因是
A. 输卵管发育不良
B. 输卵管炎症
C. 受精卵游走
D. 子宫内膜异位症
E. 输卵管手术

6. 胎盘早剥的主要病理变化是
A. 全身小动脉痉挛
B. 底蜕膜出血
C. 子宫异常收缩
D. 胎膜早破
E. 羊水过多

7. 下列哪项不是重度子痫前期的表现
A. 血压高于 160/110mmHg
B. 头痛、头昏、视力障碍
C. 下肢水肿（+++）
D. 24 小时尿蛋白定量>5g
E. 眼底动脉痉挛伴视网膜水肿、渗出物及出血

8. 过期妊娠可见于
A. 胎膜早破
B. 前置胎盘
C. 头盆不称
D. 胎盘早剥
E. 妊娠期高血压疾病

9. 关于先兆流产不妥的处理是
A. 多运动，保持心情愉快
B. 禁止性生活
C. 必要时应用镇静剂
D. 黄体功能不足时每日肌注黄体酮
E. 及时行超声检查，了解胚胎发育情况

10. 护士在使用硫酸镁前及用药过程中，应监测呼吸不少于
A. 12 次
B. 13 次
C. 14 次
D. 15 次
E. 16 次

11. 王女士，28 岁，妊娠 36 周，抽搐数次急诊入院，检查：血压 170/120mmHg，全身水肿，尿蛋白 6g/24h，诊断为
A. 妊娠期高血压
B. 轻度子痫前期
C. 重度子痫前期
D. 妊娠水肿
E. 子痫

12. 妊娠 39 周，无痛性阴道流血约 200ml 左右，腹部检查：腹软无压痛，胎位清楚，胎心音 158 次/分，阴道可见少量活动性出血，诊断可能最大是
A. 胎盘早期剥离
B. 早产
C. 前置胎盘
D. 正常动产
E. 凝血功能障碍

二、A3/A4型题

（13～14题共用题干）

患者27岁，已婚，停经50天，少量阴道出血5天，2小时前突然下腹剧痛，伴肛门坠胀感，晕厥一次，前来急诊。既往身体健康，月经正常。查：痛苦面容，脸色苍白，血压80/50mmHg，脉搏110次/分，下腹明显压痛，反跳痛。妇科检查：子宫颈口闭，有举痛，后穹窿饱满并触痛，子宫稍大，软，子宫左侧扪到触痛明显的包块。化验：白细胞7×10^9/L。

13. 此患者最大可能是
    A. 不全流产
    B. 异位妊娠
    C. 难免流产
    D. 先兆流产
    E. 急性盆腔炎

14. 在护理措施中，不正确的是
    A. 保暖，氧气吸入
    B. 密切监测生命体征
    C. 取半卧位
    D. 迅速静脉输液，备血
    E. 做好腹部手术常规准备

（15～16题共用题干）

某患者，孕1产0，孕37周，诊断"重度子痫前期"住院治疗，自诉因担心药物影响胎儿发育成长，不愿接受药物治疗，但又怕不服药会使病情加重，威胁胎儿的安全，心情矛盾。

15. 在护理中，首先应是
    A. 测量血压2～4次/天
    B. 安静地休息
    C. 观察症状
    D. 心理护理
    E. 观察并发症

16. 该患者应用硫酸镁治疗，在治疗过程中出现膝腱反射消失，呼吸浅而慢，每分钟10次，此时除立即停药外应给下述哪种药
    A. 5%葡萄糖液静脉滴注
    B. 肌注山莨菪碱
    C. 静注50%葡萄糖液
    D. 静注10%葡萄糖酸钙
    E. 静注低分子右旋糖酐

二、B型题

（17～18题共用备选答案）

A. 清宫术
B. 引产
C. 观察
D. 卧床休息
E. 钳刮术

17. 妊娠9周不全流产处理原则是
18. 妊娠20周死胎处理原则是

（陈卓霞）

第六章　妊娠期合并症妇女的护理

学习目标

1. 掌握妊娠合并心脏病及妊娠合并病毒性肝炎的概念及护理评估。
2. 熟悉妊娠合并心脏病、妊娠合并病毒性肝炎的护理措施。

第一节　妊娠合并心脏病

案例

患者，26 岁，已婚。孕 1 产 0，孕 8 周。因合并先天性心脏病前来医院咨询。

体格检查：体温 37℃，脉搏 82 次/分，呼吸 18 次/分，血压 126/86mmHg。心、肺听诊无异常，无心区扩大。B 超示“房间隔缺损”。

思考：心脏病能否怀宝宝？宝宝会有问题吗？怀孕的时候应该注意哪些问题？

【概述】

妊娠合并心脏病是严重的妊娠合并症，在我国孕产妇死因中妊娠合并心脏病高居第 2 位。死因主要是感染与心力衰竭。妊娠合并心脏病以妊娠合并先天性心脏病和妊娠合并风湿性心脏病多见。

妊娠、分娩及产褥期与心脏病之间存在着相互影响：妊娠期血容量增加，心排出量增加，心率加快，心肌耗氧量加大，显著加重了心脏负担。妊娠 32～34 周、分娩期及产后 3 日内均是心脏病孕产妇发生心力衰竭的最危险时期，应给予密切监护。心脏病不影响受孕，但如妊娠期心功能不良，可能会导致流产、早产、死胎、胎儿发育迟缓等。

治疗原则：妊娠期加强产前检查，包括产科与内科检查；分娩期及产褥期最初 3 天内，严密监护心功能状态，积极预防心力衰竭，控制感染；有剖宫产指征者，择期剖宫产。

【护理】

一、护理评估

（一）病史

1. 有无心脏病史及心功能状况。
2. 有无诱发心力衰竭的潜在因素，如重度贫血、上呼吸道感染、妊娠并发症等。
3. 既往孕产史。

（二）身体状况

了解孕妇休息后、活动后的感觉，如有无心悸、气短、呼吸困难、水肿、乏力、心动过速、夜间睡眠能否平卧等。

纽约心脏病协会将心脏病心功能分为4级：

Ⅰ级：一般体力活动不受限制。

Ⅱ级：一般体力活动稍受限制，活动后心悸、轻度气短，休息时无症状。

Ⅲ级：一般体力劳动显著受限制，休息时无不适，轻微日常工作即感不适、心悸、呼吸困难，或既往有心力衰竭史者。

Ⅳ级：不能进行任何活动，休息时仍有心悸、呼吸困难等心力衰竭表现。

（三）心理状况

孕妇担心自己及胎儿的健康状况，精神紧张或忧郁，渴望医务人员更多的关注，渴望家属多点陪伴。需要终止妊娠者，孕妇表现出忧郁或无奈。如出现心力衰竭者，可产生恐惧心理。因缺乏相关知识，孕产妇及家属心理负担较重。

（四）辅助检查

1. 血常规、出凝血时间、凝血酶原时间或活化部分凝血活酶时间等。

2. 心电图、超声心动图等检查，可提示是否患心脏病。

3. B超、胎心电子监护仪等了解胎儿宫内情况。

二、护理措施

（一）身体护理

1. 孕前指导　心脏病变较轻，心功能Ⅰ、Ⅱ级，既往无心力衰竭病史，亦无其他并发症者可以妊娠；心脏病变较重、心功能Ⅲ级或Ⅲ级以上者、既往有心衰史、有肺动脉高压、发绀型先心病、严重心律失常、活动风湿热、心脏病并发细菌性心内膜炎者不宜妊娠。不宜妊娠者应指导其采取有效的避孕措施。

2. 妊娠期护理

（1）对不宜妊娠并已受孕者，应在孕12周前行终止妊娠。

（2）加强产前检查：作为高危妊娠增加检查次数，一般孕20周前每2周检查一次，孕20周后1次/周，并加强内科检查，以便进行心功能动态分析。

（3）减轻心脏负担护理

1）取左侧卧位，保证充分的休息，每日至少保证10小时睡眠。避免劳累、情绪激动、咳嗽及便秘等不良刺激。

2）高蛋白、高维生素、低盐、低脂肪饮食。

3）积极预防和及早纠正各种妨碍心功能的因素，如贫血、维生素B族缺乏、心律失常、妊娠期高血压疾病等。预防各种感染，尤其是上呼吸道感染。

3. 分娩期护理　应放宽剖宫产指征。最好在妊娠晚期提前选择好适宜的分娩方式。

（1）第一产程：安慰及鼓励产妇，消除紧张情绪。适当应用地西泮、哌替啶等镇静剂。密切注意血压、脉搏、呼吸、心率，一旦发现心衰征象，应取半卧位、高浓度面罩吸氧，抗心衰治疗。产程开始后即应给予抗生素预防感染。

（2）第二产程：要避免屏气增加腹压，应行会阴切开、胎头吸引或产钳助产术，尽可能缩短第二产程。

（3）第三产程：胎儿娩出后，产妇腹部放置沙袋，以防腹压骤降而诱发心衰。要防止产后出血，可静注或肌注缩宫素 10～20U，禁用麦角新碱，以防静脉压增高。产后出血过多者，应适当输血、输液，但需注意输液速度。

4. 产褥期护理　产后 3 日内，尤其 24 小时内仍是发生心衰的危险时期，产妇需充分休息并密切监护。心功能在Ⅲ级以上者，不宜哺乳，应及时回奶。有便秘者按医嘱给缓泻剂，防止用力排便诱发心衰。不宜再妊娠者，可在产后 1 周行绝育术，如有心力衰竭，应在心衰控制后再行绝育手术；未做绝育手术者应严格避孕。做好外阴护理，每日测量体温 4 次，注意观察伤口、子宫复旧、恶露、乳房等情况，发现感染征象及时报告；遵医嘱应用广谱抗生素预防感染，直至产后 1 周左右停药。

（二）心理护理

1. 住院期间关心患者的精神、心理状态，给予理解、同情与支持。

2. 向孕妇及家属讲解治疗方案，尽量减轻紧张、恐惧和不安，使孕产妇与家属能与医务人员进行良好地配合。

（三）健康指导

1. 对心脏病患者孕前指导，根据心功能情况决定是否适宜妊娠。对于不适宜妊娠者，应指导其采用有效的避孕措施。

2. 孕期注意休息，避免劳累，避免上呼吸道感染，保持心功能状态稳定。

3. 产后定期复查。

第二节　妊娠合并病毒性肝炎

案例

患者李某，26 岁。已婚。孕 1 产 0，孕 10 周，产检时发现乙型肝炎。

检查腹平软，未触及肝。血清丙氨酸氨基转移酶增高，血清总胆红素在 20μmol/L。

思考：患者怀的孩子能要吗？

【概述】

妊娠合并病毒性肝炎严重威胁孕产妇生命安全，其危害仅次于妊娠合并心脏病。按病原分为甲、乙、丙、丁、戊型 5 种肝炎，以乙型肝炎多见。

妊娠加重肝负担，易感染病毒性肝炎，也易使原有的肝炎病情加重；病毒性肝炎可加重早孕反应，孕妇易患妊娠期高血压疾病，分娩时产后出血率增高；妊娠早期患病毒性肝炎，胎儿畸形发病率约高 2 倍。流产、早产、死胎、死产和新生儿死亡率明显增高；且可能会出现母婴传播。

治疗原则：肝炎患者如已妊娠，在妊娠早期，应积极治疗肝炎，待病情好转后行人工流产。妊娠中、晚期给予维生素 C、K，并积极治疗妊娠期高血压疾病，若经治疗病情继续进展，应考虑终止妊娠。

【护理】

一、护理评估

（一）病史

1. 了解患者既往的孕产史。

2. 询问患者有无病毒性肝炎的病史，有无与病毒性肝炎患者密切接触史，半年内曾接受输血、注射血制品史。

3. 了解患者的治疗情况及其对肝炎相关知识的了解情况。

（二）身体状况

了解患者有无肝炎患者常见的症状，如食欲减退、恶心、呕吐、腹胀、肝区痛等；有无发现皮肤、巩膜黄染、尿色深黄。

注意患者有无皮肤、巩膜黄染；可否触及肝大，肝区有无叩击痛；宫内胎儿发育情况等。

（三）心理状况

患者因患病时间、治疗费用和疗效不同心理表现亦不同，本病有传染性，预防性的隔离让患者自尊受损。治疗的效果不佳，患者表现抑郁或无奈。母婴垂直传播让患者感到焦虑。

（四）辅助检查

肝功能检查确定肝功能有无异常及有无传染性。

二、护理措施

（一）身体护理

1. 妊娠期护理　注意休息，加强营养，补充高维生素、高蛋白、糖类、低脂肪饮食。应用中西药物，积极进行保肝治疗，有黄疸者应立即住院，按重症肝炎处理。避免应用可能损害肝的药物（镇静药、麻醉药、雌激素）。注意预防感染，产时严格消毒，并用广谱抗生素。

2. 分娩期护理　分娩前准备好新鲜血液，宫口开全后可行胎头吸引术助产，以缩短第二产程。防止产道损伤和胎盘残留。胎肩娩出后立即静注缩宫素以减少产后出血。

3. 产褥期护理　应用对肝损害较小的广谱抗生素控制感染，是防止肝炎病情恶化的关键。可给予头孢菌素或氨苄西林等。严密观察病情及肝功能变化，予以对症治疗，防止演变为慢性肝炎。阳性产妇应予回奶，回奶不用对肝有损害的雌激素，可口服生麦芽或乳房外敷芒硝。

（二）心理护理

向孕产妇及家属讲解肝炎与母婴的相互影响，强调隔离的重要性，取得孕产妇及家属的理解与配合，消除顾虑及自卑心理；住院期间，孕妇应住隔离病房，护士主动关心产妇，及时解决其生活需要，听取孕妇诉说，消除因隔离而引起的孤独感。

（三）健康指导

1. 我国新生儿出生后常规进行免疫接种。

（1）主动免疫：新生儿出生后 24 小时内肌内注射乙型肝炎疫苗 30μg，生后 1 个月、6 个月再分射注射 10μg。

(2) 被动免疫：新生儿出生后 6 小时内肌内注射高效价乙肝免疫球蛋白 0.5ml，生后 1 个月、3 个月再各肌内注射 0.16ml/kg，可减少或阻止 HBV 进入肝，免疫率达 71%。

2. 注意营养及休息，避免过度劳累。选用避孕套避孕，禁用避孕药。需再次生育者，最好在肝炎痊愈后 1 年方可怀孕。

小　结

妊娠合并心脏病、妊娠合并急性病毒性肝炎是临床上多见的妊娠合并内科疾病。对于妊娠合并心脏病的患者，特别要注意妊娠 32～34 周、分娩期、产褥期的 3 天内这三段高危时期，严密监护，及时发现先兆心力衰竭和心力衰竭，要做好产科的护理配合，缩短第二产程；胎盘娩出后腹部压砂袋 24 小时；产后出血注射缩宫素（禁用麦角新碱）；产后 24 小时卧床休息等。对于妊娠合并急性病毒性肝炎患者的护理应行严格的消毒隔离，防止交叉感染，配合医生做好缩短第二产程、预防及治疗产后出血。

自测题

一、A1 型题

1. 妊娠早期心脏病患者，决定是否继续妊娠，主要依据
   A. 心脏病种类
   B. 心功能分级
   C. 病变发生部位
   D. 胎儿大小
   E. 患者年龄

2. 妊娠合并风心病，早期心衰的可靠诊断依据是
   A. 心界扩大
   B. 心尖部闻及二级收缩期杂音
   C. 肺底部湿啰音出现，咳嗽后消失
   D. 休息时心率>110 次/分
   E. 踝部凹陷性水肿

3. 某妇，38 岁，孕 2 月，从事家务劳动后感胸闷、气急、心悸，最近几天半夜常因胸闷而需起床。查：心率 118 次/分，呼吸 22 次/分，心界向左侧扩大，心尖区有Ⅲ级收期缩期杂音，性质粗糙，肺底有细啰音，下肢水肿（+）。处理应是
   A. 加强产前监护
   B. 限制食盐摄入
   C. 立即终止妊娠
   D. 积极控制心衰，继续妊娠
   E. 控制心衰后行人工流产术

4. 初孕妇，30 岁，孕 35 周，有风心病史，无心衰史，诉昨日受凉后出现胸闷、气急咳嗽，夜间不能平卧，检查心率 120 次/分，下肢水肿处理应是
   A. 立即行剖宫流产术
   B. 控制心衰后静滴催产素
   C. 积极控制心衰，继续妊娠
   D. 控制心衰后行剖宫产术
   E. 静滴催产素引产

5. 妊娠合并心脏病的治疗，下列哪项正确
A. 产后乏力性出血，应立即肌注麦角新碱
B. 妊娠 2 月发生心衰应立行人工流产
C. 宫口开全即手术助产
D. 产后 24 小时行输卵管结扎术
E. 产后不宜哺乳，应加服激素退奶

6. 乙型肝炎母婴传播途径中哪项是不正确的
A. 经胎盘传播
B. 分娩时血或羊水传播
C. 产后接触母唾液或汗液
D. 乳汁传播
E. 粪便传播

7. 妊娠合并肝炎的产科处理原则，下述哪项不当
A. 妊娠<12 周，行人工流产
B. 妊娠>12 周，治疗无效考虑终止妊娠
C. 重症肝炎临产积极治疗后均应阴道分娩
D. 分娩时积极做好输血准备
E. 产时常规用对肝脏无损害的抗生素

8. 妊娠合并病毒性肝炎，产褥期的处理原则，下述哪项是错误的
A. 预防感染
B. 以工具（避孕套）避孕好
C. 产妇不宜哺乳
D. 雌激素退奶
E. 新生儿必须隔离

（朱梦照）

第七章　异常分娩妇女的护理

学习目标

1. 掌握影响分娩的主要因素；第二产程延长、急产、滞产、均小骨盆的概念；协调性宫缩乏力的护理评估及护理措施，产前用缩宫素加强宫缩的用法；指导孕妇采用胸膝卧位纠正胎位的方法。
2. 熟悉不协调性宫缩乏力、骨盆狭窄、胎位异常妇女的身心状况、护理措施及治疗原则。
3. 了解异常分娩妇女的病史、胎儿发育异常妇女的护理。

分娩过程是产力、产道、胎儿及产妇精神心理因素相互适应的一个动态进展过程。这四个因素彼此相互影响、相互制约，任何一种或两种以上因素发生异常，均可导致分娩异常(俗称难产)。

第一节　产力异常

案例

患者李某，女，26岁，已婚，孕1产0，因孕39周，规律宫缩5小时入院。查体：T36.9℃，BP 120/85mmHg，P 100次/分，R 20次/分，精神紧张，每10分钟一次宫缩，持续20秒，强度弱，胎位LOA，胎心156次/分，妇检：宫颈管消失，宫口开大2cm，先露头S^{-2}。入院后未作特殊处理，临产16小时，产程无进展。

思考：该产妇产程进展的如何？应采取哪些护理措施？

一、子宫收缩乏力

【概述】

子宫收缩乏力分协调性宫缩乏力和不协调性宫缩乏力，临床上以前者多见。两者均引起产程延长，出现各种并发症，对母儿均造成不良影响。

治疗原则：首先应寻找原因，如协调性子宫收缩乏力伴有头盆不称，估计不能从阴道分娩者，应及时行剖宫产术；若无头盆不称和胎位异常，估计能从阴道分娩者，则应考虑改善全身状况，消除恐惧心理，加强宫缩。不协调性子宫收缩乏力给予镇痛镇静剂，恢复子宫收缩特性。不能纠正或有胎儿窘迫者应及时行剖宫产。

【护理】

一、护理评估

（一）病史

了解患者既往孕产史、产前检查情况及导致子宫收缩乏力原因。头盆不称或胎位异常为最常见原因；临产后精神紧张、焦虑；子宫过度膨胀；镇静剂的使用及过早使用腹压等均会引起宫缩乏力。

（二）身体状况

1. 协调性宫缩乏力　宫缩具有正常的节律性、对称性、极性，但收缩力弱。持续时间短，间歇时间长。宫体始终不硬，宫颈扩张、先露下降缓慢，产程延长。产妇一般无不适。

2. 不协调性宫缩乏力　宫缩的兴奋点来自子宫的一处或多处，节律不协调，极性倒置，宫缩间歇期宫壁不完全松弛，子宫收缩时不能形成有效合力，属无效宫缩导致产程延长。产妇持续腹痛，烦躁不安。

3. 宫缩乏力导致产程延长，甚至滞产。

（1）第二产程延长：宫口开全后，初产妇超过 2 小时，经产妇超过 1 小时尚未分娩。

（2）滞产：总产程超过 24 小时。

（三）心理状况

因长时间未能分娩，产妇因产程延长、腹痛及胎儿窘迫担忧，家属感到紧张，害怕母儿生命受到危险。

二、护理措施

（一）一般护理

1. 镇静休息，左侧卧位。消除紧张，给予安定或哌替啶，使其休息后体力恢复，子宫收缩得以恢复。但注意避免过多使用，以免抑制新生儿呼吸中枢。

2. 补充能量，少量进食，多饮水，必要时静脉补液。全身情况改善后，产力常可恢复正常。

3. 鼓励产妇及时排尿，3～4 小时协助排尿一次。

（二）严密观察病情

监测产程变化，详细记录规律宫缩起始时间、持续时间、间歇时间及宫缩强度；腹部检查胎方位，听胎心音；注意记录破膜时间与羊水性状；观察产妇全身状况；使用胎心监护仪监测宫缩与胎心曲线变化，发现异常及时报告医生。

（三）心理护理

陪伴产妇，介绍病情进展及护理计划，让孕妇说出其思想顾虑，护士应耐心解释或安慰，消除紧张情绪，指导家属给予产妇正确的心理支持。

（四）治疗配合

1. 协调性宫缩乏力加强宫缩方法

（1）宫口扩张 3cm 以上，胎头已衔接可行人工破膜。

（2）针刺合谷、三阴交穴位。

（3）缩宫素静脉滴注。

（4）手法刺激乳头。

2. 缩宫素的使用要点

（1）用于胎心好，胎位正常，头盆相称者。

（2）先用5%葡萄糖液500ml静脉滴注，滴速8～10滴/分，然后加入2.5U缩宫素。

（3）根据宫缩调整滴速，不超过40滴/分，诱导宫缩间隔时间2～3分钟，持续时间40～60秒为好。

（4）应有专人监护，每15分钟观察宫缩、宫口扩张、胎心和血压、脉搏的变化。如宫缩过强（间隙小于2分钟，宫缩持续时间大于1分钟）、血压升高、胎心异常应立即停止滴注，以防止子宫破裂或胎儿窘迫，及时向医生汇报。

3. 不协调性宫缩乏力　重点是调节宫缩，使之恢复为协调性子宫收缩。肌注哌替啶镇静休息，如已恢复为协调性宫缩，但宫缩力弱，可采取加强宫缩的办法；如伴有胎儿窘迫或经处理未能纠正不协调性宫缩，绝对禁用缩宫素，立即剖宫产。

4. 预防产后出血　第二产程胎肩娩出后，遵医嘱给予缩宫素，及时缝合软产道裂伤，注意宫缩、阴道流血情况。产后2小时鼓励产妇排尿，以免影响宫缩。

（五）预防产褥感染

1. 分娩时严格无菌操作，避免过多的阴道检查或肛门检查。

2. 产程长，破膜超过12小时，预防性使用抗生素。

3. 观察体温、脉搏变化，注意恶露变化，协助医生各项辅助检查，若发现异常及时报告，给予处理。

4. 保持外阴清洁，外阴擦洗每日2次。注意观察会阴切口愈合情况。

（六）健康指导

1. 定期产前检查，发现胎位异常及时纠正。

2. 指导产妇观看分娩录像，减轻产妇对分娩的焦虑和恐惧心理。

3. 产后多休息，给予高热量、高蛋白、高维生素易消化饮食，保持良好的心情。

4. 出院后定期复查随访，发现异常及时就诊。

二、子宫收缩过强

【概述】

宫缩过强分为协调性子宫收缩过强和不协调性子宫收缩过强。协调性子宫收缩过强引起急产，导致母体软产道裂伤、胎儿窘迫、新生儿窒息或死亡。如先露下降受阻，可能引起子宫破裂。不协调性子宫收缩过强因属无效宫缩，产程进展慢。

治疗原则：协调性子宫收缩过强，注意预防急产，一旦发生，做好接生和新生儿抢救准备，预防产后出血。不协调性子宫收缩过强，立即停用缩宫素，停止宫内操作，抑制宫缩，做好剖宫产准备。

【护理】

一、护理评估

（一）病史

1. 宫缩过强最常见的原因是缩宫素使用不当，其次是产道受阻、精神紧张、临产后过多产科检查等。

2. 了解有无急产、骨盆异常、胎儿异常等病史。

（二）身体状况

1. 协调性宫缩过强　宫缩的节律性、对称性和极性均正常，仅子宫收缩力过强、过频。宫腔内压力＞50mmHg。如无梗阻，可引起急产。在极短时间内分娩，总产程不足3小时称为急产。由于产程过快，可导致产妇软产道损伤、产后出血、产褥感染等；由于强而频的宫缩，易造成胎儿宫内缺氧、颅内出血、骨折、外伤。如先露下降受阻，可引起宫缩过强，而发展为强直性子宫收缩，出现病理性缩复环，可能发生子宫破裂。

2. 不协调性宫缩过强　宫缩失去正常特性而呈现强直子宫收缩，子宫局部发生痉挛性不协调收缩，形成狭窄环，产妇烦躁不安，腹部疼痛剧烈而拒按，胎位、胎心不清。宫缩时，胎体被卡住，先露部不能下降，导致产程延长。

（三）心理状况

产妇因宫缩过强，疼痛剧烈及心里害怕、紧张忧虑担心胎儿安危，家属对突发变化而感到恐惧。

二、护理措施

（一）一般护理

嘱产妇高蛋白、高热量饮食，补充矿物质、维生素，促进体力恢复；卧床、吸氧、保暖、建立静脉通路；护士要多陪伴产妇，告之减轻疼痛的方法，如指导学会深呼吸、按摩腰骶部、给予擦汗；按医嘱给予镇静剂，做好术前准备。

（二）病情观察

持续监护宫缩，观察产程进展，注意胎心音变化。注意病理性缩复环和子宫痉挛性狭窄环出现。

（三）心理护理

及时发现、理解产妇的烦躁，积极处理异常子宫收缩过强。多与产妇交流，给予解释病情，握住产妇的手，亲近产妇，使产妇获得安全感，减轻焦虑和疼痛。

（四）治疗配合

1. 协调性宫缩过强　维持左侧卧位，指导孕妇做深呼吸，给予背部按摩，嘱其不要向下用力。停用缩宫药，必要时遵医嘱抑制宫缩。迅速做好接生准备及新生儿抢救准备。产后检查软产道有无裂伤，并给予及时缝合。给予缩宫素预防产后出血。注意检查新生儿有无颅内出血、外伤等。

2. 不协调性宫缩过强

（1）强直性宫缩：遵医嘱给予硫酸镁抑制宫缩同时做好剖宫产准备。

（2）子宫痉挛性狭窄环：停用缩宫素及阴道内操作，肌注哌替啶或吗啡（估计6小时内胎儿娩出勿注射），必要时乙醚吸入麻醉消除痉挛狭窄环，视宫口开大情况和胎头位置高低决定分娩方式，无缓解者尽早剖宫产。

（五）预防产后出血、感染

1. 协助医生及时检查软产道有无裂伤并缝合。

2. 检查新生儿，给予维生素K_1预防颅内出血，注射破伤风抗毒素及抗生素。

3. 产后及时排空膀胱，保持外阴清洁，观察宫体复旧与恶露，监测体温、脉搏，定期血常规检查。

（六）健康指导

1. 有急产史的产妇要提前预产期 1～2 周住院，不宜外出。

2. 定期产检，发现异常及时处理，纠正胎位异常。

3. 发生急产时不要向下屏气用力，减慢分娩速度。

4. 指导营养膳食，注意补铁，按医嘱服药。

5. 出院后嘱产妇保持外阴清洁，告之若体温上升、恶露多且有臭味、阴道流血多、伤口愈合不好及时就诊。

第二节　产道异常

案例

患者，23 岁。孕 1 产 0，停经 40 周，规律宫缩 8 小时。查体：一般状态良好，宫缩间隔 4～5 分钟，持续 40 秒，强度中，胎位 LOA，胎心 156 次/分，宫高 40cm，跨耻征阳性。骨盆测量：骶耻外径 17cm，坐骨棘间径 8cm，坐骨结节间径 7cm。妇科检查：宫颈消失，宫口开大 3cm，先露头 S^{-3}。

思考：该产妇能否自然分娩？应采取哪些护理措施？

【概述】

产道异常包括骨产道异常及软产道的异常。临床上以骨产道异常为多见。常见的骨产道异常包括 4 种类型：扁平骨盆（图 7－1）、漏斗骨盆（图 7－2）、均小骨盆（图 7－3）、畸形骨盆（图 7－4）。常见软产道异常有外阴水肿、外阴瘢痕、阴道横隔、阴道纵隔和宫颈水肿及宫颈瘢痕。产道异常会影响胎儿先露部衔接、下降及内旋转使产程进展缓慢，易出现胎儿宫内窘迫、胎膜早破、脐带脱垂、软产道损伤等。

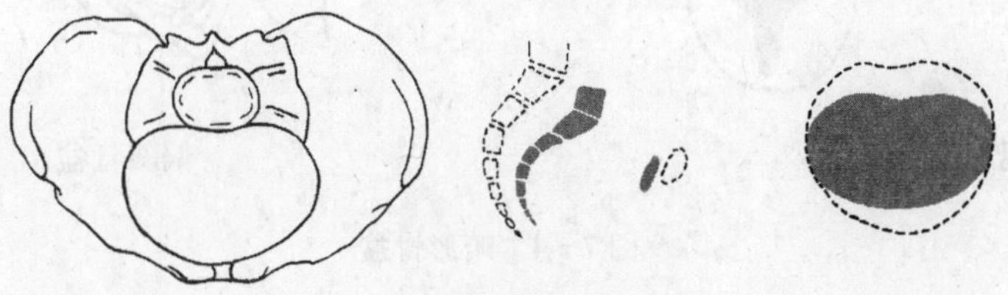

单纯扁平骨盆

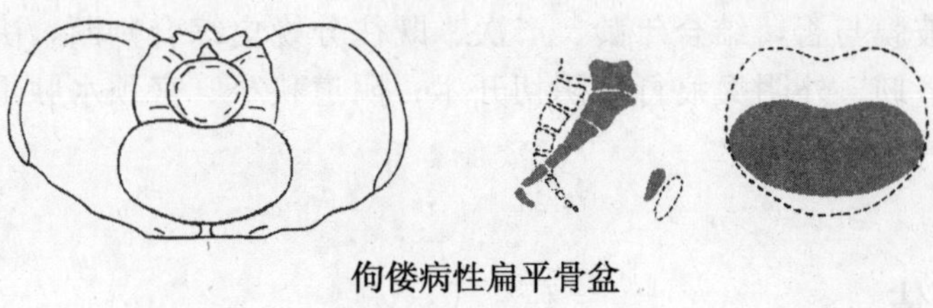

佝偻病性扁平骨盆

图 7－1　扁平骨盆

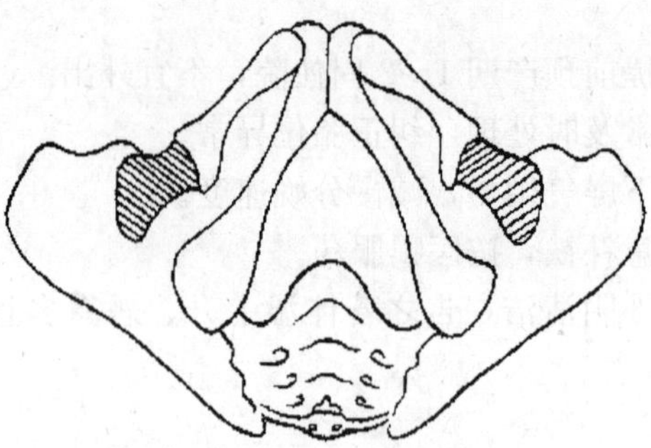

图 7-2　漏斗骨盆

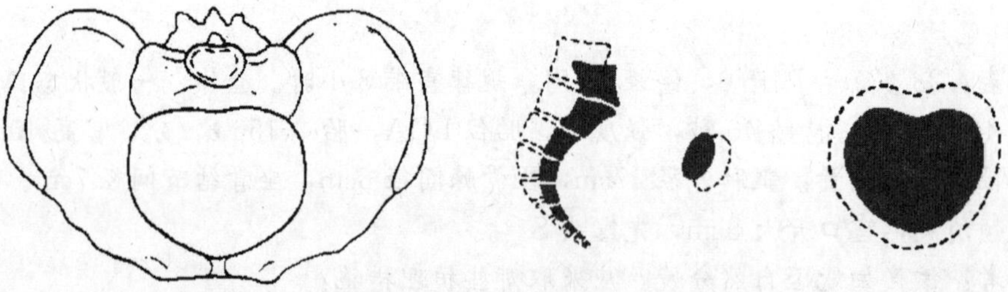

图 7-3　均小骨盆

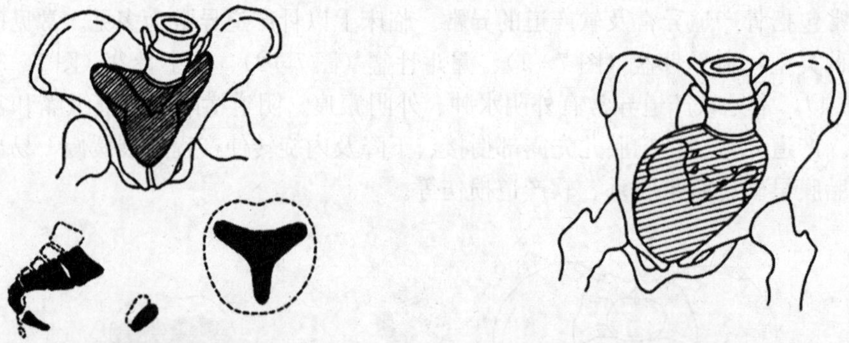

骨软化症骨盆　　　　偏斜骨盆

图 7-4　畸形骨盆

治疗原则：明确狭窄骨盆的类别和程度，了解胎位、胎儿大小、胎心、宫缩强弱、宫颈扩张程度、破膜与否，结合年龄、产次、既往分娩史综合判断，决定分娩方式。软产道异常如外阴坚韧、外阴瘢痕行会阴切开术；阴道狭窄、宫颈水肿不能纠正者行剖宫产术。

【护理】

一、护理评估

（一）病史

了解患者的孕产史，查看产前保健卡的记录，询问有无佝偻病、脊髓灰质炎、脊柱或髋关节结核以及外伤史。

（二）身体状况

1. 症状评估 观察产妇是否出现产程延长。

2. 护理体查

（1）一般检查：测量身高，若身高145cm以下，提示均小骨盆。注意观察孕妇的体形、步态、脊柱是否正直，是否悬垂腹（图7－5）。

（2）腹部检查：测宫底高度及腹围、B超观察胎儿大小；四步触诊检查胎位，骨盆狭窄往往导致胎位异常，如枕后位、枕横位等。

（3）估计头盆关系（跨耻征检查）：孕妇排空膀胱取仰卧位，双腿伸直。检查者一手置于耻骨联合上方，另一手将浮动的胎头推向骨盆腔方向，如胎头低于耻骨联合平面，称为胎头跨耻征阴性，若胎头、耻骨联合在同一平面称为胎头跨耻征可疑，若胎头高于耻骨联合平面称为胎头跨耻征阳性提示头盆不称，表示骨盆相对或绝对狭窄可能。

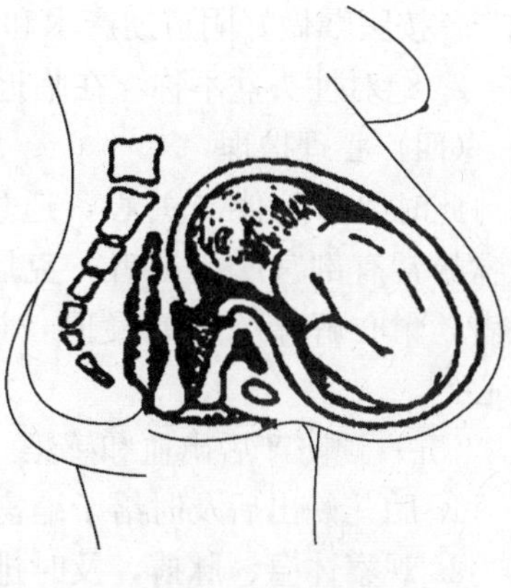
图7－5 悬垂腹

（4）骨盆外测量（具体方法见前面章节）。

各种类型狭窄骨盆的特点如下：①骨盆入口平面狭窄：常见于扁平骨盆，入口平面呈横椭圆形，入口前后径小，而横径正常；骶耻外径$<$18cm，骨盆入口前后径$<$10cm；跨耻征阳性或可疑阳性；②中骨盆及骨盆出口平面狭窄：常见于漏斗骨盆，入口平面正常，中骨盆和出口平面狭窄；坐骨棘间径$<$10cm，坐骨结节间径$<$8cm，耻骨弓角度$<90^\circ$，出口横径与后矢状径之和$<$15cm；③骨盆三个平面均狭窄：见于均小骨盆，骨盆形态正常，各平面径线值均小于正常2cm或以上；孕妇矮小，身高$<$145cm；④畸形骨盆：骨盆形态异常。

（三）心理状况

孕妇在得知自己骨盆狭窄后，担心不能阴道顺产，害怕在分娩时发生难产。应及时与产妇、家属沟通，讲解产道异常对母儿的影响、阴道分娩的可能性及优点。根据情况提供最佳分娩方式。

二、护理措施

（一）一般护理

1. 吸氧，改善缺氧；及时排空膀胱。

2. 建立静脉通路，补充电解质和维生素C。

3. 胎心监护，协助医生完善各项血液生化检查。

（二）试产中的护理

1. 专人守护。坐位或蹲踞位以纠正骨盆倾斜度，增加骨盆出口平面的径线，破水后应该取平卧抬高臀位，以免发生脐带脱垂，不要过早使用腹压。

2. 保证良好的产力，特别关心产妇饮食、营养、水分和休息，禁灌肠。试产过程中一般不用镇静剂、镇痛药。

3. 密切观察胎儿宫内情况及产程进展。发现异常，立即停止试产，通知医生。试产

2～4小时胎头仍未入盆并伴胎儿窘迫，作好剖宫产术前准备。

4. 注意子宫破裂的先兆（病理性缩复环），一旦出现，停止试产，通知医生及时处理。

5. 宫颈水肿可在宫颈两侧各注射1%普鲁卡因10ml或阿托品在宫颈多点注射。

6. 外阴水肿可用50%硫酸镁湿热敷。

（三）治疗配合

1. 相对性头盆不称　足月活胎，体重估计小于3000g，产力正常，遵医嘱在严密监护下试产，按医嘱做好阴道助产术和抢救新生儿的准备。

2. 绝对性头盆不称　在临近预产期前或临产后按医嘱做好剖宫产的术前准备。

（四）心理护理

此时要多陪伴与关心，通过静脉补充营养和能量，讲解骨盆异常带来的不良反应，骨盆异常有剖宫产指征者，克服各种困难，取得产妇及家属的合作与配合。阴道试产分娩者，耐心解释产妇的疑问，讲解产程进展，维护母儿分娩平安，使产妇有战胜困难信心。

（五）预防产后出血和感染

1. 胎儿娩出后及时给予缩宫素，观察宫缩、恶露、会阴伤口或腹部切口愈合情况。

2. 观察体温、脉搏，及时排空膀胱以免影响宫缩，检查血常规白细胞数目。

3. 外阴擦洗每日2次，注意外阴伤口愈合情况。

4. 提供营养饮食，补充蛋白质、维生素、钙剂，增加机体抵抗力。

（六）加强新生儿护理

胎儿受挤压时间长、缺氧、宫内窘迫导致新生儿窒息，配合医生积极抢救，防治并发症。遵医嘱使用抗生素。及时送检化验的标本，协助治疗。

（七）健康指导

1. 定期产前检查，及时发现骨盆异常，决定分娩方式。

2. 临近预产期，胎头未衔接，要嘱孕妇可能存在头盆不称，一旦胎膜破裂，必须住院。

3. 破膜后一定要卧床取平卧位或抬高臀位，不可走动。

4. 出院后定期复查子宫复旧、恶露情况，有异常及时就诊。

第三节　胎儿异常

一、胎位异常（臀位、横位、持续性枕横位和枕后位）

【概述】

胎位异常是造成难产的常见因素之一。胎位异常有臀位、横位、持续性枕横位及枕后位等，其中，臀位为最常见，约占妊娠足月妊娠总数的2%～4%，因后出的胎头娩出困难，易造成胎儿窒息、死亡。

治疗原则：胎位异常者可在妊娠期纠正胎位，使其变为头先露。胎位异常分娩方式采用阴道助产或剖宫产。

【护理】

一、护理评估

（一）病史

了解患者的孕产史及发病原因，是否存在胎儿在宫内活动范围过大或活动受限的因素，是否骨盆狭窄。查看产前检查记录。

（二）身体状况（表7-1）

表7-1　臀位、横位、持续性枕后位和枕横位的比较

	臀位（图7-6）	横位（图7-7）	持续性枕后位、枕横位（图7-8）
症状体征	在宫底部可触到圆而硬、按压时有浮球感的胎头；在耻骨联合上方可触到不规则、软而宽的胎臀，胎心在脐左（或右）上方听得最清楚	子宫呈横椭圆形，胎儿纵轴与母体纵轴垂直。胎头、胎臀各居母体腹部两侧。胎心在脐周听得清楚	在宫底部触及胎臀，胎背偏向母体的后方或侧方，在对侧可以明显触及胎儿肢体。如胎头已衔接，可在胎儿肢体侧耻骨联合上方扪到胎儿颏部。胎心音在脐下偏外侧最响亮
肛门检查或阴道检查	臀位可触及胎臀、胎儿肛门或胎足	横位时可触及胎儿手、肩胛骨或肋骨	枕后位时胎头矢状缝在骨盆斜径上，枕横位时胎头矢状缝在骨盆横径上

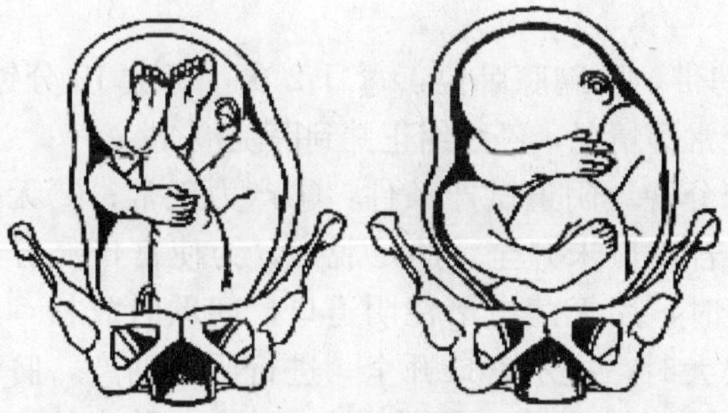

图7-6　臀位

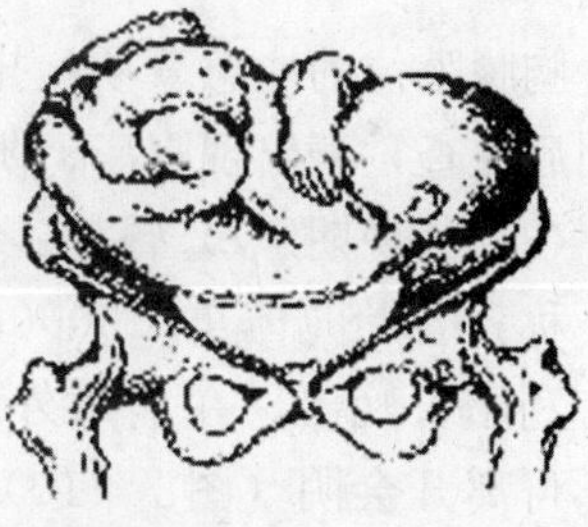

图7-7　横位

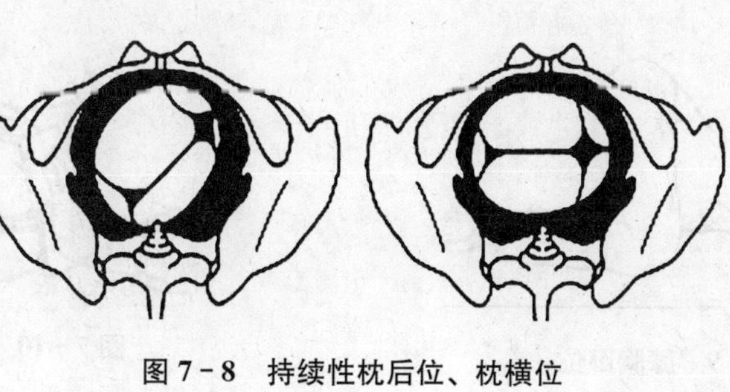

图7-8　持续性枕后位、枕横位

（三）心理状况

产妇及家属担心分娩时因胎位异常，害怕自身及胎儿生命受到危险，感到焦虑和无奈，此时非常希望得到关于病情的信息。在内心上更加依赖剖宫产来终止妊娠。

（四）辅助检查

B超检查能准确探查胎先露以及胎儿大小、胎儿姿势等以明确诊断。

二、护理措施

（一）一般护理

1. 对阴道分娩者，鼓励进食、水，满足基本生活需要，在宫缩间歇期多休息，保持充沛体力。

2. 对剖宫产者，术前4小时要禁食、水，做好术前准备及新生儿抢救准备。

（二）监测病情

进入临产后观察宫缩及产程进展变化，勤听胎心，破膜后立即听胎心音，抬高床尾。应及时报告医生给予处理。做好剖宫产准备。

（三）治疗配合

1. 持续性枕后位、枕横位　产程无明显进展，或出现胎儿窘迫现象，应考虑行剖宫产结束分娩。产后常规应用子宫收缩剂，以防发生产后出血，应用抗生素预防感染。有软产道损伤者，应及时修补缝合。

2. 臀位、横位

（1）妊娠期：可在妊娠28～30周纠正胎位，常用的办法是胸膝卧位（图7-9）、艾灸至阴穴。

胸膝卧位的注意事项：排空膀胱，松解裤带，取胸膝卧位，每日2次，每次15分钟，一周后复查，若出现腹痛、阴道流血、胎动异常等情况，停止纠正并到医院检查。

（2）分娩期　1）臀位：多数采取剖宫产分娩。阴道试产条件：①产力正常；②无头盆不称；③胎儿体重<3000g。阴道分娩时，若宫口未开全，胎足脱出，为使宫口充分开全有利胎头娩出，在消毒外阴后，当有宫缩时，用无菌巾堵住阴道口，间歇时放松，但手不可离开会阴（图7-10）；当感觉冲力很大时，提示宫口开全，进行阴道助产，脐部娩出后，应在2～3分钟娩出胎头，最长不能超过8分钟。注意胎臀、胎肩、胎头的娩出（图7-11）。

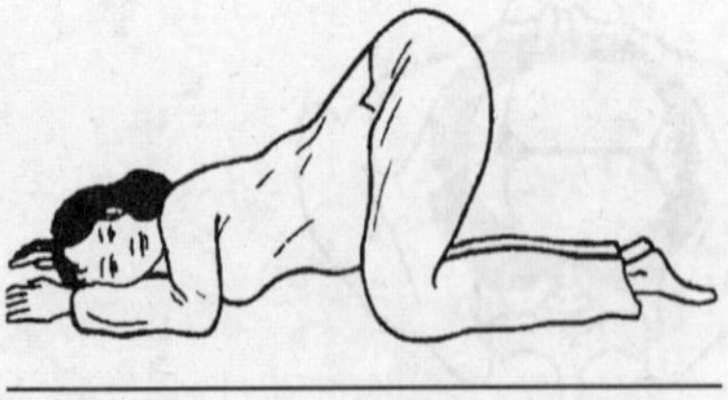

图7-9　膝胸卧位

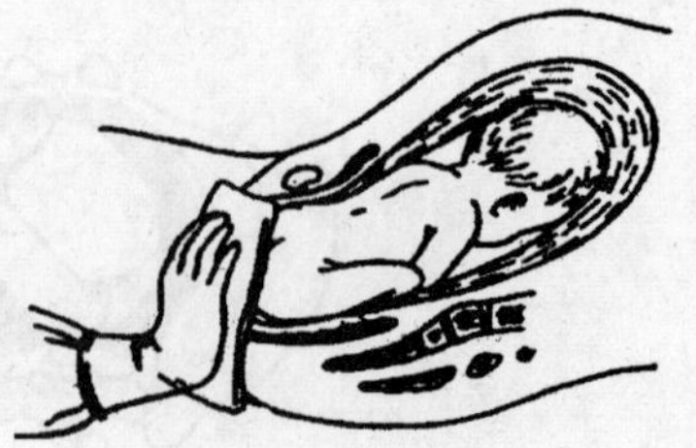

图7-10　用手掌堵外阴

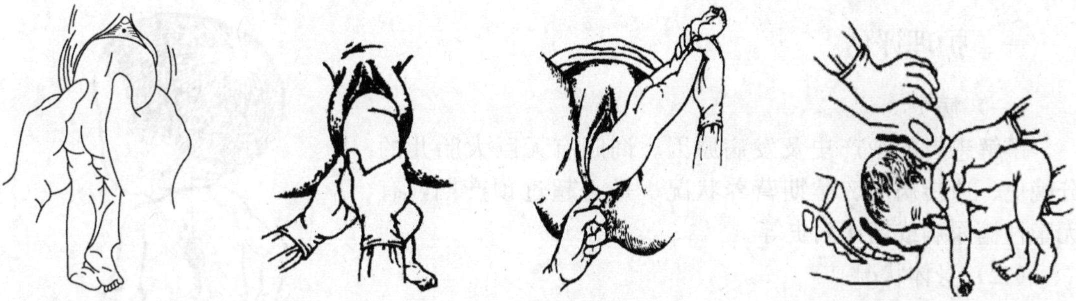

（1）　（2）　（3）　（4）

图 7-11　臀先露助娩法

2）横位：如经阴道分娩可成为嵌顿性横位，易造成子宫破裂、死胎，均采取剖宫产分娩。

3. 预防产后出血与感染

（1）胎位异常尽量少做不必要阴道检查、肛门检查。

（2）分娩中按医嘱静脉输液，在胎肩娩出后给予宫缩剂 20U 静脉滴注。

（3）严格消毒后进行各项无菌操作。

（4）产程长、破膜超过 12 小时，按医嘱使用抗生素。

（5）保持外阴清洁，外阴擦洗每日 2 次，给予消毒外阴垫。

（6）产后测体温、脉搏，注意宫缩、阴道流血、恶露、伤口情况。

（四）心理护理

1. 讲解产程进展情况，告知胎位异常原因及分娩结果，耐心解释产妇及家属疑问，保持稳定情绪、配合治疗和护理。

2. 多陪伴产妇，用各种方式表示对产妇的支持和鼓励，使产妇对分娩有信心。

（五）健康指导

1. 定期产前检查，发现胎位异常及时纠正。若不能纠正，注意控制体重，以免胎儿发育过大，影响分娩。

2. 产后给予营养饮食，高蛋白、高维生素、高热量易消化饮食，帮助产妇制定营养膳食以促进身体康复。

3. 产后逐渐下床活动，及时排尿，告知正常恶露性状及伤口愈合良好的表现。

4. 出院后定期复查，发现异常及时就诊。

二、胎儿发育异常

【概述】

胎儿发育异常主要包括巨大胎儿（胎儿体重≥4000g）、脑积水、连体胎儿、无脑儿等。连体胎儿、巨大儿足月妊娠并头盆不称应择期剖宫产；无脑儿、脑积水一经确诊，尽早引产。

【护理】

一、护理评估

（一）病史

了解患者的孕产史及发病原因。询问有无巨大胎儿的分娩史、遗传病史、孕期营养状况、是否超过预产期，有无隐性糖尿病或糖尿病史等。

（二）身体状况

宫高、腹围较一般大，巨大儿宫内胎体充实，注意与多胎鉴别。畸形儿多合并羊水过多。

（三）心理状况

患者往往担心难产或手术、胎儿健康问题及预后等而导致情绪低落，甚至自卑心理等。

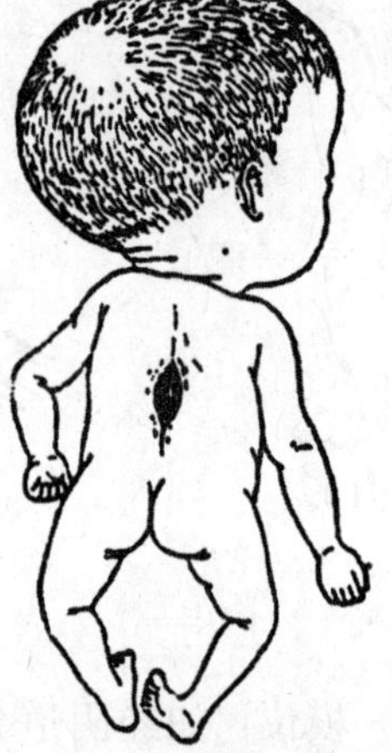

图 7-12　脑积水并脊柱裂

（四）辅助检查

B 超检查：巨大儿双顶径＞10cm，股骨长度≥8.0cm；无脑儿无圆形颅骨光环，无双顶径波；脑积水儿双顶径＞11cm，颅内大量液性暗区，胎头周径＞腹围径（图 7-12）。

二、护理措施

配合医生做好相应术前准备；术后护理主要防治产后出血和感染。若胎儿死亡，做好产妇心理工作，给予心理支持和信息支持。

小　结

产力、产道、胎儿和产妇的心理状态四个因素有任何一个或一个以上因素发生异常，或这些因素间不能相互适应，都将使分娩过程受阻，形成异常分娩，给母儿造成严重危害。子宫收缩乏力是临床最常见的产力异常类型，其病因复杂。导致难产往往由多个因素引起，应全面分析。学会区分协调性宫缩乏力与不协调宫缩乏力。通过产科检查、腹部检查、听诊胎心音结合 B 超判断胎儿情况。臀位是最常见的异常胎位，妊娠期应及时纠正，掌握纠正胎位的方法。过度焦虑与恐惧也可导致难产，是影响分娩不可忽视的因素。

自测题

一、A1 型题

1. 滞产是总产程
   A. 超过 12 小时
   B. 超过 24 小时
   C. 超过 25 小时
   D. 超过 2 小时
   E. 超过 20 小时

2. 协调性子宫收缩乏力是
A. 子宫收缩无节律性
B. 子宫收缩无对称性
C. 子宫收缩无极性
D. 子宫收缩间歇短
E. 子宫收缩特性存在，但收缩力弱

3. 在护理评估中，扁平骨盆的骶耻外径应小于
A. 16cm
B. 17cm
C. 18cm
D. 19cm
E. 20cm

4. 关于急产的描述不正确的是
A. 产程中产妇持续腹痛、烦躁
B. 产程中产妇子宫体始终不硬，皮囊感
C. 产道无梗阻时，协调性宫缩过强所致
D. 总产程不超过 3 小时者
E. 多见于经产妇

5. 致宫缩乏力的最常见原因是
A. 头盆不称或胎位异常
B. 子宫发育异常
C. 35 岁以上高龄初产妇，精神过度紧张
D. 产妇体内雌激素、乙酰胆碱等分泌不足，孕激素下降缓慢
E. 第一产程后期过早使用腹压或膀胱充盈影响胎先露下降

6. 与导致臀位的因素无关的是
A. 羊水过多
B. 羊水过少
C. 前置胎盘
D. 子宫收缩乏力
E. 胎头衔接受阻

7. 妊娠 25 周，发现该孕妇为臀位，应采取的措施是
A. 胸膝卧位
B. 艾灸至阴穴位
C. 外倒转术
D. 等待 4 周后复查再处理
E. 中药转胎位

8. 难产最基本的临床表现是
A. 胎儿窘迫
B. 胎膜早破
C. 产程延长
D. 会阴裂伤
E. 新生儿损伤

9. 巨大儿是指胎儿出生体重达到或超过
A. 5500g
B. 5000g
C. 4500g
D. 4000g
E. 3500g

10. 加强宫缩的方法中需要专人监护的是
A. 人工破膜
B. 针刺穴位
C. 刺激乳头
D. 缩宫素静滴
E. 嘱产妇排空膀胱

二、A2 型题

11. 某妇女，身高 150cm，足月妊娠，骨盆入口相对狭窄，胎儿估计体重 2000g，产力好，目前应
A. 先试产 2～4 小时

B. 立即行剖宫产
C. 不应试产
D. 监护胎心，胎心正常行剖宫产
E. 作术前准备

12. 26 岁初孕妇，妊娠 38 周，自诉肋下有块状物。腹部检查：子宫呈纵椭圆形，胎先露部软且不规则，胎心在脐上偏右听得最清楚，考虑胎先露是
A. 肩先露
B. 臀先露
C. 头先露
D. 枕先露
E. 面先露

三、**B 型题**

（13～15 题共用备选答案）
A. 总产程少于 3 小时者
B. 总产程超过 24 小时
C. 宫口开大 3cm 至宫口开全超过 8 小时者
D. 宫口开全后初产妇超过 2 小时，经产妇超过 1 小时尚未分娩者
E. 从临产至宫口扩张 3cm，超过 16 小时者

13. 滞产是指
14. 第二产程延长是指
15. 急产是指

（朱梦照）

第八章　分娩期并发症妇女的护理

学习目标

1. 掌握胎膜早破、脐带脱垂、子宫破裂、产后出血的概念；胎膜早破、产后出血的身体状况评估及护理措施。
2. 熟悉子宫先兆破裂和子宫破裂、羊水栓塞的身体状况评估；治疗原则和急救护理。
3. 了解上述分娩期并发症妇女的健康史、辅助检查及心理状况评估。

第一节　胎膜早破与脐带脱垂

案例

患者，24 岁。孕 2 产 0，停经 40 周。阴道流水 2 小时，伴不规则腹痛 1 小时入院。无阴道流血史，无头晕、眼花等不适。入院当日晨 6 时阴道流液，量中等，约 1 小时后开始有不规则腹痛，8 时急诊入院。近期精神、饮食、睡眠均好，小便通畅，大便正常，近两周无性生活，无异常白带。

思考：请说出患者发生了什么情况？应采取哪些护理措施？

【概述】

胎膜于临产前破裂者，称为胎膜早破。胎膜破裂后常会引发宫缩，导致早产；如先露衔接不良，可发生脐带脱垂；破膜时间长可引起宫内感染。胎膜早破是早产和围生儿死亡的常见原因之一。

胎膜破裂后，脐带脱出于阴道或外阴部，称脐带脱垂（图 8－1）。若胎膜未破，脐带位于先露部前方或一侧，称为脐带先露（又称隐性脐带脱垂）。

治疗原则：胎膜早破者临床处理应根据孕周和胎儿情况而定。如距离预产期尚远，应严密观察，延长孕期；若近足月，又无头盆不称、胎位异常和脐带脱垂等，可等待自然临产，如观察 24 小时，仍无宫缩，应给予引产；如有感染，不论胎龄大小，均应及时终止妊娠。

脐带脱垂者，如有脐带搏动，说明胎儿存活，应立即行手术结束分娩；如胎儿已死亡，可等待自然分娩。

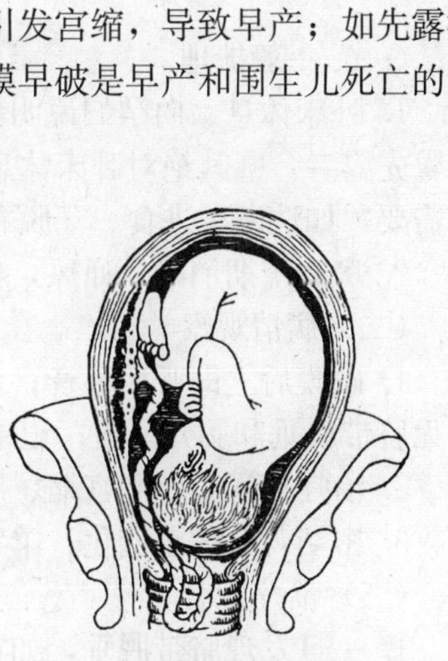

图 8－1　脐带脱垂

【护理】

一、护理评估

（一）病史

1. 生殖道病原微生物上行性感染、羊膜腔压力增高、胎先露高浮、营养因素、宫颈内口松弛等是诱发胎膜早破和脐带脱垂的常见原因。

2. 确定妊娠周数、阴道流液发生的时间和流液量。

3. 有否腹痛及阴道流血，胎动有无过频或减少。

（二）身体状况见表 8－1。

表 8－1　胎膜早破与脐带脱垂的临床表现

	胎膜早破	脐带脱垂
症状	孕妇自觉突然有液体自阴道流出，时多时少，断断续续，咳嗽或用力时明显	有胎心率改变，如加快、减慢或不规则，变换体位或抬高臀部后可缓解
体征	肛诊检查触不到羊膜囊，上推先露部见有液体流出，流液中混有胎脂	未破膜时，行肛诊检查，可触及搏动的条索状物，若已破膜，阴道检查能触及或看到脐带

（三）心理状况

胎膜早破使孕妇及家属感到焦虑不安；脐带脱垂时，医护人员的紧急处理，会使产妇及家属感到情况危急，担心孩子的安危。

（四）辅助检查

1. 阴道流液 pH 测定　若阴道液 pH≥6.5 时，提示胎膜破裂。

2. 阴道液涂片检查　可见羊齿植物状结晶，或涂片染色后见胎儿上皮细胞、毳毛及脂肪小滴，均可提示为羊水。

3. 胎儿电子监护　监测胎心等，判断有无脐带受压情况。

4. 羊膜镜检查　可以直视胎儿先露部，看不到前羊水囊，即可诊断为胎膜早破。

二、护理措施

（一）一般护理

1. 卧床休息　向孕妇说明为了防止脐带脱垂应该卧床，取得患者的合作；先露未衔接或臀先露者，嘱其绝对卧床休息，必要时抬高床尾或取头低臀高位；加强巡视，满足患者生活需要，如洗漱、进食、穿脱衣服、大小便等。

2. 房间定期消毒、通风，保持空气新鲜。

（二）病情观察

1. 破膜后立即听胎心音；观察流出的羊水性状和量，检查胎位及先露高低，特别注意有无脐带脱垂和胎儿窘迫；记录破膜时间。

2. 治疗期间应监测宫缩、胎心、羊水等情况。嘱患者自数胎动，发现异常报告医生。

3. 密切观察体温变化、羊水性状及气味；定期检测血常规，及时发现感染征象。

（三）治疗配合

1. 一旦发现脐带脱垂，如宫口已开全，先露较低，应协助立即接产，争取数分钟内娩出胎儿。如宫口未开全，应立即让产妇取头低臀高位，必要时戴无菌手套，一手置阴道内上推先露部，并做好剖宫产及抢救新生儿窒息的准备。

2. 做好外阴护理，用1∶15碘伏液每日擦洗2次。指导患者使用消毒纸垫并及时更换，勤换内衣裤，便后清洁外阴。

3. 若发生羊膜炎，协助医生及早结束分娩。

（四）心理护理

1. 引导孕妇说出其担忧的问题和心理感受，并给予安慰；向孕妇及家属说明目前的病情及所采取的治疗护理措施的目的。

2. 在紧急处理时，护理人员应保持镇静，并安慰产妇，以减轻其紧张、恐惧心理，使其配合处理。

（五）健康指导

1. 指导孕妇妊娠期注意营养、卫生；胎位不正者及时纠正；妊娠最后1月禁性生活，防止劳累、过度使用腹压、腹部受冲撞。

2. 告知孕妇一旦破膜应立即平卧，并抬高臀部，禁止直立行走，尽快去医院就诊。

第二节　子宫破裂

案例

患女，31岁，孕40周，孕2产1，有剖宫产史。于2004年2月7日23时50分由急诊平车送入院。入院时患者神志模糊，面色苍白，烦躁不安，周身粘满呕吐物，四肢冰凉，呼吸急促24～28次/分，脉搏细弱，血压测不到，心率126次/分。查体：下腹部有一瘢痕，宫底摸不清，胎心音未闻及，腹壁下触及胎头有浮球感，腹型似青蛙腹，阴道无流水及出血。拟“子宫破裂、出血性休克”。

思考：为了预防子宫破裂，观察产程进展时应注意什么？如何做好急救配合？

【概述】

子宫体部或子宫下段于分娩期或妊娠晚期发生破裂，称为子宫破裂。如不及时处理，常引起母儿死亡，是产科中极为严重的并发症。近年来，随着计划生育和围生保健工作的加强，其发生率已明显下降。

子宫破裂多发生于分娩期，按发生的原因分为自然破裂和损伤破裂；按发生的时间分为妊娠期破裂和分娩期破裂；按破裂程度分为完全破裂和不完全破裂；按破裂的部位可分为子宫体部破裂和子宫下段破裂。

治疗原则：先兆子宫破裂者，以抑制宫缩，同时尽快行剖宫产术为原则。若子宫已破裂，应在抢救休克的同时迅速手术，取出胎儿及附属物，并根据情况，进行子宫修补术或子宫切除术。术后给予抗生素控制感染。

【护理】

一、护理评估

（一）病史

1. 了解发生子宫破裂的原因　如胎先露下降受阻、子宫本身病变、手术损伤、缩宫素使用不当等。

2. 孕产史　腹痛时间、性质、部位，伴随症状如恶心、呕吐、阴道流血、昏厥等，是否有胎动。

（二）身体状况

观察面色、神志、腹部形状、有否病理性缩复环、宫缩强度、阴道出血量；测生命体征，检查子宫轮廓、胎位，子宫压痛、反跳痛的位置及程度，注意胎心音的情况。

1. 先兆子宫破裂　子宫外形呈葫芦状（图 8－2），产妇腹痛难忍、烦躁不安、呼叫不已。子宫下段压痛明显，胎心改变，并可有血尿。此时如不及时处理，可发生子宫破裂。

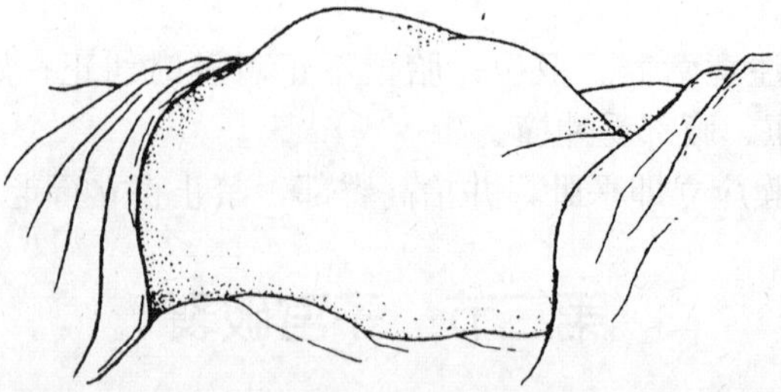

图 8－2　先兆子宫破裂的腹部外观

2. 子宫破裂　产妇突感腹部撕裂样剧痛，随之宫缩消失，疼痛暂时缓解，但很快进入休克状态。同时，胎动停止、胎心音消失、宫口回缩。由于血液、羊水、胎儿的刺激，使全腹有压痛、反跳痛及肌紧张，移动性浊音（+）。若子宫不完全破裂，症状、体征可不典型。

（三）心理状况

产妇因剧烈的腹痛和休克症状，会有一种不祥的预兆，产生恐惧心理；若胎儿死亡或子宫切除会使产妇产生悲伤、失望、内疚的情绪。

（四）辅助检查

1. B超检查　仅用于可疑子宫破裂的病例，了解胎儿与子宫破裂的位置关系。

2. 实验室检查　血尿常规检查，血红蛋白值下降，肉眼血尿或镜下血尿。

二、护理措施

（一）一般护理

1. 卧床休息　如发生子宫破裂，应取中凹位或平卧位，并给予吸氧、保暖。

2. 给予吸氧、建立静脉通路，以缓解胎儿窘迫并预防休克。

（二）病情观察

1. 观察宫缩和腹部形状，及时发现先兆子宫破裂的征象，若静脉点滴缩宫素者应立即停止，同时报告医生。

2. 术前及术后密切观察患者血压、脉搏、呼吸、意识、阴道流血等情况，并记录。

（三）治疗配合

1. 遵医嘱给予抑制宫缩药物，同时做好术前准备。

2. 对患者的疼痛感受表示理解，并解释采取的治疗、护理措施，指导其做深呼吸。允许家属陪伴，从精神上减轻患者对疼痛的敏感性。

3. 遵医嘱输液、给药，纠正休克的同时尽快做好术前准备。

（四）心理护理

对于胎儿死亡或子宫切除的患者及家属所表现的悲伤、怨恨等情绪，应表示同情和理解，并帮助他们尽快从悲伤中解脱出来，树立生活的信心。

（五）健康指导

1. 加强产前检查，对胎位不正者应尽早矫正；近足月时，若存在头盆不称、胎位不正等可造成梗阻性难产的因素或有子宫手术史者，应让其提前住院。

2. 子宫破裂多发生于经产妇及多次刮宫的妇女，因此要宣传计划生育对妇女健康的重要性。

3. 对子宫破裂行子宫修补术的患者，若无子女，应指导其避孕 4 年后再怀孕，避孕方法可选用药物或避孕套。

第三节　产后出血

案例

患者吴某，32 岁，已婚，孕 1 产 0，因宫内妊娠 39 周，阴道流液 1 小时入院。入院后 24 小时因未出现宫缩，故给予缩宫素静脉滴注引产成功。并在会阴侧切术下顺产一男活婴，体重 4000g，身长 53cm，Apgar 评分 10 分。5 分钟后胎盘自然剥离，查胎盘胎膜完整。随后阴道出现大量出血伴血块形成，色鲜红，共计 800ml。产妇呈贫血貌，给予宫缩剂促进子宫收缩，子宫收缩好，宫底平脐，但阴道鲜血仍呈喷流状。行阴道检查：宫颈 4 点位有 3cm 长裂伤，有活动性出血，阴道侧切伤口未见明显延伸。

思考：该患者出现了什么情况？应采取哪些相应的护理措施？

【概述】

胎儿娩出后 24 小时内，阴道出血量超过 500ml 者，称为产后出血。多发生在产后 2 小时内，目前居我国产妇死亡原因之首位。

治疗原则：立即查明病因，迅速止血、扩容纠正失血性休克及防治感染。

【护理】

一、护理评估

（一）病史

1. 了解引起产后出血的原因。子宫收缩乏力为最常见的原因，占产后出血总数的 70%～80%，其次为胎盘因素（胎盘剥离不全、胎盘剥离后滞留、胎盘或胎膜残留、胎盘粘连、胎盘植入）和软产道损伤，凝血功能障碍较少见。

2. 收集产妇有关病史，如有无贫血、妊娠期高血压疾病、双胎、巨大儿、胎盘早期剥离、重症肝炎等，有无产程延长、过量应用镇静剂等。

（二）身体状况

胎儿娩出后有多量阴道流血、伴或不伴有失血性休克。病因不同其出血时间、性质也不同。

1. 不同原因产后出血的临床表现特点见表 8－2。

表 8-2　产后出血的临床表现特点

时间	原因	临床表现
胎盘娩出前出血	软产道损伤	胎儿娩出后或娩出过程中即有活动性、鲜红色血液自阴道流出
	胎盘滞留	间歇性流出暗红色血，宫缩时出血停止而松弛时量增多
胎盘娩出后出血	产后宫缩乏力	检查胎盘、胎膜无缺损，腹部触摸宫体柔软，出血呈间歇性，经按摩宫缩好转，而出血明显减少
	凝血功能障碍	出血不凝或伴有注射部位出血、鼻出血及其他部位出血；确诊需借助实验室检查判断

2. 会阴裂伤的分度（表 8-3，图 8-3）

表 8-3　会阴裂伤的分度

分度	表现
Ⅰ度	会阴皮肤及阴道入口黏膜撕裂
Ⅱ度	裂伤已达会阴体筋膜及肌层
Ⅲ度	肛门外括约肌撕裂，直肠黏膜尚完整
Ⅳ度	肛门、直肠和阴道完全贯通

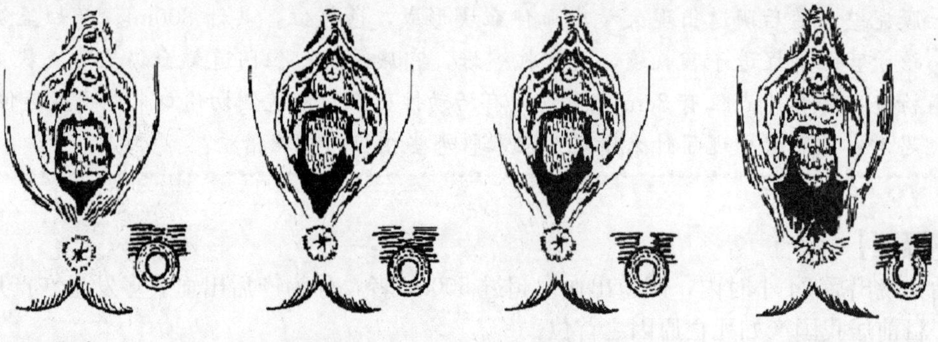

Ⅰ度　Ⅱ度　Ⅲ度　Ⅳ度

图 8-3　会阴裂伤分度

3. 隐性出血　阴道外出血少，但血液积在阴道或宫腔内，此时宫底不断升高且柔软，推压宫底时，有大量血块和血液从阴道涌出，为宫腔内积血。

4. 失血性休克表现　休克症状取决于出血量、速度及产妇身体素质。休克前常表现为眩晕、口渴、恶心、呕吐、打哈欠和烦躁不安，随之出现面色苍白、出冷汗、脉搏细数、胸闷、呼吸急促、血压下降等。

（三）心理状况

由于产后出血，产妇及其家属多感到紧张和恐惧，担心产妇的生命安全。同时，因对医院环境和医疗技术条件不熟悉，对治疗和身体康复感到忧虑。

（四）辅助检查

检查血常规、血型及凝血功能等。

二、护理措施

（一）一般护理

1. 保持环境清洁，注意室内通风及消毒。

2. 让产妇取平卧位，保暖、给氧。立即建立静脉通路，按医嘱输液、输血、纠正酸中毒，备好急救物品及药品，记录出入量等。

3. 监测体温变化，每日测体温 4 次。

4. 加强外阴部清洁消毒护理。

（二）病情观察

1. 监测产妇的面色、血压、脉搏、呼吸、宫缩及阴道流血情况。检查宫底高度和硬度，避免膀胱充盈而影响宫缩。发现产妇有休克征兆时立即报告医生。

2. 观察恶露有无异常，并定时送检血化验，发现异常报告医生。

（三）治疗配合

1. 协助医生迅速止血

（1）宫缩乏力性出血：迅速有效的止血方法是加强宫缩。可腹壁按摩子宫或腹壁-阴道双手压迫按摩子宫（图 8-4）、应用宫缩剂、宫腔内填塞纱条（图 8-5）；止血无效经阴道行子宫动脉结扎或次全子宫切除术。

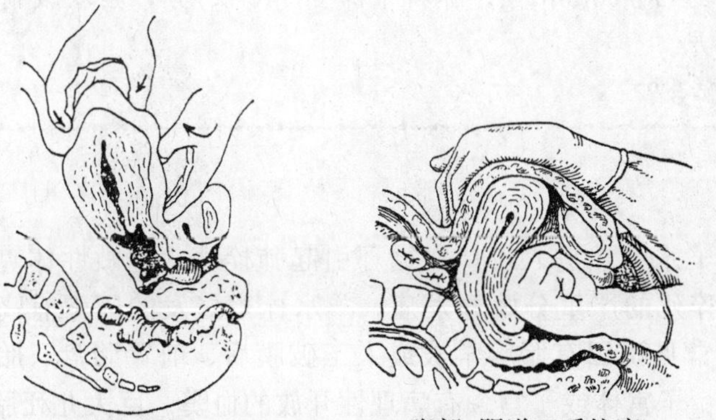

腹壁按摩　　腹部-阴道双手按摩

图 8-4　按摩子宫法

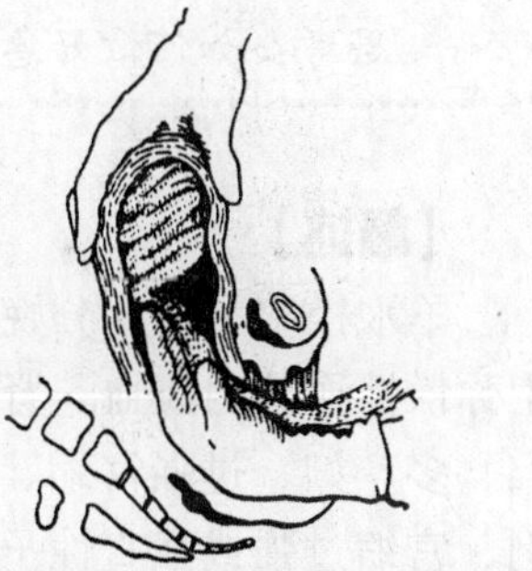

图 8-5　宫腔填塞纱条

（2）胎盘因素：胎盘、胎膜残留，用刮匙刮取宫内残留物；胎盘嵌顿，排空膀胱协助胎盘娩出或使用乙醚麻醉，松解狭窄环后用手取出；胎盘粘连，则在无菌操作下徒手剥离胎盘娩出；植入性胎盘不能分离者，进行子宫次全切除。

（3）软产道损伤：协助医生查明解剖关系，暴露裂伤部位，及时缝合伤口，防止产生血肿。

（4）凝血功能障碍：原则是去除病因，纠正休克，使用药物改善凝血功能，输新鲜血液。积极做好抗休克及纠正酸中毒等抢救的准备。

2. 在止血抢救操作过程中（如人工剥离胎盘、宫腔内填塞纱条等）应严格执行无菌技术，防止细菌侵入生殖道。

（四）心理护理

缓解恐惧心理，陪伴在产妇身旁，解释出血的原因及各项治疗操作，并给予同情和鼓励，以增加安全感。参与抢救时，护士应冷静、敏捷，积极配合医生采取各种有效的治疗措施。

（五）健康指导

1. 对有产后出血危险的孕产妇需尽早做好准备工作。

2. 告知产妇产后子宫复旧及恶露变化等知识，发现异常应及时就诊。

3. 为产妇制定出院后膳食计划，以保证充足的营养。嘱产妇多休息，保持心情舒畅，并逐渐过渡下床活动。

4. 指导产妇遵医嘱服药。

第四节　羊水栓塞

案例

患者，29 岁，平日身体健康，在怀孕 286 天时住入一家医院待产。当天下午剖宫产出一名男婴。在缝合子宫时，产妇突然出现面色苍白、胸闷、呼吸急促、烦躁不安等症状，血压突然下降，最低达 70/40mmHg，脉搏加快，最高达 120 次/分。情况危急。医生当即考虑其为“羊水栓塞”，立即给予地塞米松 10mg，同时开放静脉通道快速补液、正压给氧、升压药物等以后，无明显好转，追加地塞米松 20mg，10 分钟后治疗起效，患者血压逐渐上升达 90/60mmHg，脉搏下降至 100 次/分，症状较前好转。术后送入 ICU 加强监护治疗。

思考：如何做好急救护理配合？

【概述】

羊水栓塞是指在分娩过程中羊水突然进入母体血循环引起肺栓塞、过敏性休克和发生弥散性血管内凝血、肾衰竭或猝死的严重分娩并发症。羊水栓塞好发的因素有高龄产妇、多产妇、过强宫缩、急产。常见诱因有胎膜早破或人工破膜后、前置胎盘、胎盘早剥、宫缩过强或强直性子宫收缩、子宫体或子宫颈有病理性开放的血窦、巨大儿死胎等。

羊水栓塞患者发病突然，一般在破膜后，产程后期或分娩刚结束时，极少数患者可以发生在临产前、妊娠中期手术时或产后 24 小时以后，以及剖宫产术过程中。临床经过可分为急性休克期、出血期、急性肾衰竭期三个阶段。

【护理】

一、护理评估

（一）病史

了解患者的孕产史，评估与发生羊水栓塞有关的各种诱因。

（二）身体状况

急性休克期发生在产程中，多于第一产程末、第二产程宫缩较强时，或分娩前后的短时间内，尤其在刚破膜后不久，突发寒战、呛咳、气急、呕吐等前驱症状，继之出现呼吸困难、抽搐、发绀、昏迷，迅速进入休克状况；出血期表现为凝血功能障碍，有出血倾向，出现产后大出血、血不凝，伤口及针孔出血，皮肤、胃肠及肾出血等；更有严重者，没有先兆症状，产妇窒息样惊叫一声或打一哈欠，即进入昏迷状态，血压下降或消失。

（三）心理状况

由于疾病进展较快，患者尤其家属可表现为惊惶失措、恐惧等，甚至出现悲哀情绪。

（四）辅助检查

1. 实验室检查　痰液涂片可查到羊水内容物，DIC 各项血液检查指标可呈阳性。

2. 心电图　提示右侧房室扩大。

3. X 线床边摄片　可见肺部双侧弥漫性点状、片状浸润影，沿肺门周围分布。

二、护理措施

原则上是抢救在先，观察护理在后。

（一）羊水栓塞急救的护理配合

立即就地抢救：取半卧位，保暖，避免搬动患者。快速建立有效的静脉通路，使用静脉留置针，并接上三通管，至少建立 3 条静脉通路，确保快速输入药物及各种抢救药品，减少反复穿刺机会，减轻患者痛苦，为挽救患者生命赢得宝贵的时间。

1. 纠正呼吸、循环衰竭　主要是纠正缺氧、解除肺动脉高压、防止心力衰竭。

2. 抗过敏　及早使用大量抗过敏药物。

3. 抗休克　纠正休克可以在补充血容量的同时，考虑使用一些升压药和积极纠正酸中毒。

4. 防治出血和继发性纤溶　DIC 阶段应早期抗凝，补充凝血因子，应用肝素；晚期抗纤溶同时也补充凝血因子，防止大出血。

5. 防止肾衰竭　少尿或无尿阶段要及时应用利尿剂，预防与治疗肾衰竭。

羊水栓塞患者在经过抢救度过急性休克或出血期后，常会发生肾损害。如休克期后血压已经回升，循环血容量已补足后，仍出现少尿，可以考虑使用利尿剂，如呋塞米、甘露醇等，若尿量仍不增加，应及早按照肾衰竭处理，积极抢救患者生命。

（二）病情观察

应密切观察体温、脉搏、呼吸、血压、神志、子宫收缩情况、出血量、流出血液是否凝固等。专人护理发现异常及时通知医师予以处理；持续心电监护、严密观察各项监测指标的变化；做好各种导管的护理；准确记录出入量，严密观察产妇尿的颜色、性质和量的变化，发现异常，如呈茶色，要考虑有血红蛋白尿，立即报告医生，以便及早发现肾衰竭。

（三）产科处理

原则上应先改善产妇呼吸、循环功能，纠正凝血功能障碍，待病情稳定后立即结束分娩。发生羊水栓塞时如正在滴注缩宫素应立即停止。同时严密监测患者的生命体征变化，记录出入量。

（四）提供心理支持

如患者神志清醒，应给予鼓励，使其增强信心并相信自己的病情会得到控制。对于家属的恐惧情绪表示理解和安慰，适当的时候允许家属陪伴患者，向家属介绍患者病情的严重性，以取得配合。待患者病情稳定后共同制订康复计划，针对其具体情况提供健康教育与出院指导。

（五）羊水栓塞的预防

加强产前检查，如有前置胎盘、胎盘早剥等并发症时，应提高警惕，争取极早发现与诊断，及时抢救以减少栓塞的死亡率；严密观察产程进展，正确掌握缩宫素的使用方法，防止宫缩过强；严格掌握破膜时间和方法。

小　结

胎膜早破是产科的常见分娩期并发症，可导致早产、脐带脱垂、感染等，临床护士要做好胎膜早破和脐带脱垂的防治措施，并对孕妇进行健康教育。

子宫破裂是直接威胁产妇及胎儿生命的产科严重并发症，但随着孕产期系统保健管理体系的完善，其发病率已明显降低，因此该病是可避免和预防的，临床护士必须掌握其病因和预防措施，严密观察产程，及时发现子宫破裂的先兆。如遇子宫破裂，要临危不乱，及时准确地做好急救护理工作。

产后出血居产妇四大死亡原因之首位，还可引起后期并发症。各种原因引起的出血特点不同，处理也不同，临床护士必须掌握产后出血的表现特点，及时发现原因并切实做好止血、防治休克、预防感染和心理护理等措施。

羊水栓塞并发DIC是产科严重的并发症，一旦发病，迅速危及产妇生命，护士应密切观察其神志、生命体征、宫缩情况、出血量及血液是否凝固等，发现异常及时通知医生并配合抢救。

自测题

一、A1型题

1. 关于产后出血的诊断检查，下列正确的是
   A. 评估产后出血量
   B. 监测生命体征，测血压15～30分钟
   C. 腹部检查
   D. 胎盘检查
   E. 以上都对

2. 关于子宫破裂的描述，错误的是
   A. 多发于经产妇
   B. 血尿
   C. 全腹部压痛、反跳痛
   D. 胎儿进入腹腔后，胎心听得更清楚了
   E. 子宫破裂后，应积极做好手术准备

3. 关于子宫破裂的原因，正确的描述是
   A. 胎先露下降受阻
   B. 子宫壁有瘢痕
   C. 过多使用宫缩剂
   D. 手术创伤
   E. 以上都对

4. 胎膜早破是指
   A. 胎膜在临产前破裂
   B. 胎膜在潜伏期破裂

C. 胎膜破裂发生在活跃期
D. 胎膜破裂发生在第一产程末
E. 胎膜破裂发生在第二产程末

5. 分娩期产妇一旦发现子宫先兆破裂，首选的措施是
A. 抗休克，静脉输液、输血
B. 停止一切操作，抑制宫缩
C. 行阴道助产，尽快结束分娩
D. 大量抗生素预防感染
E. 以上全正确

6. 产后出血是指
A. 胎盘娩出后 24 小时内出血达 500ml
B. 胎儿娩出后 24 小时内出血达 500ml
C. 产后 10 天内出血达 500ml
D. 产后 2 周内出血达 500ml
E. 产褥期出血 500ml

7. 产后出血最常见的原因是
A. 软产道损伤
B. 胎盘残留
C. 子宫收缩乏力
D. 弥漫性血管内凝血
E. 胎盘嵌顿

8. 产后出血的处理原则
A. 止血、扩容、抗休克、抗感染
B. 输血、抗凝、抗感染、抗休克
C. 纠酸、扩容、抗感染
D. 切除子宫、扩容、抗感染
E. 病情观察、不予处理

二、A2 型题

9. 患者 34 岁，妊娠足月临产，滞产，胎儿胎盘娩出后，出现间歇性阴道出血，量较多。检查子宫体柔软。其出血原因最大可能是
A. 软产道损伤
B. 胎盘剥离不全
C. 子宫收缩乏力
D. 凝血功能障碍
E. 子宫破裂

10. 初产妇，孕 40 周，产程进展 24 小时，宫口开大 4cm，肌注催产素 10 单位，宫缩持续不缓解，胎心 100 次/分，脐上有压痛，腹部有一环状凹陷，应考虑为
A. 胎盘早剥
B. 先兆子宫破裂
C. 高张性宫缩乏力
D. 子宫收缩过强
E. 痉挛性子宫

11. 张女士，第一胎，足月顺产，当胎儿娩出后，随即有阴道出血约 500ml，血液呈鲜红色，很快凝集成血块，此时胎盘尚未娩出，根据上述情况，考虑出血原因最大可能是
A. 宫缩乏力
B. 软产道损伤
C. 胎盘滞留
D. 胎盘残留
E. 凝血功能障碍

三、A3 型题

（12～13 题共用题干）

初产妇，25 岁，孕足月出现规律性宫缩，1 小时后来院，由于宫缩过强，立即将产妇放在产床上，未来得及消毒及保护会阴，胎儿急速娩出，正处理婴儿时，见阴道有较多血流出。腹部检查见子宫收缩良好。

12. 如果采取以下哪项措施，可以预防产后出血
   A. 胎儿娩出后肌内注射催产素
   B. 胎肩娩出后，立即肌内注射催产素
   C. 胎儿娩出后，迅速徒手取出胎盘
   D. 注意保护会阴
   E. 胎头娩出后，即可给予催产素，加强宫缩

13. 此产妇于胎盘娩出后，持续阴道出血，检查发现胎盘不完整，那么首选的措施为
   A. 按摩子宫，止住出血
   B. 按摩子宫，同时肌内注射宫缩素
   C. 监测生命体征，注意观察尿量
   D. 宫腔探查
   E. 阴道内填塞纱布止血

（林　珊）

第九章 胎儿窘迫及新生儿窒息的护理

学习目标

1. 掌握胎儿窘迫、新生儿窒息的概念；胎儿窘迫及新生儿窒息的护理评估及护理措施。
2. 熟悉胎儿窘迫和新生儿窒息的防治措施，以降低新生儿死亡率和缺血缺氧性脑病的发生率。

第一节 胎儿窘迫

案例

王女士，30 岁，初产妇。39^{+5} 周临产 10 小时，宫缩正常，胎心音增快，181 次/分，肛查：宫口开大 5cm，胎先露胎头平坐骨棘，行人工破膜后，发现羊水呈黄绿色，混有胎粪。

思考：①该产妇出现了什么情况？②如何配合医生对产妇进行处理？

【概述】

胎儿窘迫是指胎儿在宫内因缺氧和酸中毒危及胎儿健康和生命的综合症状。发病率为 2.7%～38.5%。

治疗原则：左侧卧位、吸氧，迅速查明病因，尽快结束分娩。

【护理】

一、护理评估

(一) 病史

任何阻碍胎儿的血氧交换的因素都可导致胎儿宫内窘迫，主要有：

1. 母体因素 母体血氧含量不足是主要的原因。
2. 胎盘、脐带因素。
3. 胎儿因素 如严重的先天性心血管疾病和颅内出血、胎儿畸形等。
4. 分娩过程异常 如产程延长、急产、不协调子宫收缩等。

（二）身体状况

1. 急性胎儿窘迫　多数发生在分娩过程中。

（1）胎心率的改变：正常胎心率为120～160次/分，规律。胎心率异常是急性胎儿窘迫最重要的临床征象。缺氧的早期，胎心率在无宫缩时加快，胎心率＞160次/分；缺氧严重时＜120次/分，尤其是＜100次/分，是胎儿缺氧的危险征象。

胎心率异常时，不能只凭一次听诊而确定，应在改变体位后再仔细检查听诊，或用胎心监护仪连续监测，并详细分析原因。

（2）胎动改变：孕妇对胎动的感受，可作为判断胎儿宫内状况的指标之一。缺氧早期所致的挣扎状态，表现胎动频繁，随着缺氧程度的加重，胎动减弱、次数减少，直至胎动完全消失。一般胎动消失后24～48小时胎心音消失。

（3）胎粪污染羊水：正常分娩晚期，羊水为白色半透明状液体，含有胎脂及毳毛等有形成分。当胎儿缺氧时，引起迷走神经兴奋，肛门括约肌松弛，使胎粪排入羊水中而污染羊水。根据羊水污染的程度可分为3度（表9-1）。

2. 慢性胎儿窘迫　多发生于妊娠晚期，常延至临产后加重。仅表现为胎动减少，而胎心音变化不明显。胎动异常是慢性胎儿窘迫最早的信号。

表9-1　羊水污染分度

分度	特征	说明
Ⅰ度	浅绿色，质薄	
Ⅱ度	深绿色或者黄绿色，质厚，有时可有胎粪	常见于胎儿急性缺氧
Ⅲ度	呈棕黄色，呈糊状，常可见胎粪	提示缺氧严重

（三）心理状况

因胎儿宫内缺氧，孕产妇及家人担心胎儿生命安全，产生紧张、焦虑；对需要手术结束分娩产生犹豫及无助感。

（四）辅助检查

1. 胎心音听诊　胎心音＞160次/分或＜120次/分。

2. 电子胎心监护。

3. 胎盘功能检查　妊娠晚期连续多次测定尿E_3＜10mg/24h或急剧减少30%～40%。

4. 胎儿头皮血pH测定　若pH＜7.2提示胎儿严重酸中毒。

5. 羊膜镜检查　了解胎粪污染羊水的程度。

二、护理措施

（一）一般护理

1. 保持环境清洁，注意室内通风及消毒。

2. 嘱产妇左侧卧位，给予面罩间断吸氧，吸100%纯氧，30分/次，间隔5分。

（二）病情观察

严密监测胎儿情况　每10～15分钟听胎心一次或进行胎心监护，发现异常立即报告医生。慢性胎儿窘迫进行胎动计数、监测胎盘功能及胎心音。

（三）治疗配合

1. 急性胎儿窘迫应做好阴道助产手术及剖宫产手术准备，协助医生尽快结束分娩。同时做好抢救新生儿窒息的准备（包括人员、设施、氧气及药物等）。

2. 慢性胎儿窘迫　针对病因视孕周、胎儿成熟度和缺氧严重程度决定处理方案。

（1）若胎儿未足月，指导孕妇采取左侧卧位，间断吸氧，每日 2～3 次，每次 30 分钟。积极治疗各种合并症和并发症，密切监护病情变化，促进胎肺成熟，延长妊娠周数。

（2）若胎儿已接近足月，胎儿情况难以改善，估计胎儿娩出后生存机会极大，应考虑剖宫产。

（四）心理护理

1. 向孕产妇提供相关信息，耐心解释胎儿目前情况、产程进展、治疗措施、预期结果，以减轻其焦虑并积极配合治疗。

2. 对胎儿不幸死亡的夫妇，护士或家人多陪伴他们，勿让他们独处；鼓励他们诉说悲伤，给予产妇精神安慰和细心照顾，帮助他们缓解心理压力，接受现实，尽快度过悲伤期。

（五）健康指导

1. 对孕妇及家属进行有关孕期保健知识的宣教。

2. 指导孕妇休息时宜采取左侧卧位，以改善胎盘血供。

3. 嘱孕妇自测胎动（详见第二章第四节）

4. 做好孕妇的心理疏导，帮助其消除顾虑，鼓励家属陪伴，使孕妇心情舒畅配合治疗。

第二节　新生儿窒息

案例

李女士，28 岁，因妊娠 40 周、胎膜早破 6 小时入院。入院后发现胎儿窘迫并及时行剖宫产术，胎儿出生后全身苍白、无呼吸，反应差，四肢松弛。

思考：1. 该新生儿出现了什么情况？2. 该如何配合医生进行处理？

【概述】

新生儿窒息是指胎儿娩出后 1 分钟，仅有心跳而无呼吸或未建立规律呼吸的缺氧状态。本病是导致新生儿脑瘫、智力障碍等神经系统后遗症和死亡的主要的原因之一。

治疗原则：配合医生按 ABCDE 方案进行复苏，精心护理，以降低新生儿死亡率及减少智力障碍等远期后遗症。

【护理】

一、护理评估

（一）病史

了解患者的孕产史，评估引起新生儿窒息的原因。因为胎儿窘迫的延续、呼吸中枢受抑制或损伤、呼吸道阻塞、在胎儿娩出前 2～4 小时使用麻醉剂或镇静剂抑制呼吸中枢、心肺疾病等，均可导致胎儿出生后不能建立正常呼吸。

（二）身体状况

根据新生儿出生1分钟内的Apgar评分（详见第四章），将新生儿窒息分为轻度和重度。

（三）心理状况

由于产妇担心新生儿的安危而出现焦虑、恐惧、忧伤的心理。

二、护理措施

（一）一般护理

1. 保暖　新生儿娩出后，立即放在远红外线辐射台上，快速擦干头和身上的羊水，用预热的毛巾盖住，减少散热。

2. 做好复苏准备　新生儿取仰卧位，肩部用布卷或毛巾垫高2～2.5cm使颈部轻微仰伸。做好复苏的准备，包括人员、药品、器械、氧气等。

（二）病情观察

保持呼吸道通畅，密切观察新生儿面色、呼吸、心率、体温指标的变化，评估对治疗的反应，并详细记录病情及其变化。

（三）治疗配合

我国推广的新生儿窒息复苏培训项目的目标是每个分娩现场，必须保证至少有一位经过新生儿窒息复苏技术合格的医务人员在场。护士为其中一员。一旦发生应立即抢救，动作敏捷、准确、轻柔，避免损伤。

1. 密切配合医生按国际公认的ABCDE方案进行复苏　A→B→C→D→E步骤中，其中A是根本，B是关键，心率、呼吸和皮肤颜色是评估复苏的三大重要指标。

A：通畅气道（要求15～20秒内完成）

（1）保暖：新生儿娩出后，立即放在远红外线辐射台上，快速擦干头和身上的羊水，用预热的毛巾盖住，减少散热。

（2）复苏体位：取仰卧位，肩部用布卷或毛巾垫高2～2.5cm使颈部轻微仰伸。

（3）清理呼吸道：胎头娩出后不急于娩肩，立即用手挤净口、鼻腔内的黏液及羊水。胎儿娩出后，立即用洗耳球或吸痰管吸出口、鼻腔、咽部内的黏液及羊水。

B：建立自主呼吸

（1）触觉刺激：经上述处理后新生儿仍无呼吸，可拍打新生儿足底刺激其建立自主呼吸，如出现正常呼吸，心率＞100次/分，肤色红润或手足青紫可予观察。

（2）正压通气；如无建立自主呼吸或心率＜100次/分，立即用复苏气囊面罩正压给氧，通气频率40～60次/分，如出现自主呼吸可予观察。

（3）气管插管、人工呼吸：如经以上处理无效或开始即为重度窒息，应在喉镜直视下进行气管内插管。插管成功后，先用吸引器吸净气管内黏液，再连接气囊人工加压给氧，每分钟30次，待自主呼吸建立后，即可拔出气管插管，改为常压给氧。

在紧急情况或无上述设备，可用口对口人工呼吸法，即将一块无菌纱布叠成4层，盖住新生儿口鼻；抢救者一手托起新生儿颈部，使其头部后仰，一手轻压腹部，防止气体进入胃部；将口对准新生儿口部轻轻吹气，当新生儿胸部微微隆起时即停止吹气，然后轻压腹部，使气体排出。如此一吹一压，每分钟30次，直至建立自主呼吸为止。

C：维护循环

气管插管正压通气 30 秒后，心率<60 次/分或心跳停止。应继续正压通气并同时行胸外心脏按压。可采用双拇指法或两指法（图 9-1，图 9-2）。

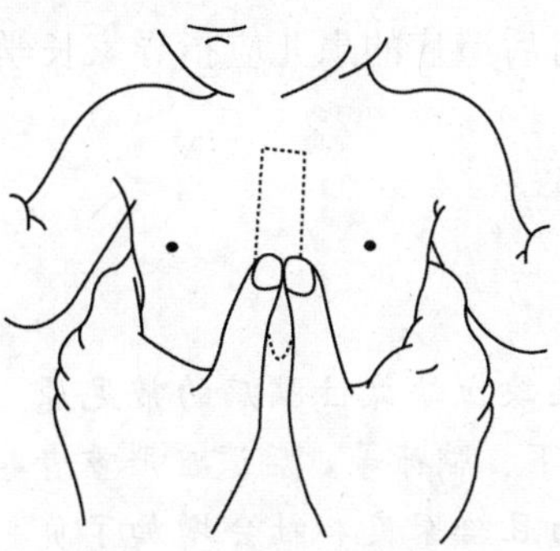

图 9-1　拇指法按摩心脏

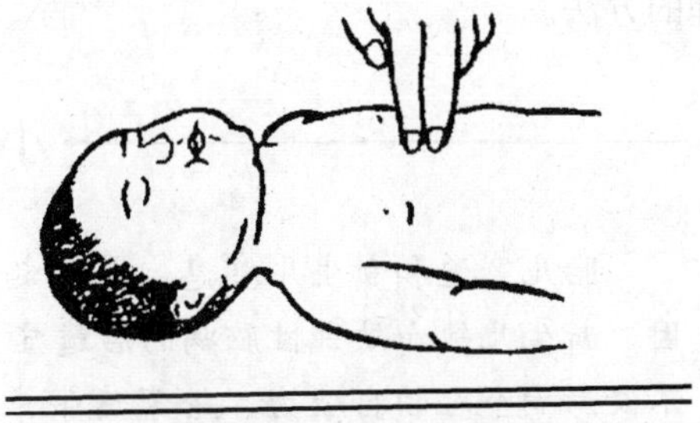

图 9-2　双指法按摩心脏

（1）双拇指法：用手环绕胸部侧面，两手拇指按压胸骨体下 1/3。

（2）两指法：用食指、中指尖压胸骨体下 1/3，另一手去撑新生儿背部，按压频率为每分钟 120 个动作（即 90 次心脏按压，30 次正压通气，按 3∶1 进行），按压深度为 1.5～2cm。

D：药物治疗

（1）建立有效的静脉通路。

（2）保证药物的应用：胸外心脏按压不能恢复正常循环时，可给 1∶10000 肾上腺素 0.1～0.3ml/kg 脐静脉注射或气管内滴入，如心率仍<100 次/分，可根据病情酌情用 5%碳酸氢钠 3.3mmol/kg，纠正酸中毒，如有血容量不足时用扩容剂，有全血、血浆、5%白蛋白等，按 10ml/kg 静脉输注。如因母亲用麻醉药物引起的呼吸抑制遵医嘱给纳洛酮。

E：评价

复苏过程中要随时评价新生儿的情况，以确定进一步采取的抢救方法。评价时先看呼吸，再查心率，继之观察皮肤颜色。若出生后 5 分钟 Apgar 评分仍<3 分，新生儿死亡率及日后发生神经系统后遗症的几率明显增加。

2. 复苏后的监护　复苏虽然成功，仍有再度窒息的可能，仍需密切观察，加强护理。

（1）注意保暖：根据胎龄、体重及病情将患儿放入远红外线辐射保暖台或暖箱中。

（2）氧气吸入：在人工呼吸的同时给予氧气吸入。①面罩或鼻内插管给氧，流量<2L/min，5～10 气泡/秒，避免发生气胸；②气管插管加压给氧，一般维持呼吸 30 次/分，加压的压力不可过大，开始压力 15～22mmHg，逐渐减到 11～15mmHg。待新生儿皮肤逐渐转红，建立自主呼吸后拔出气管内插管，给予常压吸氧。注意避免氧中毒。

（3）加强观察，保持呼吸道通畅：严密观察面色、呼吸、心率、体温及神经系统变化，做好重症护理记录。窒息新生儿应延迟哺乳，以静脉补液维持营养。

（4）预防感染：严格执行无菌操作，疑有感染者按医嘱给予抗生素。

（四）心理护理

1. 提供情感支持、抢救时避免大声喧哗，以免加重产妇焦虑。

2. 抢救无效新生儿死亡时，选择合适的语言和时机告知产妇，使产妇情绪稳定，能接受现实。

（五）健康教育

1. 指导产妇学会观察新生儿的面色、呼吸、哭声、大小便的变化，发现异常及时就诊。

2. 指导母乳喂养；对于重度窒息复苏时间较长的新生儿，应注重观察精神状态及远期表现，提防智障发生。

3. 对恢复出院的患儿，应嘱其家长定期复查。对有后遗症的患儿应指导家长学会康复护理的方法。

小 结

胎儿窘迫和新生儿窒息，是引起新生儿死亡及缺血缺氧性脑病的常见原因，新生儿缺血缺氧性脑病的后遗症主要为智力低下、脑瘫等。后遗症严重者不仅影响个人的自理力、给家庭带来极大痛苦，而且给家庭和社会增加了负担。作为产科护士，应严密观察产程，预防和抢救胎儿窘迫，一旦发生新生儿窒息，积极配合医生按 ABCDE 方案进行复苏，以降低新生儿死亡率和缺血缺氧性脑病的发生率。

自 测 题

一、A1 型题

1. 引起胎儿窘迫最常见的原因是
   A. 脐带脱垂
   B. 妊娠期高血压疾病
   C. 羊水过多
   D. 胎盘功能不良
   E. 脐带先露

2. 胎儿窘迫的护理措施，不正确的是
   A. 给予产妇吸氧
   B. 给予酸性药物静脉注射
   C. 给予碱性药物静脉注射
   D. 孕妇左侧卧位
   E. 必要时剖宫产结束分娩

3. 新生儿窒息的护理措施，正确的是
   A. 应在 26～28℃的环境中进行抢救
   B. 鼻内插管吸氧流量＜2L/min
   C. 体外心脏按压频率为 160 次/分左右
   D. 抢救成功后立即哺乳
   E. 复苏后不需监护

4. 新生儿窒息的护理措施中首先应该
   A. 氧气吸入
   B. 人工呼吸
   C. 保持呼吸道通畅
   D. 心内注射肾上腺素
   E. 脐静脉注射 5%碳酸氢钠

5. 胎儿窘迫时胎儿头皮血血气分析 pH 值是
   A. ＜5.2
   B. ＜6.2
   C. ＜7.2
   D. ＜8.2
   E. ＜9.2

6. 慢性胎儿窘迫多发生在
   A. 妊娠早期
   B. 妊娠末期
   C. 分娩期
   D. 第二产程
   E. 妊娠中期

7. 头先露的胎儿宫内窘迫时可存在的征象是
   A. 羊水过多
   B. 羊水过少
   C. 羊水胎粪污染
   D. 听胎心遥远
   E. 子宫收缩乏力

8. 胎儿急性缺氧早期胎动特点是
   A. 频繁
   B. 减弱
   C. 消失
   D. 不变
   E. 减少

9. 下述属于急性胎儿宫内窘迫的临床表现是
   A. 胎心 180 次/分
   B. 胎心 140 次/分
   C. 胎盘功能减退
   D. 胎动进行性减少
   E. 胎心遥远

二、A2 型题

10. 一新生儿出生时，皮肤苍白，肌张力无，喉反射无，喘息样呼吸，心跳不规则，心率 70 次/分，请为新生儿 Apgar 评分及判断窒息程度：
    A. Apgar 评分 2 分，苍白窒息
    B. Apgar 评分 4 分，青紫窒息
    C. Apgar 评分 1 分，苍白窒息
    D. Apgar 评分 5 分，轻度窒息
    E. Apgar 评分 7 分，轻度窒息

三、A3/A4 型题

（11～12 题共用题干）

黄女士，足月分娩一皮肤苍白，四肢稍屈，喉反射无，不规律呼吸，心跳不规则，心率 80 次/分的重度窒息女婴，经抢救后复苏。

11. 在新生儿窒息的抢救中，错误的是
    A. 新生儿置于抢救台，取侧卧位
    B. 气管插管，吸净黏液
    C. 加压供氧 30 次/分
    D. 自动呼吸后，改一般供氧
    E. 脐静脉给药纠正酸中毒

12. 新生儿窒息复苏后，为防止再窒息，错误的护理措施是
    A. 保持安静、继续保暖
    B. 每天进行沐浴
    C. 治疗与护理集中进行
    D. 观察新生儿面色、呼吸
    E. 适当延期哺乳

（闫金凤）

第十章　异常产褥产妇的护理

学习目标

1. 掌握产褥感染及晚期产后出血的概念、护理措施；产后抑郁症的护理措施。
2. 熟悉产褥感染及晚期产后出血的护理评估。
3. 了解产后抑郁症的护理评估要点。

第一节　产褥感染

案例

产妇吴某，产钳助产产后14天，发热及下腹疼痛3天，一直血性恶露，前来就诊。查体：T39℃，BP140/80mmHg，P108次/分，双乳房无红肿及压痛，下腹有压痛及反跳痛。妇检：阴道黏膜充血，脓血性分泌物，宫颈口闭合，子宫手拳大，质略软，压痛（+），双附件触痛。

思考：可能是什么病？该如何护理？

【概述】

产褥期妇女，受妊娠及分娩的影响，生殖系统的自然防御能力下降；妊娠合并症，分娩期并发症如产程延长、胎膜早破、产道损伤、产后出血等情况均可以导致机体抵抗力下降，为寄生于正常人体生殖道和其他部位的病原体提供致病的机会，同时也为外源性病原体的侵入提供了机会，从而导致产褥期感染。

1. 产褥感染是指分娩时及产褥期生殖道受病原体感染，引起局部和全身的炎性变化。发病率为1%～7.2%。

2. 产褥病率是指分娩24小时以后的10日内用口表每日测量4次，体温有2次达到或超过38℃，其主要原因是产褥感染，也包括生殖道以外其他部位的感染，如泌尿系统感染、乳腺炎、上呼吸道感染等。

产褥感染和产褥病率两者含义不同，产褥病率还包括生殖道以外的其他感染。产褥感染的病原体以厌氧菌为主，或为厌氧菌和需氧菌的混合感染。常见的病原体有需氧性链球菌、大肠杆菌、葡萄球菌等。

治疗原则：根据病情的严重程度，积极有效抗感染并纠正全身状况。

【护理】

一、护理评估

（一）病史

了解产妇妊娠期的一般状况，营养及卫生情况，有无贫血、营养不良、泌尿生殖系统感染的病史。产妇分娩的过程，有无胎膜早破以及其他的分娩期并发症等。

（二）身体状况

发热、腹痛、恶露改变是产褥感染的三大主要症状。产褥期出现发热首先要排除产褥感染。重点评估产妇全身状况及子宫复旧情况，触摸宫底高度、硬度有无压痛及反跳痛。观察恶露的量、色、性状和气味等。了解产妇的情绪及心理状态，是否存在抑郁、焦虑等情绪。

炎症波及的范围及严重程度不同，其身体状况也不同。可表现为急性外阴炎、阴道炎、宫颈炎、急性子宫内膜炎、急性盆腔结缔组织炎、腹膜炎及血栓性静脉炎，严重者可出现脓毒血症及败血症。

（三）心理状况

由于持续地寒战、高热、局部疼痛使产妇产生焦虑甚至恐惧；担心不能哺乳使新生儿得不到合适的照顾。丈夫及家人对产妇的关爱程度以及态度等均会影响到产妇的情绪。

（四）辅助检查

1. 血常规　白细胞计数明显升高，尤其以中性粒细胞为主。

2. 确定病原体　对宫颈分泌物、脓肿穿刺物、后穹窿穿刺物做细菌培养和药敏试验。

3. B超、彩色多普勒、MRI等定位炎性包块和脓肿。（CT对软组织的显影不如MRI）

二、护理措施

（一）一般护理

1. 注意个人的清洁卫生，居住环境安静，通风，空气新鲜。

2. 保证产妇获得充足的休息和睡眠。

3. 给予高蛋白、高热量、高维生素的饮食，保证摄入足够的液体。

（二）病情观察

1. 嘱患者取半卧位，以利于炎症的局限和恶露的引流。会阴侧切者取健侧卧位，保持切口的干燥、清洁。

2. 做好病情观察和记录。严密监测患者生命体征，注意患者的意识和全身情况以及主诉，注意恶露的量、色、气味和性状以及会阴伤口的情况，有异常及时报告医生并协助处理。对患者出现高热、疼痛、呕吐时按症状进行相应处理。

3. 严格遵医嘱使用抗生素抗感染治疗，注意抗生素使用间隔时间，维持有效血药浓度，并做好治疗配合。

（三）健康教育和出院指导　培养良好的卫生习惯，指导饮食、休息、用药、定期复查等及自我康复保健处理。

第二节 晚期产后出血

案例

刘某，36岁，孕39周。剖宫产后再孕，入院行计划性剖宫产术。6年前孕37周因重度子痫前期行急诊剖宫产术，术程顺利，术后恢复好，胎死宫内。

此次妊娠以来，没特殊异常，入院后择期在硬膜外麻醉下行子宫下端横切口剖宫产术，术程顺利，娩出一活男婴，阿普加评分9分，体重3100g。术中因宫缩乏力出血约500ml，术后常规给予抗生素抗感染治疗。术后恢复好，于术后1周痊愈出院。术后一直有少量鲜红色血液自阴道流出，未处理，出院第18天的时候，出血量增多，产妇感心慌，乏力，出冷汗，明显贫血貌。就诊于当地医院，给予止血针治疗，效果不佳。收入院。

思考：该患者发生了什么情况？应如何护理？

【概述】

分娩24小时以后，在整个产褥期内发生的大量出血，称为晚期产后出血。它多见于产后1～2周发病，也可迟至产后6周发病，表现为持续或间断少量或中等量阴道流血，也可表现为急骤大量流血，严重时，可因失血过多而导致失血性休克。

治疗原则：根据出血的原因及出血量的多少以及有无感染，给予止血、扩容、抗感染及手术治疗。

【护理】

一、护理评估

（一）病史

注意询问患者的分娩方式：如为阴道分娩，应注意了解产程进展及产后恶露变化，有无反复或突然阴道流血；若为剖宫产，应注意了解剖宫产的手术指征、手术方式及术后恢复情况。

（二）身体状况

胎盘、胎膜、蜕膜残留；子宫胎盘附着面感染或复旧不全，多发生在产后2周左右，表现为突然大量阴道流血，检查发现子宫大而软，宫口松弛，阴道及宫口有血块堵塞；剖宫产术后子宫伤口裂开，多发生于术后2～3周，出现大量阴道流血，甚至引起休克。

（三）心理状况

由于出血，产妇及其家属多感到紧张和恐惧，担心产妇的生命安全。此外可能面临母乳喂养中断，担心新生儿的喂养及照顾问题。

二、护理措施

（一）重视预防

1. 术前预防　严格掌握剖宫产的指征，剖宫产时合理选择切口

2. 产后检查　产后应仔细检查胎盘、胎膜。如有残缺，应及时取出；不能排除胎盘胎

膜残留时，应探查宫腔。术后应用抗生素抗感染。

（二）病情观察

严密观察生命体征、阴道流血情况、子宫复旧及有无压痛。

（三）治疗配合

建立静脉通道，做好输血、输液，以及刮宫术或剖腹探查的术前准备。术前术后遵医嘱给予抗生素及子宫收缩剂。

（四）心理护理

应及时向患者及家属讲解晚期产后出血的有关知识，取得患者和家属的配合。

第三节　产后抑郁症

【概述】

产后抑郁是指在产褥期内发生抑郁症状，最早于1968年由Pitt首次提出。近年来，产后抑郁的发病率有所增加，但是尚无准确报道。产后抑郁常发生在产后2周，可持续数周至1年或1年以上，常表现为疲劳、注意力不集中、失眠、乏力、对事物缺乏兴趣、社会退缩行为，常失去生活自理及照料新生儿的能力，自责、担心自己或婴儿受到伤害，重者可有伤害婴儿或自我伤害的行为。

治疗原则：早发现，早诊断，早处理。

知识链接

产后抑郁症的诊断标准

采用《精神疾病的诊断与统计手册》（美国精神学会，1994）制定标准，在产后2周内出现下列症状中的5条或以上，必须具备①②条：①情绪抑郁；②对全部或多数活动失去兴趣；③体重明显增加或下降；④失眠或睡眠过度；⑤精神焦虑不安或呆滞；⑥疲劳或虚弱；⑦不恰当的自责或自卑；⑧思维能力减退或注意力溃散；⑨反复自杀企图。

【护理】

一、护理评估

（一）病史

了解患者此次妊娠过程的情绪状态、分娩方式及分娩过程是否顺利、新生儿的健康状况；患者的文化程度，人格特征，婚姻家庭关系以及社会支持系统等；仔细评估有无不良妊娠史及分娩史，有无抑郁症、精神病的个人史及家族史。

（二）身心状况

1. 通过与产妇的交流来评估产妇是否有以下情况：情绪低落或者焦虑；思维减退；注意力不集中；表现为冷漠对全部或多数活动明显缺乏兴趣或愉悦；厌世甚至有死亡的想法等。

2. 通过观察产妇的日常活动和言行举止来评估产妇的生活自理能力以及照顾新生儿的能力。

3. 通过观察亲子间接触和交流的情况来评估产妇对婴儿的喜恶程度。

4. 通过观察产妇待人接物以及与家人之间的交流来了解：夫妻关系及家庭成员的关系；人际交往能力；社会支持系统等。

（三）辅助检查

主要采用产后抑郁量表对产妇的心理状态进行评估。

二、护理措施

1. 多与产妇家人沟通，讲解相关的知识，取得产妇丈夫及家人的配合，营造一个充满爱心的休养环境，尽量减少产妇独处。让产妇随时都能感受到家人和医护人员的关心和帮助，减轻孤独感。

2. 进行有效的心理沟通，取得产妇的信任，倾听产妇的诉说，了解产妇内心真实的想法，鼓励产妇描绘自己的心理感受，进行相应的心理辅导。

3. 进行知识宣教，让产妇了解产后母体恢复以及正确护理新生儿的相关知识，增强其自信心。

4. 严密观察病情，防患于未然，避免意外伤害性事件的发生，必要时请心理医生或精神科医生协助诊疗。

小　结

产褥感染是我国孕产妇死亡的常见原因之一，我们应做好相关知识宣教，消除感染的诱因，避免或者减少感染的发生；快速、准确地评估是否有感染发生，高质量的完成相应的护理措施。

晚期产后出血临床上不是常见病、多发病。但是一旦发生，处理不及时，失血过多可导致失血性休克甚至死亡。因此临床护士必须了解该病的特点，做好防治措施。

产褥期抑郁症是产褥期精神综合征中常见的一种类型，该病对产妇、新生儿及家人的影响是不容忽视的。该病的发生除了激素水平的改变外，家庭、社会、心理因素起着非常重要的作用。所以作为临床护士，要熟悉该病发生的特点，做到防范于未然；一旦发生，能做好相应的护理措施。

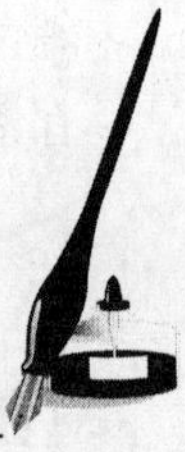

自测题

一、A1型题

1. 与产褥感染无关的诱因是
   A. 产程延长
   B. 产后出血
   C. 流产史
   D. 胎膜早破
   E. 孕期贫血

2. 产褥感染最常见的病变是
   A. 急性输卵管炎
   B. 急性子宫内膜炎
   C. 急性盆腔结缔组织炎
   D. 盆腔腹膜炎
   E. 血栓性静脉炎

3. 产褥感染体温过高的不妥的护理措施是
   A. 嘱产妇卧床休息
   B. 体温超过 39℃不可以物理降温
   C. 鼓励产妇多饮水
   D. 病房要定时通风
   E. 给予易消化的半流质饮食

4. 产褥感染最常见的病原体是
   A. 需氧菌
   B. 衣原体
   C. 厌氧菌
   D. 真菌
   E. 支原体

5. 关于“晚期产后出血”的正确陈述是
   A. 产后 12 小时内大出血为晚期产后出血
   B. 常发生于产后 1～2 周
   C. 发生晚期产后大出血时子宫体已恢复
   D. 晚期产后大出血主要的原因是凝血功能障碍
   E. 哺乳产妇不会发生晚期产后出血

二、A2 型题

6. 王某，28 岁，顺产后第 5 天，痊愈出院，出院时宫缩好，浆液恶露，量中，色浅红色，稍有异味。产后第 9 天上午阴道出血量增多，逐来医院就诊。查：血压 100/70mmHg，脉搏 105 次/分，贫血貌，外阴见大量血迹，会阴切口愈合良好，宫颈口见血液流出，宫颈口松弛，可触及残留组织。将排出物送病理检查，镜下见绒毛组织，最可能的原因是
   A. 胎盘胎膜残留
   B. 蜕膜残留
   C. 会阴伤口感染
   D. 肿瘤
   E. 胎盘附着部位复旧不全

三、A3 型题

（7～8 题共用题干）

第 1 胎，产钳助产，产后 4 天，产妇自述发热，下腹微痛。查：体温 38℃，双乳稍胀，无明显压痛，子宫脐下 2 指，轻压痛，恶露多而浑浊，有臭味。余无异常发现。

7. 首先考虑的疾病为
   A. 乳腺炎
   B. 慢性盆腔炎
   C. 急性胃肠炎
   D. 肾盂肾炎
   E. 急性子宫内膜炎

8. 在护理中，告知产妇取哪种卧位为恰当
   A. 俯卧位
   B. 平卧位
   C. 半坐卧位
   D. 头低足高位
   E. 侧卧位

（杨艳华）

第十一章 妇科护理病历

学习目标

1. 掌握妇科病史内容；妇科检查的注意事项、双合诊的目的及操作方法。
2. 熟悉妇科病史的采集方法、盆腔检查结果记录的内容。
3. 了解妇科患者的心理社会评估。

案例

刘某，33岁，因“接触性阴道流血1年。”拟“宫颈癌”收入院。

思考：作为妇科护士，如何进行病史采集和身体评估？

病史采集和体格检查是妇科临床实践的基本技能。盆腔检查更是妇科所特有的检查方法。由于妇科病史涉及患者的隐私，不同于其他科，因此护理人员应熟悉妇科病史的采集方法和检查方法。

一、病史采集方法

女性生殖系统疾病常常涉及患者的隐私和与性生活有关的内容，为能收集到患者真实的生理、心理和社会资料，病史采集的方法如下：

1. 在护理评估的过程中，要做到态度和蔼、语言亲切，关心体贴和尊重患者，耐心细致地询问和进行体格检查。

2. 遇有不愿说出真情者，更应耐心启发，提供私密的交流空间。

3. 外院转诊者，应索阅病情介绍作为重要参考资料。

4. 对于不能亲自口述的危重患者可先向其亲属询问病情。

5. 对未婚患者有的需行直肠-腹部诊和相应的化验检查，应明确病情后再补充询问与性生活有关的问题。

二、病史内容

（一）一般项目

包括患者的姓名、年龄、婚姻、籍贯、职业、民族、教育程度、宗教信仰、家庭住址等，记录入院日期、入院方式。

（二）主诉

指患者就诊的主要症状及持续时间，患者的应对方式、主要心理问题。力求简明扼要，通常不超过20个字。妇科患者常见的症状有外阴瘙痒、阴道流血、白带异常、闭经、下腹痛、下腹部包块及不孕等。如患者有停经、阴道流血及腹痛 3 种主要症状，则应按其发生时间的顺序将主诉书写为：停经××日后，阴道流血×日，腹痛×日。如患者无任何自觉症状，仅在妇科普查时发现卵巢肿瘤，主诉应写为：普查发现“卵巢肿瘤”×日。

（三）现病史

指病情发展及就诊经过、采取的治疗、护理措施及效果。此外按时间顺序详细询问患者相应的心理反应、饮食、大小便、体重变化、活动能力、睡眠、自我感觉、角色关系、应激能力的变化。

（四）既往史

询问既往健康状况，曾患过何种疾病，传染病史，特别是妇科疾病、手术外伤史等。同时应询问有无食物过敏史、药物过敏史。

（五）月经史

询问初潮年龄、月经周期、经期持续时间、经量多少（可问每日更换卫生巾次数）、经期伴随症状，常规询问末次月经日期（LMP）及其经量和持续时间。如 12 岁初潮，每 28～30 日来一次月经，每次持续 4 日，可简写为 12（4/28～30）。月经异常者应了解患者前次月经的日期（PMP）。绝经后患者应询问绝经年龄、绝经后有无不适、有无阴道出血和白带增多。

（六）婚育史

包括结婚年龄、婚次、男方健康状况、是否近亲结婚、同居情况、性病史。足月产、早产、流产及现存子女数。如足月产 1 次，无早产，流产 1 次，现存子女 1 人，可简写为 1-0-1-1 或用孕 2 产 1 表示。注意分娩方式、有无难产史、产后有无大量出血或感染史。自然流产或人工流产情况，末次分娩或流产日期。采用的计划生育措施及效果。

（七）个人史

询问患者的生活和居住情况、出生地和曾居住地区、有无烟或酒等特殊个人嗜好、自理程度等。

（八）家族史

了解患者的家庭成员包括父母、兄弟、姐妹及子女的健康状况，询问家族成员有无遗传性疾病、可能与遗传有关的疾病以及传染病。

三、身体评估

包括全身检查，重点是腹部检查以及盆腔检查。

（一）全身体格检查

测量体温、脉搏、呼吸、血压、身高、体重，观察精神状态；全身发育、毛发分布、皮肤、淋巴结（特别是左锁骨上淋巴结和腹股沟淋巴结）、头部器官、颈、乳房、心、肺、脊柱及四肢的情况等。

（二）腹部检查

腹部检查是妇科体格检查的重要组成部分，应在盆腔检查前进行。观察腹部有无隆起，腹壁有无瘢痕、静脉曲张、妊娠纹、腹壁疝、腹直肌分离等。触诊腹壁厚度，肝、脾、肾有无增大及压痛，腹部其他部位有无压痛、反跳痛及肌紧张，腹部能否触到肿块及其部位、大小、形状、质地、活动度、表面光滑或高低不平隆起、有无压痛。叩诊时注意鼓音和浊音分布区，有无移动性浊音存在。

（三）盆腔检查

盆腔检查为妇科特有的检查，又称为妇科检查。包括对外阴、阴道、宫颈、宫体、双侧附件的检查。

1. 注意事项

（1）检查前嘱咐患者排空膀胱。

（2）每检查一人，应更换一块臀垫、无菌手套和检查器械，以防交叉感染。

（3）月经期一般不做阴道检查，如为阴道异常出血必须检查时，检查前应先消毒外阴，并使用无菌手套及器械，以防发生感染。

（4）对无性生活患者应行直肠-腹部诊，禁做阴道窥器和双合诊检查。如确有检查必要时，应在其本人及家属同意后方可进行检查。

（5）男护士对患者进行妇科检查时，需有一名医护人员在场，以减轻患者紧张心理和避免发生不必要的误会。

（6）凡腹壁肥厚、高度紧张不合作或未婚妇女，怀疑其有盆腔内病变，盆腔检查不满意时，可行 B 超检查，必要时可在麻醉下进行盆腔检查。

2. 检查方法

（1）外阴检查：观察外阴情况；嘱患者用力向下屏气，观察有无阴道壁膨出、直肠膨出、子宫脱垂等。

（2）阴道窥器检查：检查宫颈、阴道情况。阴道窥器放置和取出方法：①将窥器两叶前端合拢，表面涂润滑剂。如做宫颈细胞学检查或阴道分泌物涂片检查时，改用生理盐水润滑，以免影响检查效果。②检查者用左手将两侧阴唇分开，右手将窥器斜行沿着阴道后侧壁缓慢插入阴道内（图 11-1）。③将窥器转正并缓慢张开两叶，暴露宫颈、阴道壁及穹窿部，然后旋转窥器，充分暴露阴道各壁（图 11-2）。④将两叶合拢后退出窥器。

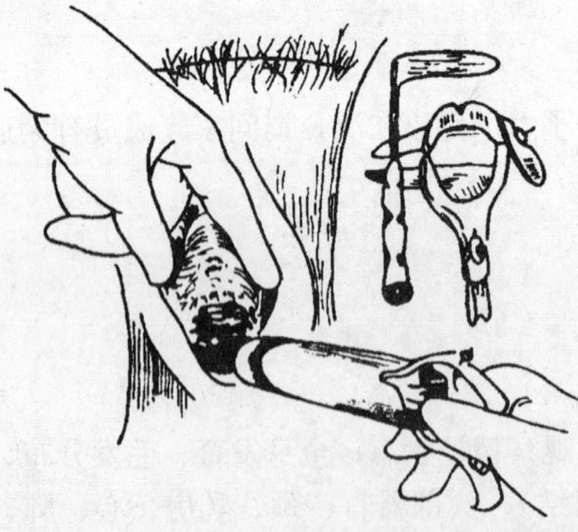

图 11-1　分开两侧小阴唇，准备放入阴道窥器

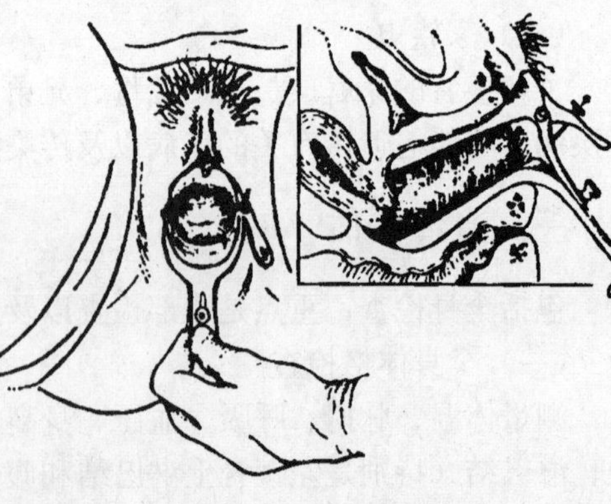

图 11-2　暴露宫颈

（3）双合诊：是妇科检查中最重要的项目。检查者一手的两指或一指放入阴道，另一手在腹部配合检查，称为双合诊（图 11-3、图 11-4）。

（4）三合诊：经直肠、阴道、腹部联合检查称三合诊。即一手示指在阴道内，中指在直肠内，另一手在腹部配合检查（图 11-5）。

（5）直肠-腹部诊：检查者一手示指伸入直肠，另一手在腹部配合检查称为直肠-腹部诊。一般适用于无性生活史、阴道闭锁或经期不宜做阴道检查者。

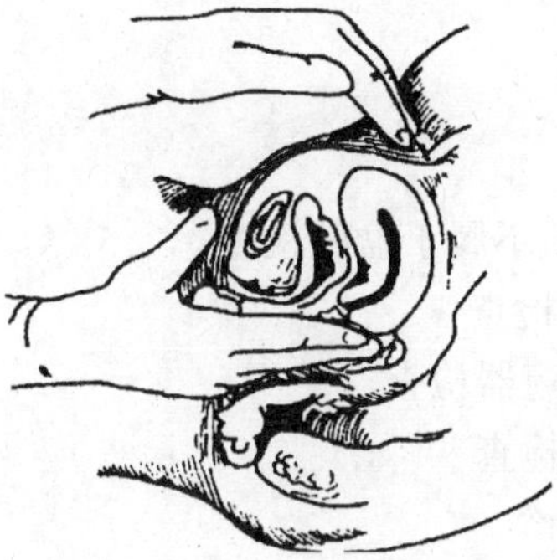

图 11－3 双合诊检查子宫

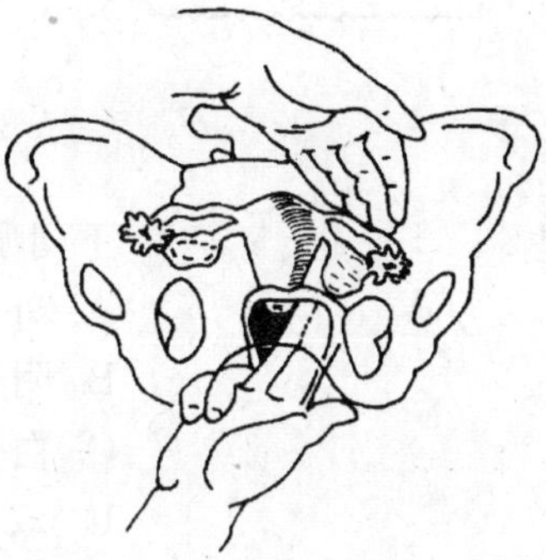

图 11－4 双合诊检查附件

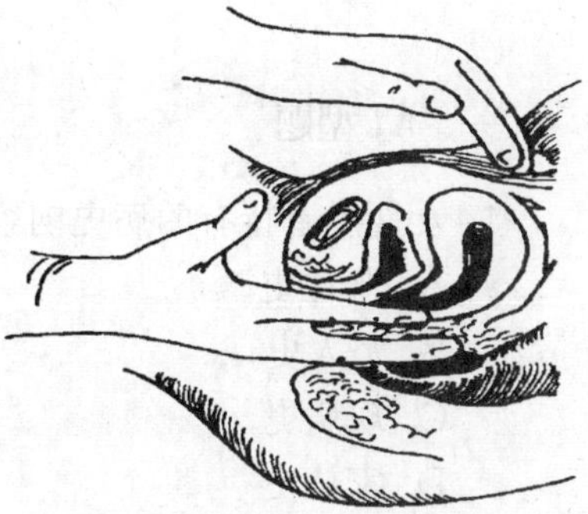

图 11－5 三合诊检查

3. 记录 盆腔检查结束后按照顺序记录检查结果。

外阴：发育情况、阴毛分布形态、婚产类型（经产、已婚未产或未婚）。

阴道：是否通畅，黏膜情况，分泌物量、色、味、性状。

宫颈：大小、硬度，有无柱状上皮异位、撕裂、息肉、腺囊肿，有无接触性出血、摇摆痛及举痛等。

子宫：位置、大小、硬度及活动度，表面光滑与否，有无压痛等。

附件：有无块状物、增厚、压痛。如扪及块状物，记录其位置、大小、硬度及活动度，表面光滑与否，有无压痛，与子宫及盆壁关系。

四、心理评估

评估患者的精神心理状况、患病后的应激水平和应对能力、社会支持系统状况；妇科检查中的暴露常常使患者感到害羞、困扰，或将检查与性联想起来产生罪恶感。也可能因为以往不愉快的经历使患者对护理评估产生畏惧，拖延或拒绝接受妇科检查。通过评估，了解患者存在的心理社会问题，恰当地进行心理疏导，解除心理障碍，调动其应对困难的积极性，更好地配合治疗。

小 结

妇科病史的采集和妇科检查是妇科疾病护理的基础。临床护士应该掌握妇科病史采集的内容和方法、妇科检查的操作方法和注意事项，熟悉盆腔检查结果记录的内容，从而为患者制定合理的护理计划。

自 测 题

一、A1 型题

1. 女性患者特有的病史内容是
   A. 既往史
   B. 个人史
   C. 现病史
   D. 家族史
   E. 月经史

2. 关于双合诊检查，下列错误的是
   A. 双合诊是盆腔检查最常用的方法
   B. 检查前需排空膀胱
   C. 方法是一手的两指或一指放入阴道，另一手在腹部配合检查
   D. 正常情况下，可触及输卵管、卵巢
   E. 双合诊前应向患者做好解释工作

3. 无性生活妇女了解盆腔情况可选用
   A. 阴道窥器检查
   B. 阴道指诊
   C. 双合诊
   D. 三合诊
   E. 直肠-腹部诊

4. 下列哪项不属于盆腔检查
   A. 外阴检查
   B. 阴道窥器检查
   C. 白带检查
   D. 双合诊
   E. 三合诊

5. 妇科检查时患者应取的体位是
   A. 平卧位
   B. 半卧位
   C. 端坐位
   D. 膀胱截石位
   E. 胸膝卧位

6. 妇科检查注意事项，哪项是错误的
   A. 术前排空膀胱
   B. 防止交叉感染
   C. 无性生活妇女可做双合诊
   D. 取膀胱截石位
   E. 男医生进行妇科检查，应有一名医务人员在场

二、B 型题

（7～11 题共用备选答案）
A. 主诉
B. 现病史
C. 既往史
D. 月经史
E. 婚育史

7. 自然流产或人工流产情况属于
8. 患者就诊的主要症状及持续时间属于
9. 病情发展及就诊经过属于
10. 末次月经日期及其经量和持续时间属于
11. 有无食物过敏史、药物过敏史属于

（苏丽环）

第十二章 女性生殖系统炎症患者的护理

学习目标

1. 掌握阴道炎、子宫颈炎、盆腔炎的概述、身体状况评估和护理措施。
2. 熟悉外阴部炎、尖锐湿疣、淋病、梅毒的身体状况评估和护理措施。
3. 了解女性生殖器官自然防御功能、引起生殖系统炎症的病原体、传播途径，外阴部炎、阴道炎、子宫颈炎、盆腔炎、尖锐湿疣、淋病、梅毒的健康史、辅助检查及心理状况。

第一节 概 述

一、女性生殖器官自然防御功能

双侧阴唇自然合拢，阴道前后壁紧贴，平时宫颈内口紧闭及宫颈管“黏液栓”堵塞，这些解剖方面的特点可防止外界的污染及病原体的侵入。子宫内膜周期性剥脱，输卵管蠕动及纤毛向宫腔方向摆动，均有利于防止病原体的侵入和生长繁殖。卵巢分泌的雌激素使阴道上皮增生变厚，上皮细胞内糖原含量增加，糖原在阴道乳酸杆菌的作用下分解为乳酸，使阴道维持正常的酸性环境（pH3.8～4.4），可抑制适于弱碱性环境中繁殖的病原体生长繁殖，称为阴道自净作用。

生殖器官虽然有较强的自然防御功能，但由于阴道与尿道和肛门相毗邻易污染，又是性交、分娩及各种阴道和宫腔操作的必经之路，特别是在月经期、分娩、手术或损伤时，生殖道防御功能降低，病原体容易侵入或原有条件致病菌生长得以繁殖引起炎症。

二、病原体

常见病原体为细菌（葡萄球菌、链球菌、大肠埃希菌、淋菌以及厌氧菌等多见）、原虫（阴道毛滴虫多见）、真菌（白色念珠菌多见）、病毒（如 HSV、CMV、HPV、HIV 等），此外还有支原体、衣原体、螺旋体等。

三、传播途径

1. 沿着生殖道的黏膜上行性蔓延　如淋球菌、葡萄球菌、大肠埃希菌、衣原体的感染，是感染的主要途径。

2. 经淋巴系统蔓延　链球菌、大肠埃希菌、厌氧菌等引起的产褥感染、流产感染等的主要途径。

3. 血行传播　结核杆菌引起的生殖器官结核的主要感染途径。

4. 直接蔓延　腹腔其他脏器感染后，直接蔓延到生殖器官。如阑尾炎可直接蔓延引起右侧附件炎。

第二节　外阴部炎症

【概述】

外阴皮肤或前庭部黏膜发炎为外阴炎，是妇科常见病。因阴道分泌物过多，如宫颈、阴道的炎性白带，宫颈癌的分泌物、经血或产后恶露的刺激等均可引起不同程度的外阴部炎症。

前庭大腺腺体导管细长，开口于小阴唇与处女膜之间，阴道口的病原体易侵入前庭大腺而导致前庭大腺炎。急性炎症后化脓成为脓肿，脓肿液化后成为囊肿，此病育龄妇女多见。

治疗要点：

1. 外阴炎　去除病因，治疗原发病；局部保持清洁、干燥，勿抓搔，坐浴治疗或局部涂布氧化锌软膏。

2. 前庭大腺炎　急性炎症时，卧床休息，局部热敷或坐浴，用敏感的抗生素控制感染；脓肿形成后行脓肿切开术或造口术。

【护理】

一、护理评估

（一）病史

阴道分泌物过多、月经期卫生不良、尿瘘患者的尿液浸渍、粪瘘的粪便刺激、糖尿病的糖尿刺激、化纤内裤刺激、不洁性交、外阴部污物污染等是外阴炎和前庭大腺炎的常见原因。

（二）身体状况

外阴炎时外阴瘙痒、疼痛、灼热感，检查见：急性炎症时局部充血水肿、糜烂、溃疡、湿疹、有抓痕；慢性炎症时，外阴皮肤增厚变粗糙、苔藓样变及皲裂等。

前庭大腺炎多为单侧，初期局部红肿、发热、压痛，局部胀痛明显，影响行走，脓肿形成时可有波动感。脓液吸收后转化为清液为前庭大腺囊肿，外阴有坠胀感或性交不适等。

（三）心理状况

患者可因局部肿痛、瘙痒等不适影响工作、休息而产生焦虑，担心被人知道遭歧视，羞于就医，使炎症加重或转为慢性。

（四）辅助检查

可取局部分泌物检查明确病原体，必要时化验血、尿常规。

二、护理措施

（一）病情观察

1. 急性炎症期间，护士要注意患者的体温变化，嘱卧床休息。

2. 观察炎症局部的皮肤变化、肿胀、疼痛等，给予局部护理，增加局部舒适感。手术后要注意观察创口引流是否通畅。

3. 房间定期消毒、通风，保持空气新鲜。

（二）治疗配合

1. 做好脓肿切开或造口术的术前、术中、术后护理。

2. 做好外阴护理，指导患者使用消毒纸垫并及时更换，勤换内衣裤，便后清洁外阴。协助并教会患者坐浴的方法，如坐浴溶液的配制、温度、坐浴时间及注意事项。

（三）心理护理

关心、同情患者，告知患者按医嘱治疗可以治愈。引导患者说出其担忧的问题和心理感受，并给予安慰；向患者及家属说明目前的病情及所采取的治疗和护理措施的目的。

（四）健康指导

指导患者注意保持外阴清洁、干燥，注意经期卫生和性卫生，不穿化纤内裤或紧身裤，穿透气性好的棉织品内裤。治疗期间避免食用辛辣食品和饮酒，外阴瘙痒时禁用刺激性药物或抓挠，避免到泳池、浴池等公共场所，防止交叉感染。

第三节　阴道炎

案例

某女士，25岁，已婚。曾因肺炎住院，在内科给予大剂量抗生素和波尼松治疗1月余出院。近1周自觉外阴痒，分泌物多而就诊。精神、饮食好，因外阴瘙痒而睡眠欠佳，大小便正常。查体：外阴、阴道口有较多白色稠厚的呈豆渣样的白带，阴道黏膜充血、水肿，有白色膜状物黏附，拭去白膜后露出红肿黏膜面。

思考：考虑是什么病？治疗要点是什么？护理措施有哪些？

【概述】

一、滴虫阴道炎

为最常见的阴道炎，由阴道毛滴虫引起，可经性交直接传播，也可经公共浴池、浴盆、浴巾、游泳池、坐式便器、衣物、污染的器械及敷料等间接传播。健康妇女的阴道因自净作用而不易感染，在阴道pH为5～6.6时滴虫容易繁殖而引起炎症。

二、念珠菌阴道炎

念珠菌阴道炎：又称假丝酵母菌病，80％～90％的病原体为白假丝酵母菌（白色念珠菌）。为条件致病菌，此菌可寄生于口腔、肠道和阴道内，故以内源性感染为主，当阴道内糖原增多、酸度增加、免疫力下降时易发病。

三、老年性阴道炎

因卵巢功能衰退，雌激素水平降低，阴道内pH升高，局部抵抗力下降，致病菌易于入侵并繁殖，常为化脓性感染。

三种阴道炎的治疗要点见表 12－1。

【护理】

一、护理评估

（一）病史

不洁性生活、使用公共浴池、浴盆、浴巾、游泳池、坐式便器、衣物及医疗器械等是滴虫阴道炎的常见病因；妊娠、糖尿病及长期或大量接受雌激素或抗生素治疗等是念珠菌阴道炎的常见病因；卵巢功能减退是老年性阴道炎的主要病因。

（二）身体状况

外阴瘙痒、白带异常是阴道炎的主要症状。滴虫阴道炎、念珠菌阴道炎、老年性阴道炎的身体状况见表 12－1。

表 12－1　滴虫阴道炎、念珠菌阴道炎、老年性阴道炎的比较

	滴虫阴道炎	念珠菌阴道炎	老年性阴道炎
病原体	阴道毛滴虫	白色念珠菌	化脓菌为主
好发人群	育龄期、青春期多见	孕妇、糖尿病等	绝经后妇女多见
主要症状	白带增多、外阴瘙痒、灼痛或有蚁行感	白带增多、外阴奇痒而坐卧不宁	白带增多、外阴瘙痒、灼痛或伴尿路感染
典型白带	灰黄色、稀薄泡沫状、有腥臭味	白色稠厚凝乳状或豆渣样	稀薄水样、淡黄色，或黄色脓性或脓血性
白带检查	找到阴道滴虫	找到白色念珠菌	阴道清洁度为Ⅱ～Ⅲ
阴道灌洗液	1％乳酸或 0.5％醋酸溶液	2％～4％碳酸氢钠溶液	1％乳酸或 0.5％醋酸溶液
阴道局部上药	甲硝唑	咪康唑、克霉唑或制霉菌素栓剂	小剂量己烯雌酚
全身用药	甲硝唑	制霉菌素或伊曲康唑	尼尔雌醇

（三）心理状况

患者可因外阴瘙痒、白带增多等不适而影响工作、休息或因容易复发、久治不愈而焦虑、情绪低落，担心被人知道遭歧视，而羞于就医，使炎症加重或转为慢性。

（四）辅助检查

取阴道分泌物检查见表 12－1。

二、护理措施

（一）一般护理

保持外阴清洁干燥，勤换内裤，并煮沸消毒。坐浴器具等应专用，阴道灌洗器具每日煮沸消毒。

（二）病情观察

注意阴道分泌物的性状、量及气味。协助患者做阴道分泌物悬滴检查，告知取分泌物前 24～48 小时避免性生活、阴道灌洗和局部用药。

（三）治疗配合

切断传播途径，消除诱因；阴道灌洗后用药杀灭局部的病原体，恢复阴道的自净作用。

1. 阴道灌洗或坐浴 灌洗后擦干阴道内水分。如患者带药回家自己灌洗，要教会患者灌洗头插入到阴道后穹窿，反复多次灌注药液，灌洗后站立，等待阴道内液体流净再阴道用药，自行操作前后要洗净双手，灌洗用具每天消毒。月经期暂停灌洗或坐浴。

2. 用药副作用观察 甲硝唑服用后部分患者出现胃肠道反应，偶见头痛、白细胞减少，应立即报告医师并停药；有肝病史和孕妇禁用伊曲康唑、氟康唑、酮康唑等口服药物。

3. 治愈标准 滴虫阴道炎易于月经后复发，应在每次月经干净后取阴道分泌物复查有无滴虫，连续3次复查均阴性视为治愈。念珠菌阴道炎应在疗程结束3天后，每天做白带检查，连续3天均阴性者，为近期治愈，以后每次月经前5～7天复查白带，连续2个月均阴性者为治愈。

（四）心理护理

关心、同情患者，告知患者按医嘱规范治疗即可治愈。引导患者说出其担忧的问题和心理感受，并给予安慰；向患者及家属说明目前的病情及所采取的治疗护理措施的目的。

（五）健康指导

平时要注意保持外阴清洁、干燥，注意经期卫生和性卫生，不穿化纤内裤或紧身裤，穿透气性好的棉织品内裤。治疗期间避免食用辛辣食品和饮酒，外阴瘙痒时禁用刺激性药物或抓挠，避免到泳池、浴池等公共场所，防止交叉感染。内裤要每日换洗并煮沸消毒。坐浴器具应专用，阴道灌洗器具应煮沸消毒。

第四节 子宫颈炎

案例

梁女士，36岁。孕3产2。白带增多呈乳白色黏液状，伴腰酸2年余。在劳累、性交后或月经期腰骶部酸痛、下腹部坠胀痛加重。查体：窥阴器下见宫颈外观呈细颗粒状红色区，占整个宫颈面积的2/3以上，行宫颈刮片未见癌细胞。

思考：应考虑是什么病？治疗要点及相应的护理措施？

【概述】

子宫颈炎症分慢性和急性两种，临床上以慢性多见，本节仅述慢性宫颈炎。慢性宫颈炎是妇科最常见的疾病。多于分娩、流产或手术损伤宫颈后，病原体侵入引起感染。病原体主要为细菌，如葡萄球菌、链球菌、大肠埃希菌等，沙眼衣原体及淋病奈瑟菌感染引起的慢性宫颈炎亦日益增多，单纯疱疹病毒亦与慢性宫颈炎有关。由于宫颈管黏膜皱襞多，感染不易彻底清除，往往形成慢性宫颈炎。

一、病理类型

1. 宫颈糜烂 最常见，分为单纯型、颗粒型、乳头型。单纯型糜烂面仅为单层柱状上皮覆盖，表面平坦。根据糜烂面积大小将宫颈糜烂分3度（图12-1）：糜烂面小于整个宫颈面积的 1/3 为轻度（Ⅰ度）；糜烂面占整个宫颈面积的 1/3～2/3 为中度（Ⅱ度）；糜烂面占整个宫颈面积的 2/3 以上为重度（Ⅲ度）。

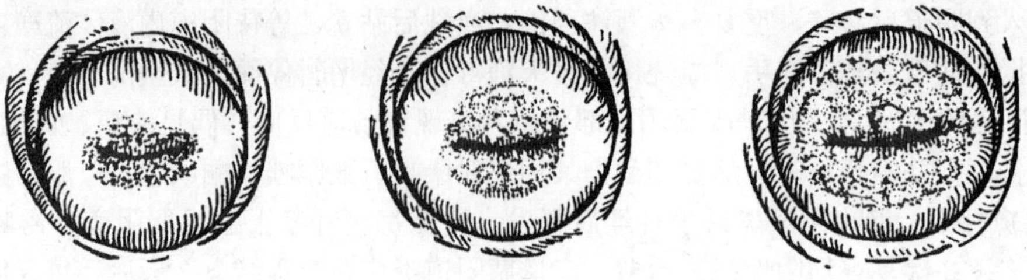

图 12－1　宫颈糜烂分度

2. 宫颈肥大　宫颈充血、水肿，腺体和间质增生，有时可见宫颈腺囊肿突起。

3. 宫颈息肉　宫颈局部黏膜增生向外形成赘生物，蒂部位于子宫颈管内，触碰易出血（图 12－2）。

4. 宫颈腺囊肿　在反复的宫颈糜烂与愈合的过程中，新生的鳞状上皮覆盖宫颈腺管口引起腺管口堵塞，腺体内的分泌物引流不畅，潴留而形成囊肿，可有数个（图12－2）。

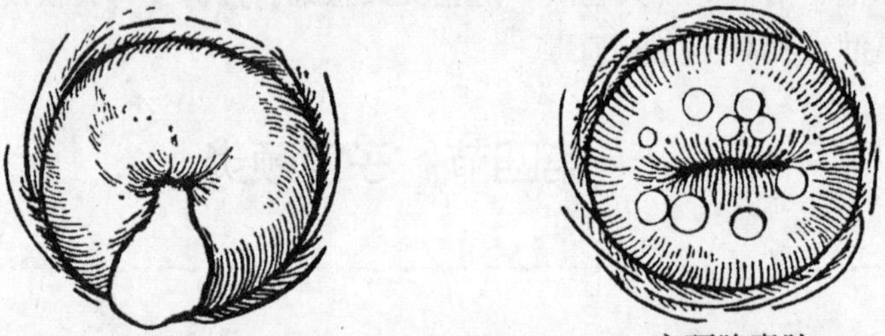

图 12－2　宫颈息肉和宫颈腺囊肿

5. 宫颈黏膜炎　宫颈管内黏膜炎症，局部充血、水肿，可有脓性分泌物。

二、治疗要点

以局部治疗为主。

1. 物理疗法　是目前治疗宫颈糜烂最常用的有效治疗方法。常用激光、冷冻、微波及红外线凝结治疗，治疗后的创面愈合需 3～4 周，病变较深者需 6～8 周。

2. 药物治疗　对局部药物治疗适用于糜烂面积较小和炎症浸润较浅的病例。

3. 手术疗法　息肉摘除术，宫颈腺体囊肿以微波或电灼破坏囊壁。

【护理】

一、护理评估

（一）病史

了解患者的产育史及发病诱因。分娩、流产或手术损伤宫颈后病原体容易侵入引起感染，卫生不良、雌激素缺乏、局部抵抗力下降也可引起慢性宫颈炎。

（二）身体状况

阴道分泌物增多呈乳白色黏液状多见，也可呈淡黄色脓性或血性白带；轻者无症状，重者可伴有腰骶部胀痛或下腹坠胀痛，劳累、经期或性交后加重；宫颈息肉和糜烂者可出现性交后的血性白带；有的伴有尿急、尿频或不孕。妇科检查可有宫颈肥大、不同程度的糜烂、息肉或腺体囊肿。

（三）心理状况

症状轻者常不重视而忽略治疗，症状重者可因不适而焦虑；出现性交后的血性白带者可怀疑癌变导致焦虑甚至恐惧，接受物理治疗或手术治疗时，由于对治疗过程缺乏了解也焦虑不安。

（四）辅助检查

常规行宫颈刮片检查，可筛查癌前病变及早期宫颈癌。有条件的医院可行宫颈液基薄层细胞（TCT）检查；必要时宫颈活检可明确诊断宫颈病变。

二、护理措施

（一）一般护理

解释治疗的必要性及治疗方法，协助做宫颈刮片细胞学检查或宫颈液基薄层细胞检查。

（二）治疗配合

指导患者配合医生做局部治疗，说明物理治疗的注意事项：①治疗时间选择在月经干净后3～7天；②急性生殖器官炎症时为禁忌；③术后有阴道排出物较多，黄水样，术后1～2周脱痂时排出物可有少量出血，如出血多则到医院就诊；④术后保持外阴清洁，2个月内禁止性生活、盆浴和阴道冲洗；⑤一般于2次月经干净后复查。

（三）心理护理

关心、同情患者，告知患者按医嘱规范治疗即可治愈。引导患者说出其担忧的问题和心理感受，并给予安慰；向患者及家属说明目前的病情及所采取的治疗护理措施的目的。

（四）健康指导

注意经期卫生和性卫生，定期妇科检查，发现炎症积极治疗，对急性宫颈炎应彻底治愈，阻断癌前病变；已婚妇女应定期妇检并做宫颈刮片细胞学检查，排除宫颈癌，解除思想负担。

第五节　盆腔炎

案例

沈女士，38岁。孕4产1，人流术3次。白带增多，偶有血性白带，腰骶部酸胀痛3年余，在劳累、性交后或月经期腰骶部酸痛加重，伴有下腹部坠胀痛。近期精神、饮食、睡眠欠佳，大小便正常。盆腔检查：阴道通畅，白带较多，呈乳白色黏液状，子宫后位，两侧宫旁增厚变硬，有压痛。

思考：请说出该患者患了什么疾病？应采取哪些相应的护理措施？

【概述】

盆腔炎是女性内生殖器及其周围结缔组织、盆腔腹膜发生炎症时的统称。炎症可局限于一个部位或同时累及几个部位，最常见的是输卵管炎及输卵管卵巢炎。盆腔炎有急性和慢性两类，生育期妇女多见，是妇科常见疾病。

一、急性盆腔炎

病原体侵入子宫内膜、子宫肌层、输卵管等引起炎症，多为需氧菌、厌氧菌及衣原体混合感染。若治疗不及时，可引起弥漫性腹膜炎、败血症、感染性休克甚至危及生命，或者转为慢性盆腔炎，经久不愈、反复发作。

治疗原则：

1. 抗生素治疗　要早期、足量、联合使用，或根据药敏实验选用敏感的抗生素。
2. 手术治疗　适于药物治疗无效、脓肿较大或疑脓肿破裂者。
3. 支持疗法　卧床休息、避免不必要的妇科检查，以免炎症扩散。

二、慢性盆腔炎

慢性盆腔炎为妇科常见病，常因急性盆腔炎未及时治疗、治疗不彻底或患者体质虚弱、病程迁延所致，亦可无急性盆腔炎病史。慢性盆腔炎病情较顽固，机体抵抗力下降时可有急性发作。

慢性盆腔炎病理类型　主要为结缔组织增生及盆腔粘连。常见类型有：①慢性子宫内膜炎；②慢性输卵管炎、输卵管积水；③输卵管卵巢炎及输卵管卵巢囊肿（图 12－3）。④慢性盆腔结缔组织炎。若炎症蔓延范围广泛，盆腔结缔组织增生、变厚变硬，炎症扩散至盆壁时，可使子宫固定，形成“冰冻骨盆”。若是单侧盆腔结缔组织炎症，子宫可被牵拉向患侧。

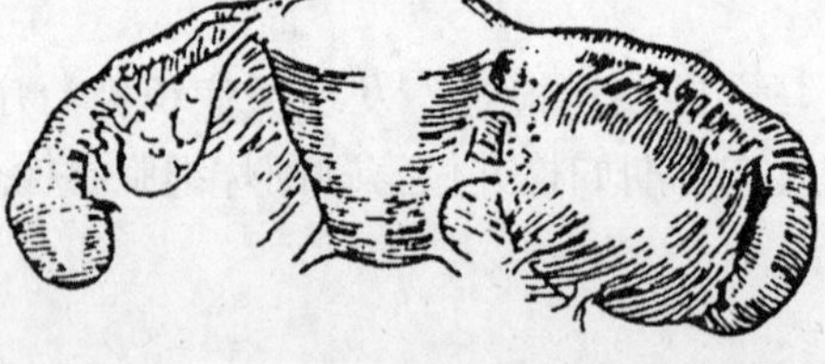

图 12－3　输卵管积水（左）输卵管卵巢囊肿（右）

治疗原则：以综合治疗如中药、物理治疗为主，急性发作时用抗生素治疗，有囊肿或积水而药物治疗无效时可手术治疗。注意锻炼，增强体质。

【护理】

一、护理评估

（一）病史

产后、流产后、宫腔内手术操作后感染、经期卫生不良、性交过频、多个性伴侣。

（二）身体状况见表 12－2。

表 12-2　急性盆腔炎和慢性盆腔炎比较

	急性盆腔炎	慢性盆腔炎
症状	下腹疼痛伴发热及阴道分泌物增多，重者可有寒战、高热、头痛及食欲不振；有时可有尿频、排尿困难或肛门坠胀等局部压迫刺激症状	局部症状为白带增多；下腹部坠胀痛或腰骶部酸胀痛，以性生活、月经前后、劳累时明显；月经量增多，经期延长或继发性痛经；不孕及异位妊娠
体征	急性病容，体温升高，下腹部压痛、反跳痛及肌紧张。阴道有大量脓性分泌物，有臭味；宫颈举痛，子宫压痛、活动受限；双侧附件增厚，压痛明显，于附件区或盆腔后方可触及肿块且有波动感	子宫后倾，活动受限或固定。宫旁一侧或双侧触及条索状增粗有压痛的输卵管，宫旁一侧或双侧扪及活动受限的囊性包块。子宫旁一侧或双侧有片状增厚及压痛，子宫骶韧带增粗、变硬、压痛
治疗	抗生素治疗、手术治疗、支持疗法	采用综合治疗，以物理疗法和中药治疗为主，必要时手术治疗

（三）心理状况

急性盆腔炎的发热、疼痛使患者烦躁不安，因担心治疗效果不佳或转为慢性炎症而焦虑。慢性盆腔炎由于病程长、反复发作或不孕，影响患者的健康、工作及家庭生活，使患者出现焦虑、情绪低落，对治疗缺乏信心。

（四）辅助检查

1. 血常规　检查白细胞升高，脓液或血液细菌培养病原菌，药敏试验指导用药。

2. B超、腹腔镜　有助于盆腔炎性包块的诊断。

3. 输卵管通畅检查。

二、护理措施（表 12-3）

表 12-3　急性盆腔炎和慢性盆腔炎的护理措施

	急性盆腔炎	慢性盆腔炎
一般护理	1. 取半卧位卧床休息，以利炎症局限 2. 多饮水，高蛋白、高热量、高维生素饮食	注意休息，加强营养，劳逸结合，避免过度劳累，坚持科学锻炼，保持愉快心情，增强机体免疫力。做好经期和性生活卫生
病情观察	1. 观察并记录生命体征，定时测 T、P、R、BP，异常者及时报告医生 2. 观察并记录腹痛、阴道分泌物的变化 3. 收集血常规、药敏试验等化验结果	遵医嘱做好中药灌肠、物理治疗过程中护理观察
治疗配合	1. 高热者予物理降温或药物降温 2. 进食少或水电解质紊乱者遵医嘱输液 3. 手术者做好术前、术中、术后的护理配合	1. 中药治疗：红藤汤灌肠 2. 物理疗法：激光、短波、离子渗透等 3. 手术治疗者做好术前、术中、术后护理配合

续表

	急性盆腔炎	慢性盆腔炎
心理护理	关心、同情患者，告知患者按医嘱规范治疗即可治愈。解释疼痛的原因及缓解方法	关心、同情患者，倾听患者的诉说，解释疼痛的原因及缓解方法。解答患者及家属的疑问并讲解保健知识，解除顾虑，增强战胜疾病的信心
健康指导	加强卫生宣教，注意经期、性生活、孕期及产褥期卫生，避免计划外妊娠，减少流产、分娩引起的感染。严格掌握宫腔手术指征，做好术前准备，术时注意无菌操作，术后注意外阴清洁。急性炎症应及时治疗、彻底治愈，防止转为慢性盆腔炎	注意休息，加强营养，劳逸结合，避免过度劳累，坚持科学地锻炼，保持愉快心情，遵医嘱坚持治疗和定期随访

第六节　性传播疾病

性传播疾病是指通过性行为或类似性行为传播的一组疾病。目前我国重点监测、需做疫情报告的性传播疾病有8种，包括梅毒、淋病、尖锐湿疣、非淋菌性尿道炎、艾滋病、软下疳、性病淋巴肉芽肿和生殖器疱疹。传播方式以直接性接触为主，少数是共用生活用品间接接触感染。本节主要介绍前3种，淋病、梅毒、尖锐湿疣的比较见表12-4。

表12-4　淋病、梅毒、尖锐湿疣的比较

	淋病	梅毒	尖锐湿疣
病史	不洁性交、多个性伴侣或接触污染衣物等	同左	同左
病原体	淋病奈瑟菌，对热敏感，100℃立即死亡。一般消毒剂或肥皂液可使其迅速灭活	梅毒螺旋体，煮沸、干燥、肥皂水以及一般的消毒剂，很容易将其杀死	人乳头瘤病毒，耐冷不耐热，对常用抗生素不敏感
身体状况	急性期局部表现：外阴、阴道或宫颈等处充血、潮红、疼痛，有脓性分泌物。全身表现：可有下腹痛，伴发热等 慢性淋病者表现为白带增多、外阴瘙痒、月经过多、腰骶部或下腹部坠胀痛，可伴有尖锐湿疣	一期硬下疳为外阴、阴道等处有单个无痛性硬结，圆形，溃疡后有浆液性渗出物。二期梅毒全身有梅毒疹，三期有全身多器官损害	外阴、阴道赘生物，互相融合向四周扩散，呈乳头状或菜花样突起，质软，无明显不适感。全身无明显症状。

续表

	淋病	梅毒	尖锐湿疣
心理状况	患者因有不洁性生活可能罹患性病而焦虑，或担心受到家属、医务人员歧视而不说出实情或延迟就医，精神紧张，确诊后又会过多关注别人患性病、艾滋病的治疗经验和结局而焦虑不安	同左	同左
治疗	首选头孢曲松钠	首选苄星青霉素	激光或冷冻疗法
护理	严格隔离，患者的内裤、浴具、毛巾等生活用品要煮沸消毒，防止交叉感染。治疗期间避免性生活，注意保持外阴清洁、干燥。性伴侣一同检查，阳性者一并治疗	同左	同左

小　结

女性生殖系统炎症是妇女的常见病，以阴道炎、慢性宫颈炎和慢性盆腔炎最为多见。由于病情迁延难愈，严重影响妇女的身心健康。不同原因引起的炎症特点各不相同，处理也不同，临床护士必须掌握妇科炎症的表现特点，教会患者自我保健、家庭治疗方法，做好健康教育，以预防感染。对发病率逐年上升的性传播疾病，如淋病、梅毒、尖锐湿疣等，要掌握传播方式、疾病的表现特点，做好心理护理等措施，以确保病人早日康复。

自 测 题

一、A1/A2 型题

1. 下列不属于慢性子宫颈炎病理表现的是
   A. 子宫颈腺体囊肿
   B. 子宫颈息肉
   C. 子宫颈肥大
   D. 子宫颈糜烂
   E. 子宫颈陈旧裂伤

2. 某患者外阴阴道假丝酵母菌病咨询内裤处理方法，下列合适的是
   A. 食醋浸洗
   B. 日光暴晒
   C. 煮沸
   D. 紫外线消毒
   E. 保持干燥

3. 妇科门诊，某已婚妇女自诉：白带增多，呈泡沫状，灰黄色，质稀薄，有腥臭味，外阴瘙痒伴灼热感 9 天。检查：阴道黏膜充血（＋＋），有散在红色斑点。给此位患者做阴道灌洗选择的溶液应为
A. 0.5％醋酸
B. 4％碳酸氢钠
C. 1∶2000 苯扎溴铵
D. 1∶5000 高锰酸钾
E. 1∶1000 呋喃西林

4. 老年性阴道炎进行阴道灌洗常用的药液是
A. 1％乳酸
B. 2％～4％碳酸氢钠
C. 0.1％苯扎溴铵
D. 0.1％呋喃西林
E. 生理盐水

5. 感染外阴尖锐湿疣的微生物是
A. 滴虫
B. 金黄色葡萄球菌
C. 链球菌
D. 真菌
E. 人乳头状瘤病毒

6. 某绝经后妇女又出现不规则阴道流血，为排除子宫内膜癌，应尽早去医院做的辅助检查项目是
A. 宫颈刮片细胞学检查
B. 阴道分泌物悬滴检查
C. X线摄片
D. 分段诊断性刮宫
E. 阴道后穹窿穿刺

7. 下列针对外阴阴道假丝酵母菌病患者指导措施不正确的是
A. 内裤应煮沸消毒
B. 孕妇无需治疗，选择剖宫产终止妊娠即可
C. 2％碳酸氢钠坐浴后阴道用药效果更好
D. 治疗期间禁止进入公共游泳池
E. 性伴侣无症状者无需治疗

8. 阴道灌洗时不妥的做法是
A. 滴虫阴道炎的患者选择 2％碳酸氢钠溶液作为灌洗液
B. 灌洗液温度控制在 40℃左右
C. 灌洗筒与床沿的距离不超过 70cm
D. 患者排空膀胱后取膀胱截石位
E. 月经期不宜行阴道灌洗

9. 关于急性盆腔炎，说法不正确的是
A. 取半卧位卧床休息
B. 给予高蛋白、高热量、高维生素流质、半流质饮食
C. 抗生素治疗为主要治疗手段
D. 可疑脓肿破裂者需立即剖腹探查
E. 加强妇科检查次数以判断病情

10. 急性淋病的最早症状为
A. 腹痛
B. 发热
C. 外阴瘙痒
D. 稀薄泡沫样白带增多
E. 尿痛、尿频、排尿困难

11. 急性盆腔炎的病因不包括
A. 经期卫生不良
B. 流产后感染
C. 宫腔内手术操作后感染
D. 阑尾炎直接蔓延
E. 饮食不洁

二、A3/A4 型题

（12～14 题共用题干）

妇科门诊，一 35 岁的已婚女性，主诉外阴瘙痒。阴道检查时见白带多而稀薄，呈灰黄色泡沫状，擦去白带见阴道黏膜有散在的红点。

12. 根据这位女患者的临床表现，考虑必须做的检查项目是
    A. 血常规
    B. 白带常规
    C. B 超
    D. 阴道脱落细胞检查
    E. 阴道分泌物悬滴检查

13. 阴道分泌物化验报告提示找到活的滴虫，护士向该患者讲解滴虫性阴道炎的传播途径，需重点强调的是
    A. 公共浴池
    B. 性交传播
    C. 公用坐式便器
    D. 游泳池
    E. 不洁妇检器械

14. 患者了解传播途径后，询问护士如何彻底治愈该病。护士进一步做健康教育，但不包括
    A. 用药后月经干净需复查白带
    B. 治疗期间需避孕
    C. 连续 3 次白带复查阴性为治愈
    D. 督促性伴侣来医院检查
    E. 只有配偶同治才能根治

三、B 型题

（15～17 题共用备选答案）

A. 宫颈糜烂
B. 宫颈肥大
C. 宫颈息肉
D. 宫颈腺囊肿
E. 黄素囊肿

15. 宫颈外口处的宫颈阴道部外观呈颗粒状的红色区为
16. 炎症长期刺激使宫颈局部黏膜增生形成
17. 物理治疗效果好

（谢红华）

第十三章　月经失调患者的护理

学习目标

1. 掌握功能失调性子宫出血、痛经、绝经综合征的身体状况评估及护理措施。
2. 熟悉功能失调性子宫出血、闭经、痛经、绝经综合征的身体状况评估；治疗原则和护理。
3. 了解上述月经失调妇女的病史、辅助检查及心理状况评估。

月经失调是妇科常见病，临床主要表现为月经周期或经期长短不一、流血量的异常或伴发某些异常的症状，可由器质性病变或月经调节机制失常引起。常见的有功能失调性子宫出血、痛经、闭经、绝经综合征等。

第一节　功能失调性子宫出血

案例

患者，18岁，高三女生，阴道不规则流血6月余，出血较多3日来院就诊。14岁初潮，月经周期2～5个月不等，经期7～11日，经量多、伴有血块，无痛经。近期考试较多，精神比较紧张、睡眠欠佳，大小便正常，无异常白带。

思考：1. 应考虑是什么病？

2. 请说出相应的护理措施。

【概述】

功能失调性子宫出血（简称功血），是由于调节生殖的神经内分泌机制失常引起的异常子宫出血，而全身及内外生殖器官无明显器质性病变存在。表现为月经周期长短不一、经期延长、经量过多或不规则阴道流血。可发生于月经初潮至绝经间的任何年龄。

分为无排卵性和有排卵性功血两类：

1. 约85%的患者为无排卵性功血，多见于青春期和绝经过渡期。

2. 排卵性功血多见于育龄期妇女。虽有排卵功能，但黄体功能异常，分为黄体功能不足和子宫内膜不规则脱落两种类型。

治疗原则：出血阶段应迅速有效地止血及纠正贫血，血止后尽可能明确病因，根据病因进行治疗，选择合适方案控制止血，预防复发及远期并发症。①无排卵性功血：青春期和生育期患者以止血、调整周期、促排卵为原则；绝经过渡期患者以止血、调整周期、减少经量、防止子宫内膜癌变为原则。②排卵性功血：黄体功能不足的治疗原则是促进卵泡发育，刺激黄体功能及黄体功能替代；子宫内膜不规则脱落治疗原则为调节下丘脑-垂体-卵巢轴的功能，使黄体及时萎缩，内膜按时脱落。

【护理】

一、护理评估

（一）病史

1. 无排卵性功血　多见于青春期和绝经过渡期妇女。①前者因下丘脑-垂体-卵巢轴调节功能尚未健全；②后者因卵巢功能衰退，卵巢对促性腺激素敏感性降低，卵泡在发育过程中因退行性变而不能排卵；③部分育龄期妇女可因内外环境暂时改变，如劳累、应激、流产、手术或疾病等引起短暂无排卵；④亦可因肥胖、多囊卵巢综合征、高泌乳素血症、使用性激素不当或含有性激素的药物史导致卵巢功能紊乱而不排卵。

2. 排卵性功血　①黄体功能不足原因在于神经内分泌调节功能紊乱，导致卵泡期 FSH 缺乏，卵泡发育缓慢，雌激素分泌减少，正反馈作用不足，LH 峰值不高，使黄体发育不全、功能不足。②子宫内膜不规则脱落者由于下丘脑-垂体-卵巢轴调节功能紊乱或黄体功能异常引起萎缩过程延长。

（二）身体状况见表 13-1。

表 13-1　无排卵性功血和排卵性功血临床表现比较

	无排卵性功血	排卵性功血
临床表现	常见的症状是子宫不规则出血，特点是月经周期紊乱，经期长短不一，出血量时多时少，甚至大量出血。有时有数周至数月停经，然后出现不规则出血，血量往往较大，持续 2～3 周甚至更长时间，不易自止。一般无腹痛和其他不适	①黄体功能不足者表现为月经周期缩短，月经频发。不孕或早期流产发生率高 ②子宫内膜不规则脱落者，表现为月经周期正常，但经期延长，且出血量多，有时为少量淋漓不尽的出血

（三）心理状况

青春期患者常因害羞延误就诊，伴贫血等其他症状而焦虑；育龄期妇女常因不孕或早期流产而焦虑；围绝经期妇女则常因疗效欠佳或怀疑患肿瘤而焦虑、紧张甚至恐惧。

（四）辅助检查

1. 诊断性刮宫　已婚妇女行诊断性刮宫，以评估子宫内膜是增生期变化还是分泌期变化，诊刮时间应在经前期或月经来潮 6 小时内进行；怀疑子宫内膜脱落不全，诊刮时间应在月经周期第 5 天；不规则出血者随时诊刮。

2. B 超检查　了解子宫内膜厚度及生殖器官有无器质性病变。

3. 宫腔镜检查　直接观察子宫内膜情况。

4. 卵巢功能检查　①宫颈黏液结晶检查；②基础体温测定；③阴道脱落细胞涂片；④激素测定。

二、护理措施

（一）一般护理

1. 卧床休息　出血多时要患者卧床休息，避免晕厥或休克。

2. 加强营养　注意补充铁剂、维生素 C 和蛋白质，向患者推荐含铁丰富的食物，避免剧烈活动与劳累。

（二）病情观察

1. 观察患者面色、血压、脉搏、呼吸及阴道流血情况。发现阴道流血的量过多有休克征兆时立即报告医生。

2. 定时送检血液化验，发现异常报告医生。

3. 加强营养，改善全身状况。补充铁剂、维生素 C 和蛋白质。

（三）治疗配合

1. 协助医生迅速止血　性激素止血：对大量出血的患者，要求在性激素治疗 6～8 小时内见效，24～48 小时内出血基本停止，若 96 小时以上仍不止血，应考虑有器质性病变存在。常用的有孕激素、雌激素、雄激素、抗前列腺素等。

2. 调整月经周期　常用方法有雌-孕激素序贯疗法。

3. 促进排卵　适用于青春期功血或育龄期功血尤其不孕的患者，可从根本上防止功血复发。常用的药物有 CC、HCG、HMG、GnRHa 等。

4. 手术护理　刮宫术最常用，既能明确诊断，又能迅速止血。是药物治疗无效或存在子宫内膜癌高危因素患者的有效止血方法。适用于年龄＞35 岁者，绝经过渡期出血患者激素治疗前宜常规刮宫。

（四）心理护理

鼓励患者表达内心感受，帮助澄清错误认识，缓解焦虑。缓解恐惧心理，陪伴在患者身旁，解释出血的原因及各项治疗操作，并给予同情和鼓励，以增加安全感。参与抢救时，护士应冷静、敏捷，积极配合医生采取各种有效的治疗措施。

（五）健康指导

加强营养，注意休息，保持心情舒畅；强调严格遵医嘱用药的必要性，避免药物使用不当导致异常出血；月经期避免剧烈活动，禁止盆浴及性生活，保持会阴清洁。

第二节　闭　经

【概述】

闭经是妇科疾病中常见症状。分为原发性和继发性两类。原发性闭经是指年龄超过 16 岁，第二性征已发育，或年龄超过 14 岁，第二性征尚未发育，且无月经来潮者称为原发性闭经；继发性闭经是指以往曾建立正常月经，但以后因某种病理性原因而月经停止 6 个月以上者，或按自身原来月经周期计算停经 3 个周期以上者称为继发性闭经。生理性闭经如青春期前、妊娠期、哺乳期、绝经后的无月经，不在本节叙述。

治疗原则：改善全身健康状况和心理状态，积极治疗原发病，补充激素不足，手术治疗生殖器畸形、粘连、肿瘤。

【护理】

一、护理评估

（一）病史

了解患者的月经史、婚育史及引起闭经的原因。原发性闭经少见，多为遗传或先天因素所致，要了解家族史，注意生殖器官和第二性征发育情况；继发性闭经多见，病因复杂，详细了解月经史，已婚者有无不孕、流产或产后出血史。根据月经调节轴，按病变部位将闭经分为下丘脑性闭经、垂体性闭经、卵巢性闭经、子宫性闭经几种。下丘脑性闭经为最常见的闭经类型，以功能性原因为主，在以下情况如紧张应激、环境突变、过度劳累、体重下降、营养缺乏、剧烈运动及长期使用避孕药或利血平等药物时出现的闭经。

（二）身体状况

了解患者的闭经时间、类型、伴随症状。注意患者全身情况、发育和营养、精神状态等。体格检查注意身高和体重、四肢与躯干比例、第二性征发育（毛发分布、乳房发育情况及有无泌乳）等有无异常。

（三）心理状况

患者可因闭经对健康、性生活、生育等造成的可能影响而焦虑，担心治疗效果欠佳而情绪低落或焦虑又加重闭经。

（四）辅助检查

1. 子宫功能检查　①诊断性刮宫；②子宫输卵管碘油造影；③宫腔镜检查；④药物撤退试验。

2. 卵巢功能检查　基础体温测定、B超卵泡监测、宫颈黏液结晶检查、阴道脱落细胞学检查、血甾体激素测定、卵巢兴奋实验。

3. 垂体功能检查　①血PRL、FSH、LH测定；②垂体兴奋试验；③影像学检查。

4. 其他检查　染色体核型分析、甲状腺功能检查、肾上腺功能检查。

二、护理措施

（一）一般护理

积极治疗全身性疾病，鼓励患者保证睡眠，坚持锻炼，增强体质，补充营养，进食高蛋白、高维生素的易消化的食品，保持正常体重。肥胖闭经者应低热量饮食，控制体重。

（二）病情观察

1. 观察患者情绪变化，有无精神因素引起的闭经。了解体重增减的时间与闭经的关系。

2. 对人工流产或刮宫后的闭经患者，注意阴道流血情况及月经改变。观察甲状腺是否肿大、血糖是否增高等。

（三）治疗配合

1. 性激素替代治疗　遵医嘱指导合理用药，明确病变部位及病因后给予相应激素治疗。

2. 心理治疗　精神因素所致闭经，应行心理疏导。

3. 病因治疗　手术治疗者做好术前、术中、术后的护理配合。

（四）心理护理

通过与患者接触及交谈，了解患者对月经生理知识需求程度，介绍闭经的诊疗程序，促使患者正确认识闭经与女性特征、生育及健康的关系，引导患者说出其担忧的问题和心理感受，并给予安慰；向患者及家属说明目前的病情及所采取的治疗护理措施的目的。

（五）健康指导

加强月经生理知识教育，告知患者精神紧张、过度劳累、体重下降等均可使内分泌调节功能紊乱而发生闭经，鼓励患者保持心情舒畅，注意适当增加营养，加强锻炼，增强体质。

第三节 痛 经

【概述】

凡在行经前后或月经期出现下腹疼痛、坠胀伴腰酸及其他不适，严重影响生活、工作质量者称为痛经。痛经分为原发性与继发性痛经。原发性痛经指生殖器官无器质性病变的痛经，又称功能性痛经，其发生可能与月经期子宫内膜释放前列腺素（PGF2a）增多有关，还受内分泌、遗传、免疫、精神神经等因素的影响；继发性痛经指盆腔器质性病变引起的痛经，如子宫内膜异位症。本节仅叙述原发性痛经。

治疗原则：以解痉、镇痛等对症治疗为主，并注意心理治疗，避免精神刺激和过度劳累。

【护理】

一、护理评估

（一）病史

了解患者的月经史、婚育史及引起痛经的原因。原发性痛经常见于青少年，多发生在有排卵的月经周期，精神紧张、恐惧、寒冷刺激及经期剧烈运动可加重疼痛。确定疼痛的性质、程度，与年龄、月经史及与月经的关系、伴随症状和缓解疼痛的方法等。

（二）身体状况

1. 下腹疼痛是主要症状，多自月经来潮后开始，最早出现在月经来潮前 12 小时，以月经第 1 日疼痛最剧烈，持续 2～3 日后逐渐缓解。疼痛呈痉挛性，多位于下腹正中，常放射至腰骶部，可伴面色苍白、出冷汗、恶心、呕吐、腹泻、头晕、乏力等。痛经多于月经初潮后 1～2 年发病。

2. 妇科检查 生殖器官未发现器质性病变。

（三）心理状况

患者缺乏痛经的相关知识，担心痛经可能影响健康及婚后的生育能力，表现为情绪低落、焦虑；伴随着月经的疼痛，常会使患者抱怨自己的性别。

（四）辅助检查

B 超检查生殖器官无器质性病变。必要时子宫输卵管碘油造影、宫腔镜检查等。

二、护理措施

1. 卧床休息 适当休息，疼痛明显时局部热敷或按摩下腹部，喝热汤或热水等，满足患者生活需要，如洗漱、进食、穿脱衣服、大小便等。

2. 遵医嘱对症用药 常用药物有前列腺素合成酶抑制剂如吲哚美辛（消炎痛）、布洛芬，解痉药阿托品，非麻醉性镇痛药，中药或针灸止痛，要求避孕的痛经妇女可选用口服避孕药。

3. 心理支持 讲解有关痛经的知识及缓解疼痛的方法，使患者了解月经期下腹坠胀、腰酸、头痛等轻度不适是生理反应。原发性痛经属功能性痛经，不影响生育，生育后痛经可缓解或消失，从而消除其紧张焦虑情绪。

4. 健康教育　月经是正常女性的生理现象，经期应保持精神愉快，注意经期外阴清洁卫生，避免淋雨、游泳、性生活、冷水浴，要防寒保暖，避免剧烈运动及过度劳累，在月经来潮前 3～5 天内饮食宜以清淡易消化吸收的食物为主，保持大便通畅；进行有氧锻炼，增强体质，保持健康身体；积极治疗慢性疾病。

第四节　绝经综合征

【概述】

绝经是每一个妇女生命进程中必然发生的生理过程，提示卵巢功能衰退，生殖功能终止。绝经过渡期是指围绕妇女绝经前后的一段时期，即从绝经前出现与绝经有关的内分泌、生物学和临床特征起，至最后一次月经后 1 年。

绝经综合征是指妇女在绝经前后由于卵巢功能衰退，雌激素水平波动或下降所致的以自主神经功能紊乱为主，伴有神经心理症状的一组症候群。多发生于 45～55 岁，约 2/3 的妇女可出现程度不同的低雌激素血症引发的一系列症状。绝经分为自然绝经和人工绝经。自然绝经指卵巢内卵泡生理性耗竭所致的绝经；人工绝经指双侧卵巢经手术切除或受放射线损坏等导致的绝经，更易发生绝经综合征。

治疗原则：①加强精神心理治疗及体育锻炼，补充维生素 D、钙剂，必要时选用镇静剂、谷维素等。②性激素替代治疗（HRT）：补充雌激素是关键，可改善症状、提高生活质量。

【护理】

一、护理评估

（一）病史

随年龄增长卵巢功能减退、卵巢切除或放射治疗损伤卵巢，致使雌激素水平下降，是引起绝经综合征的主要原因。评估患者的发病年龄、职业、文化水平及性格特征；月经情况及婚育史；有无卵巢切除或盆腔肿瘤放疗、心血管疾病及其他内分泌疾病史。

（二）身体状况

1. 症状

（1）月经紊乱：是常见症状，约半数以上妇女出现 2～8 年无排卵性月经，表现为月经频发、不规则子宫出血或月经稀发（月经周期超过 35 天）以致绝经，少数妇女可突然绝经。

（2）血管舒缩症状：血管功能不稳定，出现潮热、出汗为特征性症状，潮热从胸前开始涌向头部，然后面部发红、出汗，持续时间一般 1～3 分钟，每日发作数次，潮热与外界温度无明显关系。自然绝经者潮热发生率超过 50%。此症状可持续 1 年至数年。患者可有血压升高或波动、假性心绞痛，症状发生易受精神因素影响。

（3）心血管疾病：部分妇女冠心病、高血压和脑出血的发生率及死亡率逐渐增加。

（4）骨质疏松：部分妇女因骨质疏松而出现腰酸背痛，骨骼压缩、身材变矮，严重者可致骨折。

（5）泌尿生殖道症状：出现阴道干燥、性交困难及老年性阴道炎，排尿困难、尿急、尿失禁及反复发作的尿路感染。

（6）精神神经症状：常有焦虑、抑郁、激动、喜怒无常、脾气暴躁、记忆力下降、注意力不集中、失眠多梦等。

2. 体征　全身检查注意血压、精神状态及心脏功能；妇科检查注意生殖器官有无萎缩、炎症及张力性尿失禁。

（三）心理状况

围绝经期妇女因家庭和社会环境的变化，如子女离家自立、父母年老或去世、自己健康与容貌改变、丈夫工作地位改变等，身体与精神负担加重，更易引起忧虑、多疑、孤独等情绪改变。

（四）辅助检查　根据患者的具体情况不同，可选择血、尿常规，心电图及血脂检查，B超、宫颈刮片及诊断性刮宫、激素测定、骨质检查等。

二、护理措施

（一）一般护理

合理饮食，进食低脂、低盐、高蛋白、高维生素、高钙、高铁的饮食，注意多样化。避免烟酒、少喝咖啡、浓茶等。

（二）治疗配合

指导应用性激素替代治疗

1. 适应证　主要用于治疗雌激素缺乏所致的潮热多汗、精神症状、老年性阴道炎、尿路感染，预防存在高危因素的心血管疾病、骨质疏松等。短期用药主要是缓解绝经过渡期症状，1个月起效，症状消失后即可停药；长期用药用于防治骨质疏松症，至少持续5～10年以上，应定期随访。

2. 药物选择及用法　在医生指导下使用，尽量选用天然性激素，剂量个体化，以最小有效量为佳。雌激素制剂常用尼尔雌醇、妊马雌酮，孕激素制剂常用甲羟孕酮。采用雌孕激素序贯用药或联合用药，口服或经胃肠道外途径，如经阴道、皮肤或皮下埋置给药。

3. 禁忌证　原因不明的子宫出血、肝胆疾病、血栓性静脉炎及乳腺癌等禁用。

4. 注意事项

(1) 雌激素剂量过大可引起乳房胀痛、白带增多、头痛、水肿、色素沉着、体重增加等，可酌情减量或改用雌三醇；

(2) 用药期间可能发生异常子宫出血，多为突破性出血，但应排除子宫内膜癌。

(3) 较长时间使用雌激素可能影响肝功能，应定期复查肝功。

(4) 单一雌激素长期应用，可使子宫内膜癌危险性增加，雌孕激素联合用药能够降低风险。是否增加乳癌的危险性尚无定论。

（三）心理护理

绝经过渡期是“多事之秋”，许多疾病都有可能“乘虚而入”，家庭和社会都应当关心和体谅处于这一时期的妇女。使患者及家属了解绝经过渡期是必经的生理过程，内分泌改变可导致精神神经症状。介绍减轻压力的方法，鼓励患者参与社会活动及体育锻炼，从而改变患者的认知、情绪和行为，使其正确评价自己；引导患者说出其担忧的问题和心理感受，并给予安慰；向患者及家属说明目前的病情及所采取的治疗护理措施的目的。解释绝经过渡期的常见问题及处理方法。

（四）健康指导

坚持体育锻炼，多参加社会活动；定期健康体检，积极防治绝经过渡期妇女常见病和多发病，如糖尿病、冠心病、阴道炎、尿失禁、肿瘤及骨质疏松等；宣教雌激素替代治疗的相关知识。

小　结

月经失调是妇科常见病，临床主要表现为月经周期或经期长短、流血量异常或伴发某些异常症状，可由器质性病变或月经调节机制失常引起。常见的有功能失调性子宫出血、痛经、闭经、绝经综合征。以对症治疗为主。护士要教会患者性激素的使用方法和注意事项，避免造成月经越治越乱的后果，使患者恢复正常月经。

自 测 题

一、A1/A2 型题

1. 绝经是指月经完全停止超过
   A. 3 个月
   B. 6 个月
   C. 9 个月
   D. 1 年
   E. 2 年

2. 女性围绝经期出现一系列性激素减少所致症状的原因是
   A. 下丘脑功能衰退
   B. 垂体功能衰退
   C. 卵巢功能衰退
   D. 子宫功能衰退
   E. 肾上腺功能衰退

3. 导致功能失调性子宫出血的病因不包括
   A. 精神紧张
   B. 营养不良
   C. 子宫肌瘤
   D. 过度劳累
   E. 气候骤变

4. 最常见的继发性闭经是
   A. 阴道性闭经
   B. 子宫性闭经
   C. 卵巢性闭经
   D. 垂体性闭经
   E. 下丘脑性闭经

5. 席汉综合征引起的闭经可称为
   A. 下丘脑性闭经
   B. 垂体性闭经
   C. 卵巢性闭经
   D. 子宫性闭经
   E. 原发性闭经

6. 了解功能失调性子宫出血的患者是否有排卵，最简便的辅助检查项目是
   A. 白带常规
   B. 宫颈刮片
   C. 诊断性刮宫
   D. 基础体温测定
   E. 子宫镜检

7. 精神因素导致的闭经称为
   A. 下丘脑性闭经
   B. 垂体性闭经
   C. 卵巢性闭经
   D. 子宫性闭经
   E. 原发性闭经

8. 青春期少女向护理人员咨询月经生理情况，回答欠妥的是
   A. 月经周期 28～30 天

B. 经期持续 5～7 天
C. 月经血暗红色
D. 月经血不凝固
E. 月经量 80～100ml

9. 无排卵性功能失调性子宫出血的临床表现不包括
A. 不规则子宫出血
B. 贫血
C. 基础体温呈单相型
D. 经前宫颈黏液出现羊齿植物叶状结晶
E. 痛经

10. 原发性痛经的临床特点不包括
A. 以下腹疼痛多见
B. 见于青少年女性
C. 呈阵发性痉挛性疼痛
D. 腹部热敷可以缓解疼痛
E. 经期结束前疼痛最剧烈

二、A3/A4 型题

（11～12 题共用题干）

患者，16 岁。月经周期 25～45 天，经期 7～15 天，量多。贫血貌，基础体温呈单相型，查无内外生殖器官器质性疾病。

11. 该患者目前最好的止血措施是
A. 诊断性刮宫
B. 子宫切除
C. 静脉用止血药
D. 雌、孕激素序贯疗法
E. 大剂量孕激素

12. 护理人员进行健康指导时，不妥的说法是
A. 勤换内裤，保持外阴清洁干燥
B. 多卧床休息
C. 进食高蛋白、高维生素、富含铁剂的食物
D. 严格遵医嘱服药，不得擅自停药
E. 用药期间出现阴道流血是正常现象，无需处理

三、B 型题

（13～16 题共用备选答案）
A. 月经周期规则，但周期缩短
B. 月经间隔时间正常，经期延长
C. 停经超过 6 个月
D. 月经周期不规则，无痛经，基础体温单相型
E. 继发性进行性痛经

13. 闭经
14. 黄体功能不足
15. 子宫内膜不规则脱落
16. 无排卵性功能失调性子宫出血

（17～18 题共用备选答案）
A. 止血、调整周期、促进卵巢功能恢复和排卵
B. 补充血容量、分段诊断性刮宫
C. 子宫切除
D. 化疗
E. 放疗

17. 患者女性，15 岁，停经 3 个月余，阴道持续流血达半个月，头晕、乏力、气短，由家属抬入病房，初步诊断“无排卵性功血，继发性重度贫血”。该患者适宜的处理原则是

18. 患者女性，45 岁，生育史：2-0-2-2，因停经 2 个月余，随后阴道多量流血 10 天入院。血常规示 RBC 1.2×10^{12}/L，Hb65g/L。该患者目前首要的处理手段是

（谢红华）

第十四章　滋养细胞疾病患者的护理

学习目标

1. 掌握葡萄胎、侵蚀性葡萄胎和绒毛膜癌患者的身心评估及护理措施要点；常见的化疗副反应及化疗患者的护理。
2. 熟悉葡萄胎、侵蚀性葡萄胎和绒毛膜癌三者的主要区别点。
3. 了解葡萄胎、侵蚀性葡萄胎和绒毛膜癌的概述、病史、辅助检查；化疗药物的种类和作用机制。

滋养细胞疾病是由胎盘绒毛滋养层细胞过度增生而引起的一组疾病。根据滋养细胞增生程度、有无绒毛结构、侵蚀能力及其生物特性，分为葡萄胎、侵蚀性葡萄胎和绒毛膜癌3种。

第一节　葡萄胎

案例

患者，女，24岁。孕2产0，停经2个月，不规则阴道流血2天。停经40天时出现恶心、呕吐现象，早孕检查结果为阳性。2天前无诱因出现少量、暗红色不规则阴道流血，无明显腹痛，半小时前突然阴道流血量增加，色鲜红，并伴有水泡状物排出。妇科检查：外阴、阴道血染，子宫增大，宫底位于脐下1横指，未闻及胎心。

思考：1. 初步考虑是什么疾病？为明确诊断应做哪些检查？
　　　2. 对该患者应做哪些应急护理措施？

【概述】

葡萄胎是因妊娠后胎盘绒毛滋养细胞过度增生，绒毛变成大小不等的半透明水泡，相连成串，形似葡萄而得名，又称水泡状胎块（图14－1）。因其病变局限于子宫腔内，不侵入肌层，也不发生远处转移，属于良性滋养细胞疾病，可发生在生育期任何年龄，＞40岁或＜20岁及多产妇多见。

由于滋养细胞产生大量绒毛膜促性腺激素，刺激卵泡过度黄素化，形成卵巢黄素囊肿。绝大部分为完全性葡萄胎，少部分为部分性葡萄胎。

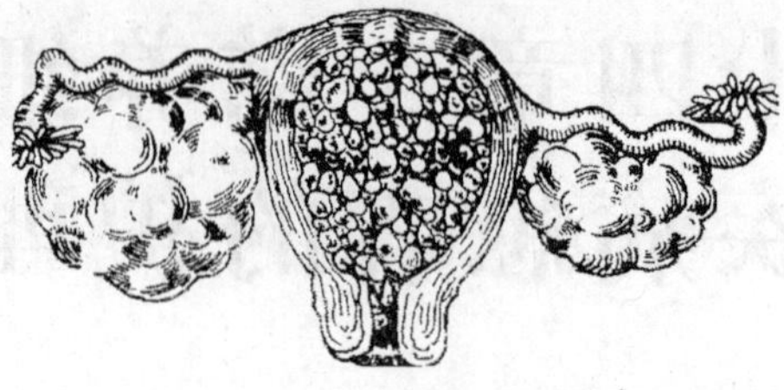

图 14-1　葡萄胎和双侧卵巢黄素囊肿

治疗原则：一经确诊，应迅速清除宫腔内容物，以防组织物自发性脱落而引起大出血。采用吸宫术，术后 1 周行第 2 次刮宫。每次刮出物送病理检查。术后给予抗生素预防感染。必要时做预防性化疗。若子宫增大迅速，年龄>40 岁而无再生育要求者，可行子宫切除。

知识链接

哪些患者需做预防性化疗？

①年龄>40 岁者；②葡萄胎排出前血中 β-HCG 值异常升高者；③葡萄胎清除后 HCG 下降缓慢，甚至持续不下降或下降后又上升者；④刮出的葡萄组织以小葡萄为主者；⑤有咯血史者；⑥无条件随访者。

【护理】

一、护理评估

（一）病史

葡萄胎的病因至今未明，目前认为其发生与染色体变异、营养状况、年龄、种族等因素有关。应询问患者的年龄、生育史、孕产史及既往史，尤其是曾患滋养细胞疾病病史及时间等。

（二）身体状况

1. 症状

(1) 停经后阴道流血：阴道流血是最常见的症状，多数患者在停经 12 周左右发生不规则阴道出血。血量时多时少，开始多为暗红色、少量，反复发生，逐渐增多或突然大量出血，可伴有水泡样组织排出。流血量多或持续时间较长的患者，应询问有无头晕、心悸等不适。

(2) 妊娠呕吐及妊娠期高血压疾病：部分患者妊娠呕吐及妊娠期高血压疾病出现较早、较重，且持续时间较长。

(3) 腹痛：阴道流血前患者可出现阵发性腹部隐痛，如卵巢囊肿蒂扭转或破裂可发生急性腹痛。

2. 体征

(1) 子宫异常增大、变软：在耻骨联合上方可触及增大的子宫，子宫大于停经月份，质柔软，但当子宫达妊娠20周大小时，仍自觉无胎动，听不到胎心音。

(2) 卵巢黄素化囊肿：有时可扪及一侧或两侧卵巢呈囊性增大。

(3) 注意测量血压，观察有无贫血貌及水肿。

(三) 心理状况

患者及其家属会为今后能否生育正常孩子而担忧，且害怕恶变。

(四) 辅助检查

1. 绒毛膜促性腺激素（HCG）测定

2. B超检查　宫腔内无妊娠囊，无胎儿结构及胎心搏动，宫腔内见“落雪状”图像是葡萄胎的特异性征象。

二、护理措施

(一) 一般护理

1. 保持环境清洁，注意室内通风及消毒。

2. 阴道出血期间，加强外阴部清洁消毒护理，每日用消毒液擦洗外阴2次，勤更换消毒会阴垫。

(二) 病情观察

1. 密切观察生命体征、腹痛及阴道流血情况，注意检查阴道排出物内有无水泡状组织，保留会阴垫，以估计出血量。如发现患者阴道大出血，应及时测量血压、脉搏、呼吸，建立静脉通路，并立即报告医生，做好急诊手术准备。

2. 遵医嘱留晨尿或抽血做HCG含量测定。

(三) 治疗配合

1. 做好清宫术护理　术前遵医嘱建立静脉通路，配血备用，备齐宫缩剂及其他抢救药物和物品；术中严密观察生命体征、腹痛情况，特别注意出血量，并及时报告医生；术后护送患者到观察室或病房休息，继续观察生命体征及阴道流血情况等。

2. 刮出的组织物送病理检查（选择水泡小或靠近宫壁的组织）。

3. 术后遵医嘱给予抗生素预防感染。

4. 做好有关对症护理，如妊娠期高血压疾病、卵巢黄素囊肿扭转、子宫切除及化疗患者的护理。

(四) 心理护理

耐心倾听患者的诉说，对患者的感受表示同情，向患者及家属讲解疾病的基本知识、治疗方法等，做到知情同意。向患者介绍治愈成功并生育健康孩子的事例，以解除顾虑，增强信心。提议家属多关心和陪伴患者，使患者在心理上得到安慰和鼓励。

(五) 健康指导

1. 告知患者保证充足的睡眠及营养均衡的饮食。

2. 嘱患者清宫术后禁止性生活1个月，以预防感染。

3. 嘱患者避孕2年，避孕方法宜选用阴茎套或阴道隔膜，不宜采用宫内节育器及避孕药。

4. 葡萄胎患者约有10%～25%会产生恶变，因此，嘱患者要定时随访。

(1) 随访时间：清宫术后每周复查1次HCG，直至持续3次均在正常水平，此后每月一次，持续半年后改为3个月一次，第2年起改为半年一次。随访至少持续2年。

(2) 随访内容：随访最重要的内容是查血、尿中的HCG含量；同时询问有无不规则阴道流血、咳嗽、咯血等症状；妇科检查了解阴道有无紫蓝色结节、子宫复原情况、黄素囊肿是否消退；做胸部X线检查。

(3) 嘱患者平时自我观察，如阴道流血过多，或出现不明原因的咳嗽、胸痛、血痰、甚至咯血等症状，应及时到医院就诊。

第二节　侵蚀性葡萄胎及绒毛膜癌

案例

患者，女，41岁。6个月前因葡萄胎行清宫术，术后4个月复查HCG正常后未再复查，月经基本正常。近2周出现不规则少量阴道流血，色暗红，1周前出现咳嗽、胸痛。妇科检查：外阴、阴道血染，宫颈光滑，子宫如孕50^+天大小、软，双侧附件未扪及明显异常。

思考：1. 应考虑是什么病？

2. 应做哪些检查有助于诊断？

【概述】

侵蚀性葡萄胎和绒毛膜癌均属于恶性滋养细胞疾病。侵蚀性葡萄胎，是指葡萄胎组织侵入子宫肌层或经血行转移至子宫以外的器官，引起组织破坏的一种恶性滋养细胞疾病（图14-2）。其恶性程度不高，多数仅造成局部侵犯，约4%患者发生远处转移，预后较好。绒毛膜癌简称绒癌，是恶变的滋养细胞散在地侵蚀子宫肌层或转移至其他器官，造成破坏以致患者死亡的一种恶性程度最高的滋养细胞疾病。其侵蚀破坏力强，早期就可以通过血液转移至全身各个组织器官，引起大量出血和坏死，预后差。

治疗原则：化疗为主，手术为辅。

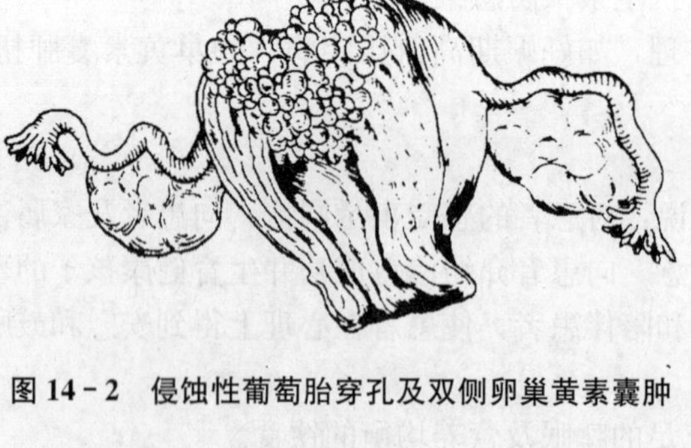

图14-2　侵蚀性葡萄胎穿孔及双侧卵巢黄素囊肿

【护理】

一、护理评估

（一）病史

了解患者的孕产史及发病原因。侵蚀性葡萄胎仅继发于葡萄胎之后，大多数发生在葡萄胎清除后6个月内。绒癌约50%继发于葡萄胎清除1年以后，50%继发于流产、足月产或异位妊娠之后。患者多数为生育年龄妇女，少数发生于绝经后妇女。

（二）身体状况

1. 阴道流血　为最常见的症状，是病灶破坏子宫壁所致。

2. 腹痛　病灶穿破子宫壁时，可引起腹腔内出血，出现腹痛及休克症状。

3. 妇检　发生阴道转移时可见紫蓝色结节；子宫大于正常、质软；卵巢囊肿等盆腔包块。

4. 转移灶症状　最常见的转移部位是肺，其次为阴道、宫旁、脑、肝等。发生肺转移，则患者可有咯血、胸痛及憋气等；如阴道转移破溃出血可发生阴道大出血；脑转移可出现头痛、喷射性呕吐、抽搐、偏瘫以及昏迷等，是死亡的主要原因；肝和脾转移可出现呕血及柏油样大便；肾转移可出现血尿等。

（三）心理社会状况

患者因担心预后不佳而往往情绪低落，由于疾病长期折磨，医疗费用大，化疗副反应重，甚至悲观绝望。

（四）辅助检查

1. 血、尿 HCG 测定　葡萄胎清除后 8 周，β - HCG 持续高水平，产后、流产后、异位妊娠后 4 周 HCG 持续高值，或一度下降后又升高，已排除再次妊娠。

2. B 超检查　可见子宫增大，宫壁回声不均匀光团。

3. X 线胸片检查　有结节状或片状阴影是肺部转移体征。

4. 组织学检查　侵蚀性葡萄胎仍可见变形的或完好的绒毛结构；绒毛膜癌的滋养细胞极度不规则增生，绒毛结构消失。

二、护理措施

（一）一般护理

1. 休息与活动　嘱患者卧床休息。有呼吸困难者，予以半卧位，酌情吸氧。病情许可时，指导患者适当活动。

2. 饮食　鼓励进食，提供患者喜欢的食谱，注意营养、清淡易消化。对进食有困难者，遵医嘱经静脉或鼻饲供给营养，以满足机体的需求。

（二）病情观察

密切观察腹痛、阴道流血及生命体征情况，并做好记录；注意有无咯血、呼吸困难、头痛、呕吐、视力障碍、偏瘫等征象。发现异常应立即报告医生，并积极配合抢救。

（三）治疗配合

1. 化疗患者的护理（见第三节）。

2. 手术患者的护理　对年龄较大，病变在子宫、化疗无效者可切除子宫，但应尽可能保留卵巢。遵医嘱做好手术患者的术前准备和术后护理。

（四）防治感染

1. 保持病室整洁、空气清新，病室和患者的用物要定期消毒。

2. 保持患者皮肤及外阴清洁，每日用消毒液擦洗外阴 2 次，勤更换消毒会阴垫。

3. 注意口腔护理，保持口腔清洁，使用软毛刷刷牙。

4. 如造血功能障碍，应谢绝探视，实行保护性隔离。

5. 注意观察体温变化，发现异常，及时报告医生。

6. 遵医嘱使用抗生素。

（五）心理护理

1. 主动与患者交谈，鼓励其宣泄内心苦闷，向患者及其家属介绍疾病的有关知识，列举治疗成功病例，以消除患者及家属的恐惧心理，解除顾虑，树立战胜疾病的信心。

2. 建议家属多陪伴患者、多与患者交谈、生活上多给予照顾，建议其同事或亲戚朋友在许可的情况下探望患者，让其体会到家庭、社会的温暖。

（六）转移灶患者的护理

1. 肺转移患者的护理

(1) 密切观察患者有无咳嗽、咯血、胸闷、胸痛等症状，遵医嘱给予镇静药以减轻症状。

(2) 呼吸困难的患者可间断给予吸氧，取半坐卧位，有利于呼吸及痰的排出。

2. 脑转移患者的护理

(1) 患者置于单间并有专人护理，暗化光线。抽搐和昏迷患者应安置床档，防止发生坠床，并做好对症护理。

(2) 随时观察患者的病情变化，认真倾听患者的主诉，以便及时发现问题并进行处理。

(3) 严格准确记录出入液量，患者每天的总入量应限制在2000～3000ml，同时应尽量控制钠的摄入量，以防止加重脑水肿。应用脱水药物时，应根据药物的特性掌握好输入速度，以保证良好的药效。

(4) 加强生活护理及皮肤护理，预防褥疮的发生。

3. 阴道转移患者的护理

(1) 遵医嘱给患者尽早应用化疗，以使结节尽快消失。

(2) 以卧床休息为主，活动时勿用力过猛过重，以免因摩擦引起结节破溃出血。

(3) 减少一切增加腹压的因素，保持大便通畅，必要时给予缓泻剂。

(4) 严密观察病情变化，做好大出血抢救的各种准备。

(5) 严禁性生活及阴道冲洗。避免不必要的阴道检查及盆腔检查，如必须检查要先做指检，动作要轻柔，防止碰破结节引起出血。

（七）健康指导

嘱患者出院后定时随访，至少随访5年。第1年内每月随访一次；一年后每3个月随访一次，持续3年；第4～5年每年一次，以后每2年一次。随访内容同葡萄胎。

第三节　化疗患者的护理

目前，化学药物治疗（简称化疗）已成为恶性肿瘤的主要治疗方法之一。而滋养细胞是所有肿瘤中对化疗最为敏感的一种疾病，随着化疗的方法学和药物学的快速进展，绒癌患者的死亡率也大为下降。

一、常用药物的种类

根据药物的化学结构及生化机制，常用化疗药物的种类有：①烷化剂，如环磷酰胺（CTX）；②抗代谢药物，如氟尿嘧啶（5－FU）、甲氨蝶呤（MTX）；③抗肿瘤抗生素，如放线菌素－D（Act－D）、放射菌素D（KSM）；④抗肿瘤植物药，如长春新碱（VCR）；⑤

其他，如顺铂（PDD）等。

二、常见的化疗副反应

1. 造血功能障碍（骨髓抑制）　是化疗过程中最常见和最严重的一种副反应。

2. 消化道反应　出现食欲不振、恶心、呕吐、口腔黏膜溃疡、腹痛、腹泻等症状。

3. 脱发及皮肤炎症　使用氟尿嘧啶、甲氨蝶呤可致皮肤炎，放射菌素D可导致脱发。

4. 肝、肾功能损伤　如肝功能损害表现为转氨酶值升高、上腹疼痛等；使用顺铂、甲氨蝶呤等可导致肾衰竭，环磷酰胺可引起出血性膀胱炎。

5. 心肺功能及神经系统损伤　如，阿霉素、紫杉醇等药物可造成心功能损伤；平阳霉素、足叶乙甙等可造成肺功能损伤，过量使用可出现肺纤维化；应用长春新碱可出现神经系统毒性反应，如指、趾端麻木及有针刺样感。

三、化疗前准备

（一）护士的准备

做好化疗防护工作，如戴口罩、面罩、帽子、手套，穿不透水的防护衣。有条件的应使用生物安全柜配制化疗药。

（二）患者的准备

1. 心理准备　护士先做好患者的思想工作，使其有心理准备。

2. 测量体重　因化疗药物用药剂量是按体重计算，所以在用药当天清晨应给患者测量体重。测量时需注意：先核磅秤，患者应空腹、排空大小便后，只穿贴身衣裤，不穿鞋，准确测量，必要时二人核对。

四、使用化疗药时的护理

1. 根据医嘱严格三查七对，正确溶解和稀释药物，并做到现配现用。

2. 注意保护血管。穿刺应从远端开始，有计划、合理地使用血管；熟练静脉穿刺技术，提高成功率。

3. 防止药液外渗。先用生理盐水进行静脉穿刺，成功后再输注化疗药物，滴完后再输入一些生理盐水，以防拔针时将药液带出血管外。如化疗药物出现外渗现象，应立即停止用药，局部用冰袋冷敷，并用生理盐水或普鲁卡因局部封闭，之后用50%硫酸镁或土豆片等外敷，以防止局部组织坏死，减轻疼痛和肿胀。并嘱患者24小时内局部不可热敷。

4. 使用放线菌素-D、放射菌素D、顺铂等需要避光的药物时，需用避光罩或黑布包好。

5. 严格控制输液速度，加强巡视，保证化疗药物准确、按时输入。

五、化疗副反应的护理

（一）造血系统副反应的护理

1. 白细胞减少的护理

（1）保持环境清洁，必要时对患者实行保护性隔离；治疗中严格遵守无菌技术原则，避免医源性感染的发生。

（2）随时注意患者的血象变化。如白细胞下降，每日测3～4次体温，若体温超过38.5℃时，及时通知医生。

（3）注意休息和补充营养。

（4）注意个人卫生；防止受凉；尽量避免去公共场所，如非去不可，则需戴口罩。

（5）必要时遵医嘱给予抗生素、升白细胞药物，并注意观察用药后的反应。

2. 血小板降低的护理

（1）随时注意患者的血象变化。

（2）适当限制患者的活动，如有颅内出血或其他内脏出血倾向，要绝对卧床休息。

（3）嘱患者用软毛刷刷牙，不要用牙签剔牙，严重者禁止刷牙，可用盐水、硼酸水漱口或给予口腔护理。

（4）嘱患者改掉抠鼻、咬指甲等不良习惯，以预防出血。

（5）嘱患者不宜吃易损伤口腔黏膜的坚果类、骨头类和油炸类食品。

（6）进行各种治疗操作时应动作轻柔，注射后要用棉球压迫穿刺部位至无出血为止。

（二）消化道副反应的护理

1. 食欲不振、恶心、呕吐的护理

（1）做好患者的心理疏导，鼓励其树立信心和坚强的意志。

（2）鼓励患者进食，给予可口、清淡、质软、稀薄、易消化而富有营养的饮食，少量多餐。

（3）患者出现恶心、呕吐时，及时清理，并记录呕吐物的性状和量。

（4）遵医嘱给予镇静、止吐药物，必要时给予静脉营养输注。

2. 口腔溃疡的护理

（1）保持口腔清洁，勤用盐水、硼酸水漱口。

（2）若已发生口腔溃疡，可用过氧化氢溶液给予口腔护理，溃疡处涂溃疡散。

（3）鼓励患者多咀嚼、多说话，以利唾液的分泌。饮食应以较清淡、质软、无刺激性食物为主，急性期以流质少渣为主。如疼痛影响进食，可在进食前用0.03%丁卡因喷口腔止痛。

3. 腹痛、腹泻的护理

（1）化疗过程中患者出现腹泻，应立即停用化疗药。及时留取大便送细菌培养。

（2）记录患者每天的大便次数及性状。

（3）指导患者进食清淡、无刺激、易消化的软质或半流质食物，鼓励多饮水。必要时暂禁食。

（三）脱发的护理

告知患者出现脱发是暂时性的，化疗结束后会重新长出头发，使患者能接受脱发的形象，指导患者可暂时使用假发。

（四）肾功能损害的护理

1. 在化疗的过程中应通过静脉给予大量液体，且严格控制输液速度；同时鼓励患者多饮水，以保证肾脏的持续灌注，保证尿量。

2. 注意观察患者有无泌尿系统症状，详细记录24小时出入液量。

3. 遵医嘱用药治疗。

小　结

滋养细胞疾病是由胎盘绒毛滋养层细胞过度增生而引起的一组疾病，包括葡萄胎、侵蚀性葡萄胎和绒毛膜癌三种。葡萄胎的病变局限于宫腔内，属良性疾病，有恶变的可能。确诊后应迅速清除宫腔内容物，以防发生大出血。侵蚀性葡萄胎和绒癌具有恶性肿瘤的特征，其病变超出宫腔以外，最常见是转移到肺，绒癌的恶性度更高。治疗原则“化疗为主，手术为辅”。阴道流血是滋养细胞疾病最常见的症状。护士应加强病情观察，提供心理护理以增强患者治病的信心，做好治疗配合、健康指导及化疗患者的护理等。

自 测 题

一、A1 型题

1. 葡萄胎患者的随访时间为
   A. 3 个月
   B. 6 个月
   C. 1 年
   D. 2 年
   E. 5 年

2. 葡萄胎患者随访期间，宜选用避孕方法是
   A. 阴茎套
   B. 放置宫内节育器
   C. 体外排精
   D. 安全期
   E. 避孕药

3. 葡萄胎确诊后的处理原则，哪种说法是对的
   A. 立即清除宫腔内容物
   B. 给予安胎
   C. 先观察 1 周
   D. 清宫 1 次
   E. 施行依沙吖啶引产术

4. 葡萄胎患者随访中，下述哪项最重要
   A. 患者主诉
   B. 基础体温
   C. 妇科检查
   D. 查血、尿中 HCG 含量
   E. 摄 X 线胸片

5. 下列哪项不是葡萄胎患者的临床表现
   A. 子宫增大比孕月小
   B. 有停经史
   C. 可见卵巢黄素囊肿
   D. 早孕反应出现早、重
   E. 妊娠期高血压疾病出现早

6. 侵蚀性葡萄胎其转移病灶以什么部位最常见
   A. 卵巢
   B. 阴道
   C. 肺
   D. 肝
   E. 脑

7. 恶性滋养细胞肿瘤患者化疗期间不妥的护理措施是
   A. 化疗前严格执行无菌技术操作原则和三查七对制度
   B. 护士在配药、给药时应戴口罩、帽子、手套
   C. 化疗前精确测量患者体重

D. 穿刺时为保护血管，尽量选择近心端粗、直、弹性好的血管
E. 加强化疗副作用的观察与护理

8. 侵蚀性葡萄胎区别于绒毛膜癌的主要点是
A. 组织物无绒毛结构
B. 组织物有绒毛结构
C. 多继发于葡萄胎术后 1 年
D. 有阴道结节
E. 预后较好

9. 侵蚀性葡萄胎和绒毛膜癌最主要的症状是在葡萄胎排空后发生
A. 咯血
B. 下腹胀痛
C. 咳嗽
D. 阴道有紫蓝色结节
E. 不规则阴道流血

10. 侵蚀性葡萄胎的治疗原则是
A. 手术为主，化疗为辅
B. 化疗为主，手术为辅
C. 手术为主，放疗为辅
D. 放疗为主，手术为辅
E. 放疗为主，化疗为辅

11. 葡萄胎患者清宫术后健康教育的内容不正确的是
A. 定期监测血 HCG
B. X 线胸片
C. 盆腔检查
D. 采用药物避孕
E. 有不规则阴道出血或咯血等及时就诊

12. 化疗中用药量计算主要依据是
A. 肝功能
B. 血压
C. 血象
D. 体温
E. 体重

13. 护理滋养细胞脑转移患者时不妥的措施是
A. 患者应置于单间并有专人护理
B. 保持皮肤清洁干燥
C. 鼓励患者增加户外活动以改善心情
D. 严格准确记录出入液量，控制输液速度
E. 脑转移抽搐者需去枕平卧，头偏向一侧

二、A2 型题

14. 某妇女，24 岁，停经 10 周，阴道不规则流血 6 天，量不多，暗红色，血中伴有水泡物，BP150/90mmHg。妇科检查：子宫如孕近 5 个月大，两侧附件可触到鸡蛋大、囊性、活动良好、表面光滑的肿物。本病例最可能的诊断是
A. 双胎妊娠
B. 妊娠合并子宫肌瘤
C. 妊娠合并卵巢囊肿
D. 先兆流产
E. 葡萄胎

15. 某妇女，29 岁，初孕，停经 2^+ 月，检查见子宫如孕 5 个月大小，经 B 超检查，诊断为“葡萄胎”，医生决定立即行清宫术，但患者情绪低落，担心手术疼痛而不配合，此时应做好患者哪些方面的护理？
A. 饮食指导
B. 常规化疗
C. 生活护理
D. 心理护理
E. 测量生命体征

（何国喜）

第十五章 妇科腹部手术患者的护理

学习目标

1. 掌握妇科腹部手术患者的手术前准备、手术日护理、手术后护理；子宫颈癌、子宫内膜癌、子宫肌瘤、卵巢肿瘤、子宫内膜异位症的身体状况评估及护理措施。
2. 熟悉卵巢肿瘤、子宫内膜异位症的身体状况评估及护理措施；妇科腹部手术患者的治疗原则；良、恶性卵巢肿瘤的鉴别。
3. 了解妇科腹部手术种类；妇科腹部手术患者的健康史、辅助检查及心理状况评估；卵巢肿瘤的类型及病理特点。

第一节 妇科腹部手术患者的一般护理

一、妇科腹部手术的种类

妇科腹部手术按范围主要分为剖腹探查术、全子宫切除术、次全子宫切除术、附件切除术、全子宫加附件切除术、子宫根治术、剖宫产术等。按手术缓急程度可分为择期手术、限期手术和急诊手术。

二、手术患者的护理

（一）手术前准备

1. 心理护理　患者因患妇科疾患，对手术的不了解及对手术预后的担心等原因产生心理问题，护士应充分利用术前进行健康指导的机会与患者进行沟通，耐心解答患者的疑问，用通俗易懂的语言向患者讲解相关的知识及手术治疗的效果，使患者能够安心配合治疗。

2. 手术前指导

（1）术前应指导患者学会胸式呼吸、咳嗽、咳痰的方法，如术后用双手捧住切口两侧，以胸式呼吸用力咳痰。同时教会患者在别人协助下进行床上翻身、肢体运动的方法。让患者在术前反复练习。

（2）术前指导患者如何应对术后的疼痛，如何使用自控式镇痛泵，减少或避免并发症的发生。

（3）术前应指导患者如何在床上使用便器，让患者反复进行练习，以适应术后床上解便。

3. 手术前一日准备

（1）皮肤准备：腹部备皮范围是上至剑突下缘，下至两侧大腿上 1/3，两侧至腋中线，剃去阴毛。注意手术野有无瘢痕、疹子、脓疮等。脐部用汽油棉棍清洁后再用酒精棉棍擦拭。备皮切忌损伤患者表皮，备皮完毕用清水洗净、拭干。

（2）胃肠道准备：手术前一日清洁肠道，可用 20%甘露醇 250ml 加生理盐水 250ml 进行口服导泻，也可用 1%肥皂水灌肠。服药或灌肠后护士要注意患者的反应，如服药后 8 小时左右患者仍无排便，要给予 1%肥皂水灌肠 1 次。术前 8 小时禁止从口进食，术前 4 小时严格禁水。可能涉及肠道的手术，如卵巢癌有肠道转移者，肠道准备从术前 3 天开始，术前 3 天进半流食，口服庆大霉素 8 万单位，每日 2 次，口服 20%甘露醇 250ml 加生理盐水 250ml，每日 1 次；术前 2 天患者进流食，其他内容同术前 3 天；术前 1 天进食，静脉补液，继续口服庆大霉素及甘露醇，并行清洁灌肠。手术当日清晨清洁灌肠，直至排出的灌肠液无大便残渣为止，体质虚弱者应按其承受能力进行清洁灌肠，以防脱水。

（3）阴道准备：术前一日冲洗阴道 2 次，第二次冲洗后在宫颈口及阴道穹窿部涂甲紫，作为手术切除宫颈标记之用。行次全子宫切除术、卵巢肿瘤剔除术及子宫肌瘤剔除术时不需要涂甲紫。阴道流血及未婚者不做阴道冲洗。阴道冲洗时护士动作要轻柔，注意遮挡患者。

（4）休息与睡眠：术前应保证患者的休息，减轻患者的紧张、焦虑，在完成术前准备后，可按医嘱给患者适量的镇静剂，常用地西泮 5mg，睡前服。夜班护士应多次巡视病房，了解患者睡眠的情况，必要时可再次给镇静剂。同时给患者提供安静、舒适的环境，保证患者充足的睡眠。

（5）其他：术前一日护士应认真核对医嘱，将手术通知单及麻醉通知单送交手术室，协助医生向患者家属交代术中、术后可能出现的并发症，以得到家属的理解和配合。给患者抽血进行血型确定及交叉配血试验并备血，以便术中、术后的紧急用血。遵医嘱做药物过敏试验，并在病历上做好记录。全面复习病历中各项辅助检查和实验室检查报告，如发现异常及时与医生联系，确保患者在术前身心处在最佳状态。

（二）手术日护理

1. 手术当日清晨测量患者生命体征，发现患者月经来潮、血压升高、发热等，或者发现患者过度恐惧焦虑时应及时向医生汇报。如需重新确定手术日期者，应向家属说明原因，做好解释，以得到理解与配合。

2. 进手术室前应将患者的首饰、发夹、可活动的义齿等物品交给家属或护士长登记保管，更换清洁衣裤，罩好头发，以免术中弄乱头发或被呕吐物污染。

3. 术前常规留置导尿管，导尿时应严格无菌操作，见尿后固定尿管。

4. 遵医嘱给予术前用药。一般术前 30 分钟注射基础麻醉药物，常用苯巴比妥、阿托品、地西泮等，目的在于缓解患者的紧张情绪，减少唾液分泌，防止支气管痉挛，增强麻醉镇痛的效果。

5. 送患者进手术室前，护士应认真核对患者的姓名、年龄、床号、手术名称等病历资料，并携带病历、手术用药将患者送至手术室，双方核对无误后签字。病房护士根据患者手术种类和麻醉方式，铺好麻醉床，备好术后监护用品和急救用药。

（三）手术后护理

1. 接待回病室的患者　手术完毕患者被送回病房时，护士与麻醉师之间应妥善交接患者情况，包括向麻醉师了解患者术中情况、麻醉类型、手术范围、有无特殊护理注意事项等。

2. 体位　患者返回病房后，按麻醉方式决定患者的术后体位。全身麻醉患者取去枕平卧位，头偏向一侧，防止呕吐物进入气管。硬膜外麻醉的患者取去枕平卧6～8小时，腰麻患者去枕平卧12～24小时，以防术后头痛。如患者病情无特殊变化，术后次日晨取半卧位。这种体位有利于放松腹部肌肉，降低腹部伤口的张力，减轻疼痛；有利于深呼吸，增加肺活量，减少肺不张的发生；同时还有利于腹腔引流，减少渗出液对膈肌和脏器的刺激。

3. 术后即时护理　测量生命体征，检查静脉输液通道是否通畅、腹部伤口及麻醉穿刺部位敷料有无渗血、尿管是否通畅及尿液的量和性状、阴道有无出血、全身皮肤情况，如有引流要观察引流管是否通畅及引流液的量和性状。腹部加压沙袋6小时，防止出血。做胃肠减压的患者应及时接通负压吸引器并调节到适当的压力。

4. 监测生命体征　术后24小时内患者病情变化快，护士应严密监测生命体征的变化并及时记录。一般术后每15～30分钟测量一次并记录，直至平稳后改为每4小时测量一次，以后每日测量生命体征3～4次，直至正常后3天。

5. 尿管的观察　妇科手术患者一般都留置尿管，术后应注意保持尿管的通畅，切勿折、压尿管，观察尿量及性状，术后尿量每小时至少在50ml以上，如发现异常应及时查找原因并向医生汇报。常规妇科手术于术后第一天拔除尿管，妇科恶性肿瘤患者保留尿管的时间要根据患者的病情及手术情况而定。保留尿管期间患者每天测量体温3～4次，每日冲洗会阴及更换尿袋，严格无菌操作，防止逆行感染。

6. 引流管的观察和护理　引流管要保持通畅，要密切观察并记录引流液的量和性状。术后24小时内的引流液如每小时大于100ml并颜色鲜红，应考虑有内出血需立即向医生汇报给予及时处理；如发现引流液为脓性且患者有发热表现，考虑患者有感染；如引流液的量逐渐增加，色淡黄要考虑是否有漏液，报告医生给予处理。注意保持引流管适宜的长度。引流管及引流瓶每日应更换并严格无菌操作，以防感染。一般情况下，24小时引流液小于10ml且患者体温正常时可考虑拔除引流管。

7. 缓解疼痛　术后患者在麻醉作用消失后，会感到伤口疼痛，通常在术后24小时内最明显。护士可根据患者的具体情况，遵医嘱及时给予止痛处理，一般可用哌替啶50mg加异丙嗪25mg进行肌内注射，能有效缓解伤口疼痛，6～8小时可重复一次。如配有止痛泵则根据患者痛感及医嘱调节泵速，缓解患者疼痛。

8. 术后呕吐及腹胀的观察和护理　妇科手术后患者常出现呕吐及腹胀等情况。一般术后呕吐不需特殊处理，将患者头偏向一侧，嘴边放置弯盘，及时清理呕吐物并清洁口腔即可。严重的呕吐应及时报告医生给予处理。术后腹胀时要指导患者在未排气之前不要食用奶制品及甜食，劝慰患者不要呻吟和抽泣，以免增加肠内积气而加重腹胀。鼓励并帮助患者早期活动，以促进恢复肠蠕动功能，防止肠粘连。若患者术后48小时仍未排气且腹胀严重时，应及时报告医生查找原因，排除麻痹性肠梗阻、机械性肠梗阻的可能后，可给予肛管排气或生理盐水低位灌肠、热敷下腹部等措施，刺激肠蠕动，促进排气，以减轻腹胀。

9. 饮食护理　一般妇科手术后6～8小时患者可进流质饮食，忌食牛奶及甜食，肛门排气后可进半流饮食，排便后开始普通饮食。进行胃肠减压的患者应禁食。术后患者应加强营养，增加蛋白质及维生素的饮食，以促进伤口的愈合及身体功能的恢复。

10. 一般术后7天拆线，年老体弱或者过度肥胖的患者伤口愈合的难度较大，可适当延长拆线的时间或者采用间断拆线。

11. 出院指导

(1) 饮食指导：加强营养，增加维生素及蛋白质的饮食，促进手术伤口愈合。多吃蔬菜及水果，防止因便秘导致排便时屏气用力使腹压增高而引起伤口裂开。

(2) 休息与活动：术后要多休息，保证充足的睡眠。逐渐增加活动时间及活动量，避免增加腹压的动作，防止伤口裂开。不宜久站及跳舞，防止盆腔充血而影响盆腔组织愈合。

(3) 症状观察：注意观察手术伤口有无红肿、硬结、疼痛等情况，如果出现应及时回医院处理。观察有无阴道流血，全子宫切除的患者术后可出现少量粉红色分泌物，此为阴道残端缝合的肠线溶化所致，不需处理，适当休息即可。如发现阴道出血量多如月经量，应及时就诊。

(4) 性生活及沐浴指导：拆线后可淋浴。全子宫切除术后3个月内禁止性生活及盆浴。子宫肌瘤剔除术、卵巢肿瘤剔除术后1个月内禁止性生活及盆浴。

(5) 术后复查：妇科手术患者出院后应在1个月至1个半月回医院复查。

第二节　子宫颈癌

案例

患者，50岁。接触性出血半年，阴道异常排液1个月入院。月经规律。

妇科检查：宫颈重度糜烂，宫体后倾，大小正常，活动好，双附件（—）。

辅助检查：宫颈刮片细胞学涂片检查高度可疑，阴道镜下活检报告为癌细胞突破基底膜5mm以内，有淋巴管侵犯及病灶融合。

思考：考虑是什么病？处理要点及相应的护理措施？

【概述】

子宫颈癌是妇科最常见的恶性肿瘤之一，其发病率仅次于乳腺癌，是严重威胁女性健康的疾病。发病年龄分布呈双峰状，35～39岁和60～64岁，平均年龄52.2岁。近年来，随着普查普治工作的广泛发展，宫颈癌得以早期发现、早期诊断、早期治疗，其发病率及死亡率均有所下降。

宫颈癌好发于宫颈外口的鳞-柱状上皮移行带区。病理类型以鳞癌多见，其次为腺癌。按病变的发生、发展过程，可分为宫颈上皮内瘤样变（包括宫颈不典型增生、宫颈原位癌）和浸润癌。转移途径以直接蔓延及淋巴转移为主，血行转移发生在晚期。

治疗原则：治疗方案应根据患者的临床分期、年龄和全身情况而定，以手术治疗和放射治疗为主，化疗为辅。

【护理】

一、护理评估

（一）病史

了解患者的月经史、婚育史及发病原因。确切的病因尚未明确，可能与下列因素有关：

1. 婚育及性生活情况　有早婚、早育、生育频繁、过早性生活、性卫生不良、性生活紊乱或伴有宫颈糜烂者发病率较高。

2. 病毒感染　通过性生活感染的某些病毒如单纯疱疹病毒Ⅱ型、人乳头瘤病毒、人巨细胞病毒等与宫颈癌的发病有关。目前，针对病毒感染引起的宫颈癌防治疫苗已问世。

3. 环境因素　经济状况低下、种族与地理环境也与宫颈癌发病有关。

（二）身体状况

极早期宫颈癌常无症状，亦无明显体征，随着病变发展、临床分期期别增加，症状逐渐加重。早期宫颈癌年轻患者常表现为接触性出血，阴道排液伴腥臭味；癌症晚期可出现大量脓性或米汤样恶臭排液，持续地腰骶部疼痛和坐骨神经痛，病灶压迫输尿管或直肠，可出现尿频、尿急、肛门坠胀等压迫症状；病变广泛者，可因静脉、淋巴回流受阻导致输尿管积水、尿毒症。长期疾病消耗可出现恶病质。

子宫颈癌的临床分期　采用国际妇产科联盟 2000 年修订的临床分期，可分为 0～Ⅳ期（表 15－1）。

表 15－1　宫颈癌的临床分期（FIGO，2000 年）

0 期：原位癌（浸润前癌）
Ⅰ期：癌灶局限在宫颈（包括累及腺体）
Ⅰa　肉眼未见癌灶，仅在显微镜下可见浸润癌
Ⅰa1　间质浸润深度≤3mm，宽度≤7mm
Ⅰa2　间质浸润深度＞3mm 至≤5mm，宽度≤7mm
Ⅰb　临床可见癌灶局限于宫颈，或显微镜下病变＞Ⅰa2
Ⅰb1　临床可见癌灶最大直径≤4mm
Ⅰb2　临床可见癌灶最大直径＞4mm
Ⅱ期：癌灶已超过宫颈，但未达盆壁。癌灶累及阴道，但未达阴道下 1/3
Ⅱa　无宫旁浸润
Ⅱb　有宫旁浸润
Ⅲ期：癌灶扩散至盆壁和/或累及阴道下 1/3，导致肾盂积水或肾无功能
Ⅲa　癌灶累及阴道下 1/3，但未达盆壁
Ⅲb　癌灶已达盆壁，或有肾盂积水或肾无功能
Ⅳa：癌扩散超出真骨盆或癌灶浸润膀胱或直肠黏膜
Ⅳb：远处转移

（三）心理状况

确诊后患者刚被告知时，会感到震惊，继之产生恐惧感，担心会被遗弃和死亡，患者会经历否认、愤怒、妥协、忧郁、接受的心理过程。

（四）辅助检查

1. 宫颈刮片细胞学检查　用于宫颈癌的普查，是筛查和早期发现宫颈癌及癌前病变的主要方法。

2. 宫颈及宫颈管活组织检查　是确诊宫颈癌及癌前病变的最可靠方法。

二、护理措施

（一）心理护理

关心、陪伴患者，引导患者宣泄内心的感受，理解并同情患者的痛苦，帮助其树立战胜疾病的信心，缓解患者的心理压力，减轻恐惧。耐心向患者及家属讲解疾病的有关知识、诊疗方案，使其了解治疗过程中可能出现的应对措施。解除患者疑虑和恐惧心理，增强信心，积极配合治疗和护理。

（二）晚期宫颈癌患者对症护理

1. 宫颈癌并发大出血应及时报告医生，备齐急救药物和物品，配合抢救，并以明胶海绵及纱布填塞阴道，压迫止血。

2. 有大量米汤样或恶臭脓样阴道排液者，可用 1∶5000 高锰酸钾液擦洗阴道。擦洗时动作应轻柔，以免引起大出血。

3. 持续性腰骶部疼痛或腰腿痛者可采用转移患者注意力、协助患者选择舒适体位等方法缓解疼痛，对于比较严重的疼痛可遵医嘱使用镇痛药。

4. 对有贫血、消瘦、感染、发热等恶病质表现的患者，应加强护理，预防肺炎、口腔感染、压疮等并发症，按医嘱行支持疗法和抗生素治疗。

（三）手术治疗患者的护理　（详见第一节）

（四）健康指导

1. 术后随访　第 1 年内，出院后 1 个月进行第一次随访，以后每 2～3 个月复查一次。第 2 年每 3～6 个月复查一次。第 3～5 年，每半年复查一次。第 6 年开始，每年复查一次。如有不适随时就诊。随访内容包括术后检查、血常规检查和胸部 X 线检查。术后半年内禁止性生活。

2. 普及防癌知识　宣传与宫颈癌发病有关的因素，提倡晚婚、晚育及少育，开展性卫生教育，积极治疗宫颈炎。宣传定期进行防癌普查的重要性，一般妇女每 1～2 年普查一次；高危人群每半年接受一次妇科检查；30 岁以上妇女到妇科门诊就诊时，应常规接受宫颈刮片细胞学检查；有接触性出血者，应及时就诊，警惕宫颈癌的发生。

第三节　子宫内膜癌

案例

某患者，58 岁。因绝经 5 年后阴道不规则流血 4 个月入院。

体格检查：矮胖体型，心肺检查未见异常，腹软，肝脾未触及。阴道检查：外阴已产型，阴道畅，内有暗红色血液，量多，宫颈光滑，子宫前位，如孕 50 天大小，质中，轻压痛，双侧附件未触及异常。

辅助检查：B 超示子宫内膜增厚 2.0cm，并有团块状低回声区范围 3.5cm×2.8cm，宫底浅肌层回声不均。行分段诊断性刮宫，病理报告：子宫内膜高分化癌。

思考：请说出该患者患了什么病，及相应的护理措施。

【概述】

子宫内膜癌又称子宫体癌，发生在子宫内膜层，以腺癌为主，绝经后妇女多见。该病是女性生殖器官常见三大恶性肿瘤之一，癌肿生长缓慢，发生转移也较晚，多数患者诊断时病变局限于子宫，故预后较好。但如果癌肿蔓延至宫颈、子宫肌层或子宫外，则预后极差。转移途径以直接蔓延和淋巴转移为主，血行转移较少见。

治疗原则：早期以手术治疗为主，晚期采用放疗、手术、药物等综合治疗。

【护理】

一、护理评估

（一）病史

了解患者的月经史、婚育史及发病原因。确切的病因尚不清楚，可能与下列因素有关：

1. 长期持续受雌激素刺激而无孕激素拮抗，使子宫内膜增生过度。

2. 体质因素　内膜癌易发生在肥胖、高血压、糖尿病、未婚、少产的妇女，这些因素是内膜癌的高危因素。

3. 晚绝经与绝经后延的妇女发生子宫内膜癌的危险性比其他人群高。

4. 遗传因素　约20%的子宫内膜癌患者有家族史。

评估时要注意患者有无上述因素存在。

（二）身体状况

早期无明显症状，随着病情发展可出现下列表现：

1. 阴道流血　典型症状为绝经后不规则阴道流血。未绝经的患者可表现为经量增多、经期延长或经间期出血。

2. 阴道排液　早期为浆液性或浆液血性白带，晚期合并感染时可出现脓性或脓血性排液，有恶臭味。

3. 晚期症状　主要表现为疼痛及恶病质状态。

4. 子宫内膜癌的临床分期（表15-2）。

表15-2　子宫内膜癌手术-病理分期

分期	肿瘤范围
Ⅰ期	癌局限于宫体
Ⅰa	癌局限于子宫内膜
Ⅰb	侵犯子宫肌层≤1/2
Ⅰc	侵犯子宫肌层>1/2
Ⅱ期	癌扩散至宫颈，但未超越子宫
Ⅱa	仅累及宫颈管腺体
Ⅱb	浸润宫颈间质
Ⅲ期	癌局限或（和）区域转移
Ⅲa	癌浸润至浆膜和（或）附件，或腹水含癌细胞，或腹腔冲洗液阳性
Ⅲb	癌扩散至阴道
Ⅲc	癌转移至盆腔和（或）腹主动脉旁淋巴结
Ⅳ期	
Ⅳa	癌浸润膀胱黏膜和（或）直肠黏膜
Ⅳb	远处转移（不包括阴道、盆腔黏膜、附件以及腹主动脉旁淋巴结转移，但包括腹腔内其他淋巴结转移）

（三）心理状况

（同宫颈癌）

（四）辅助检查

1. 分段诊断性刮宫　简称分段诊刮，是确诊子宫内膜癌最可靠的方法。

2. B 超检查　子宫内膜癌的典型 B 超图像表现为子宫增大与绝经年龄不符。

3. 宫腔细胞学检查　可作为筛查子宫内膜癌的方法。

4. 宫腔镜检查　可直接观察病灶的部位、大小、形态，并可在直视下取可疑组织进行病理检查。

二、护理措施

（一）心理护理（同宫颈癌）

（二）一般护理（同宫颈癌）

（三）手术患者的护理

1. 严格按腹部及阴道手术护理进行术前准备。

2. 术后 6～7 日阴道残端羊肠线吸收或发生感染时可导致残端出血，需严密观察并嘱患者此期减少活动。

（四）药物治疗的护理

采用孕激素治疗的患者，孕激素用药剂量较大，且需 10～12 周才能初步评价有无效果，劝说患者要有耐心。在治疗过程中可能出现一些副反应，如可引起水钠潴留，出现水肿、药物性肝炎等。一般副反应轻，停药后会逐渐好转。

（五）健康指导

1. 随访指导　术后 2 年内，每 3～6 个月一次，术后 3～5 年，每 6～12 个月一次，患者有不适感觉，应及时就诊检查。晚期或癌肿无法切净等特殊患者应按医生要求进行随访。

2. 普及防癌知识　宣传定期防癌检查，注意高危人群，尤其是绝经后不规则阴道流血及围绝经期月经紊乱的患者，需及时就诊做分段诊断性刮宫。在医生指导下正确使用雌激素，加强用药期间的监护和随访。

第四节　子宫肌瘤

案例

患者，34 岁。孕 2 产 0，因月经过多，继发贫血就诊。半年来月经周期规则，经期延长，经量增多，为原来经量的 3 倍，偶有痛经，白带稍多。B 超发现宫腔内有一实性团块直径 3.5cm。

思考：1. 该患者患了什么病？

2. 请说出其相应的护理措施。

【概述】

子宫肌瘤是女性生殖器官最常见的良性肿瘤，多见于育龄妇女，以 30～50 岁最多见。

子宫肌瘤为实性肿瘤，多发或单个，大小不一，表面光滑，无包膜，表面有一层由子宫肌层受肌瘤压迫而形成的假包膜。当肌瘤生长快，血液供应不足发生缺血时，肌瘤失去原有的典型结构，称为肌瘤变性。有玻璃样变、囊性变、红色变性、钙化及肉瘤样变，最常见的是玻璃样变，很少发生的肉瘤样变是恶变，红色变性发生在妊娠或产褥期。

子宫肌瘤常为多发性，按肌瘤所在的部位可分为子宫体肌瘤（占 92%）和子宫颈肌瘤（占 8%）。按肌瘤与子宫肌层的位置关系分为 3 类（图 15－1）：肌壁间肌瘤（最常见，约占 60%～70%。）、浆膜下肌瘤（约占 20%）和黏膜下肌瘤（约占 10%～15%）。

治疗原则：根据患者的年龄、症状、肌瘤的大小、数目、部位及对生育的要求选择治疗方案。随访观察、药物治疗及手术治疗（适用于子宫大于 10 周妊娠大小；月经过多继发贫血；有膀胱、直肠压迫症状或肌瘤生长较快；保守治疗失败；不孕或反复流产排除其他原因的患者。手术方式有肌瘤切除术、子宫次全切除术、子宫全切除术 3 种）。

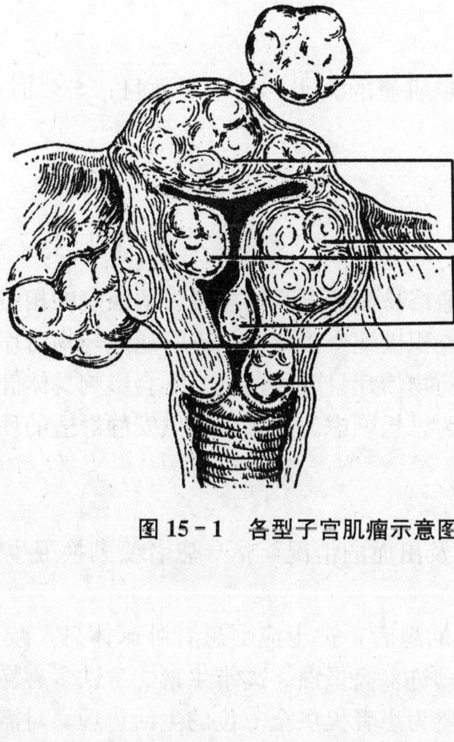

图 15－1　各型子宫肌瘤示意图

【护理】

一、护理评估

（一）病史

了解患者的月经史、孕产史及发病原因。确切的病因未明，临床资料表明子宫肌瘤的发生和生长可能与雌激素有关。

（二）身体状况

多数患者无明显症状，往往在妇科检查或 B 超检查时发现。肌瘤的数目和大小对症状的影响较小，而肌瘤的生长部位对症状影响明显。

1. 月经改变　为最常见的症状，主要表现经量增多或不规则阴道出血，经期延长。黏膜下肌瘤引起的月经改变最明显，其次是肌壁间肌瘤，而浆膜下肌瘤常无明显月经改变。

2. 白带增多　白带增多，当黏膜下肌瘤脱出于阴道内并合并感染时，可表现为脓性或血性白带。

3. 腹部包块　当肌瘤增长到一定程度，使增大的子宫或肌瘤超出盆腔时，患者可在下腹部摸到包块，尤其在膀胱充盈时明显。浆膜下肌瘤较大时常表现为下腹部包块。

4. 腰酸、腹痛、下腹坠胀　一般不会出现腹痛。部分患者可有腰酸、腹痛及下腹坠胀，经期加重。当肌瘤发生红色变性时，腹痛剧烈并伴发热。浆膜下肌瘤发生蒂扭转时可出现急性腹痛。

5. 压迫症状　肌瘤增大压迫邻近器官时可出现相应的症状。压迫膀胱时可出现尿频、尿急、排尿障碍、尿潴留等。压迫直肠可引起排便困难、便秘等。

6. 流产或不孕　子宫肌瘤可使宫腔变形或压迫输卵管，影响精子运行及受精卵着床，导致流产或不孕。

7. 继发性贫血　长期月经量过多可导致继发性贫血，患者可出现头晕、眼花、乏力、心悸等症状。

（三）心理状况

患者担心手术切除子宫或肌瘤对身体功能造成影响而影响夫妻生活，担心肌瘤恶变及害怕手术。

（四）辅助检查

最常用的是B超检查，可确定肌瘤的大小、部位及数目；必要时可借助宫腔镜、腹腔镜等检查协助诊断及治疗。

二、护理措施

（一）心理护理

护士应主动与患者交谈，用通俗易懂的语言给患者讲解疾病的相关知识，使其了解子宫肌瘤是一种良性肿瘤，如果患者能积极配合治疗及护理，通过药物治疗可以控制病情，手术治疗可以将肿瘤完全去除，而且药物治疗只要用药恰当不会影响身体健康，解除患者担心手术后会影响女性的性征及性生活的思想顾虑。为患者提供安静舒适的环境，缓解其紧张、焦虑的心理状态。

（二）手术前护理

1. 注意观察患者阴道分泌物及出血的情况，指导患者要勤换卫生垫，每日用消毒液冲洗外阴，保持外阴部的清洁干燥。

2. 对于急性期阴道出血较多的患者，护士应嘱患者卧床休息，减少活动以减轻盆腔充血状态，指导患者注意保暖，鼓励进食高蛋白、高维生素、含铁多、易消化吸收的食物，促进身体康复。患者卧床期间护士要为患者提供全方位的生活护理。对需手术治疗的患者，做好术前的各项准备工作。

3. 对于疼痛的患者，护士应了解其疼痛的部位、程度及疼痛的性质，向患者解释疼痛的原因，帮助患者选择舒适体位。如浆膜下肌瘤患者突然出现剧烈腹痛，应考虑肌瘤可能发生了蒂扭转，立即报告医生并做好急诊手术的准备。

（三）术后护理

1. 对子宫切除或肌瘤切除的患者，术后需按妇科腹部手术护理，同时要特别注意观察阴道有无流血。

2. 对通过阴道手术摘除黏膜下肌瘤的患者，术后常在蒂部留置止血钳24～48小时，按阴道手术患者护理，取出止血钳后注意观察阴道流血情况。

3. 加强病房管理，保持环境清洁、安静；密切观察患者的体温、手术切口、腹痛及血象变化，如发现感染征象时应及时报告医生处理；遵医嘱保证抗生素的使用；加强会阴护理，保持会阴清洁；指导患者加强营养及休息，增强身体抗病能力及促进康复。

（四）健康指导

1. 宣传有关月经的基本知识，指导正确使用性激素，增强妇女的自我保健知识，定期接受妇科检查。

2. 保守治疗患者出院后需定期随访，护士要告之患者随访的目的、意义和随访时间。一般为每3～6个月随访1次。随访期间如发现症状明显或肌瘤迅速增大等异常情况，应及时和医生联系，修正治疗方案。对激素治疗的患者，护士应指导用药的方法、药物副作用及注意事项，以避免擅自停药和服药过量引起的撤退性出血和男性化。

3. 指导术后患者出院后1个月到门诊复查，了解术后康复情况。术后3个月内禁止盆浴及性生活，6个月内避免重体力劳动。任何时候出现不适或异常情况，需及时就诊。

第五节　卵巢肿瘤

案例

患者，40岁，孕3产2。1年前查体发现右下腹有一直径7cm包块，实性，未定期复查。一天小便后突然下腹痛，伴恶心，无发烧。妇科检查：子宫正常大小，子宫右上方可及一直径15cm，张力较大，有压痛的包块，不活动。B超提示右附件区有15cm×3cm×4cm大包块，内有不均质回声团，直肠后陷窝有少量积液。

思考：1. 请说出该患者患了什么病？

2. 其相应的护理措施？

【概述】

卵巢肿瘤是女性生殖器常见的肿瘤，可发生于任何年龄，有良性、交界性与恶性之分。卵巢恶性肿瘤是女性生殖器官三大恶性肿瘤之一，因早期无明显症状，又缺乏完善的早期发现和诊断方法，一旦发现为恶性肿瘤，往往已属晚期病变，加之疗效不佳，故死亡率居妇科恶性肿瘤的首位。

一、常见的卵巢肿瘤类型及病理特点

（一）卵巢上皮性肿瘤

是卵巢肿瘤中最常见的一种，约占所有原发性卵巢肿瘤的50%～70%，有良性、交界性和恶性三种。交界性肿瘤是一种低度潜在的恶性肿瘤。

（二）卵巢生殖细胞肿瘤

是来源于原始生殖细胞的一组卵巢肿瘤，好发于儿童及青少年，发病率仅次于卵巢上皮性肿瘤，占卵巢肿瘤第二位。有畸胎瘤、无性细胞瘤和内胚窦瘤。

（三）卵巢性索间质肿瘤

约占卵巢肿瘤的5%～8%，来源于原始性腺中的性索及间质组织。该类型的肿瘤常有内分泌功能，故又称功能性卵巢肿瘤。有颗粒细胞瘤、卵泡膜细胞瘤、纤维瘤和支持细胞-间质细胞瘤。

（四）卵巢转移性肿瘤

原发于体内任何部位的癌均可能转移到卵巢，如乳腺癌、肠癌、胃癌等。常见有库肯勃氏瘤，恶性程度高，预后极差。

二、卵巢恶性肿瘤的转移途径

主要转移途径为直接蔓延及腹腔种植，晚期可经淋巴及血行转移。

三、治疗原则

（一）卵巢良性肿瘤　确诊后尽快手术。年轻有生育要求者行卵巢肿瘤剔除术；蒂扭转或瘤体大者行患侧附件切除术；绝经后妇女行全子宫及附件切除术。

（二）卵巢恶性肿瘤　以手术治疗为主，辅助化疗或放疗。常用的化疗药物有顺铂（DDP）、阿霉素（ADR）、环磷酰胺（CTX）等，可通过腹腔或静脉化疗。

（三）并发症　卵巢肿瘤如并发蒂扭转或破裂应立即手术。

【护理】

一、护理评估

（一）病史

了解患者的月经史、孕产史及发病原因。卵巢肿瘤的病因未明，可能与遗传、高胆固醇饮食及内分泌因素有关。护士应询问患者肿瘤发现时间、家族史、饮食习惯及居住环境等。

（二）身体状况

卵巢良性肿瘤发展缓慢，初期一般无症状，常于妇科检查时偶然发现。随着肿瘤增大，可出现下腹部不适、腹痛、腹胀，甚至压迫症状如尿频、便秘、气急、心悸等。

卵巢恶性肿瘤早期多无症状，但肿瘤生长迅速，多数患者可在短时间内出现腹胀、腹部肿块及腹水等，发现时往往疾病已至晚期，此时可表现为消瘦、严重贫血等恶病质现象。

卵巢良、恶性肿瘤的鉴别见表 15-3。

表 15-3　卵巢良、恶性肿瘤的鉴别

鉴别内容	卵巢良性肿瘤	卵巢恶性肿瘤
病史	生长缓慢，病程长	生长迅速，病程短
发病年龄	生育期妇女多见	多见于幼女、青春期及绝经后妇女
一般情况	良好，多无不适	常有腹痛、腹胀，晚期贫血、消瘦，出现恶病质
体征	多为单侧，囊性，表面光滑，活动好，一般无腹水	多为双侧，实性或囊性，表面结节状，凹凸不平，固定，常伴腹水，可查到癌细胞

卵巢肿瘤的并发症有蒂扭转（图 15-2）、破裂、感染和恶变。

（三）心理评估

在肿瘤性质确定之前，患者及家属多表现为焦虑和恐惧，渴望尽快知道诊断结果。如确诊为恶性，患者会因为手术治疗可能会影响到生育功能、生理功能及生活方式而感到恐慌和压力。

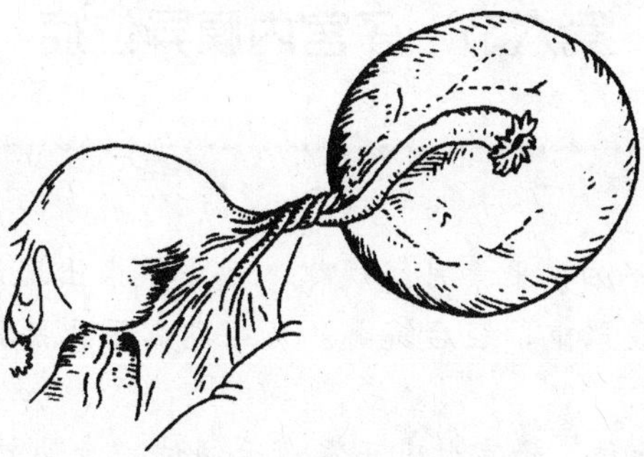

图 15－2　卵巢肿瘤蒂扭转

（四）辅助检查

B 超检查最常用，根据病情可选择细胞学检查、肿瘤标志物检查如 AFP 及 CA_{125} 等测定、腹腔镜检查。病理学检查是确诊卵巢良恶性肿瘤的主要依据。

二、护理措施

（一）心理护理

护士要给患者提供表达情感的机会和环境，解除患者的紧张、恐惧的心理。向患者介绍有关的疾病知识，说明手术治疗的必要性和安全性，讲解手术及化疗对肿瘤的效果，增强患者战胜疾病的信心，争取患者的主动配合。鼓励家属细心照顾患者，增强家庭的支持作用。为患者提供舒适、安静、整洁的环境，避免各种不良刺激。

（二）协助治疗

协助医生完成各项诊断性检查，需做腹腔穿刺或腹腔化疗的患者，要备好穿刺用品，配合腹腔穿刺操作，注意观察放腹水的量和速度，一般要求放腹水的速度宜缓慢，一次穿刺放水量在 3000ml 左右，术后用腹带包扎腹部。需手术治疗者按腹部手术护理常规执行。需化疗或放疗的患者按化疗或放疗护理常规护理。

（三）生活护理

对于肿瘤过大，或伴有腹水而有压迫症状严重者，指导患者采取合适的体位，对长期卧床休息的患者要做好生活护理，注意观察患者腹胀、腹痛的程度和性质，如发现蒂扭转、破裂等并发症时应及时向医生报告，及早做好手术的准备，如发现患者并发感染，应遵医嘱给予抗生素治疗。鼓励患者多进食高蛋白，富含维生素的饮食，不能进食者给予静脉补充营养，辅以全身支持治疗，促进康复。

（四）健康指导

1. 术后随访　卵巢肿瘤治疗后易复发，应长期随访和监测。随访时间为：术后第 1 年每月一次；术后第 2 年每 3 个月一次；术后第 3 年每 6 个月一次；3 年以上者每年一次。良性肿瘤患者，术后 1 个月常规复查。对接受化疗、放疗的患者，护士应鼓励患者克服困难，协助完成治疗计划，以提高疗效，防止复发。

2. 定期普查　育龄期妇女应每 1～2 年行妇科检查，高危人群每半年进行一次检查，以排除和及时发现卵巢肿瘤。

第六节 子宫内膜异位症

案例

某患者，35岁，经产妇，平素月经规律，近4年来出现经期腹痛，并逐渐加重，疼痛以月经来潮第一天最严重，经后缓解。月经期需服止痛药镇痛，并有经量增多，是以往的2倍多。

体格检查：轻度贫血貌，子宫大小正常，后倾位，活动欠佳，于子宫后壁、宫骶韧带处可触及数个结节，明显触痛，质韧，双侧附件区未及异常。

思考：1. 考虑是什么病？

2. 请说出其相应的护理措施？

【概述】

子宫内膜异位症是指有生长功能的子宫内膜组织在子宫腔被覆黏膜以外的部位出现。多见于25～45岁妇女。异位子宫内膜可以侵犯全身任何部位，常见的部位是盆腔脏器和腹膜，其中以侵犯卵巢者最常见（约占80%），其次是宫骶韧带、直肠子宫陷凹，也可出现在脐、膀胱、肾、肺等部位，但较少见图（15－3）。

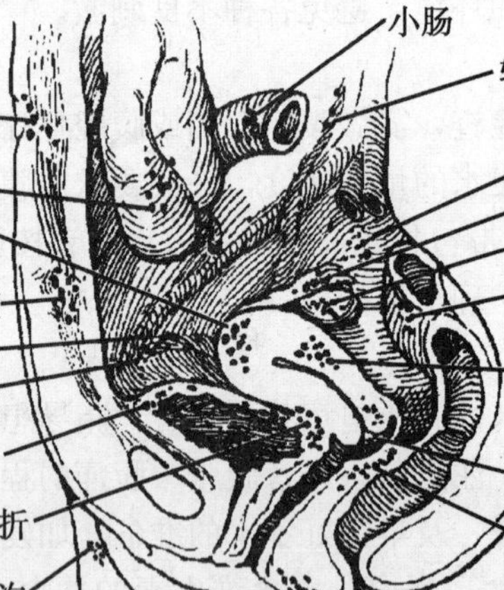

图15－3 子宫内膜异位症的发生部位

子宫内膜异位症的基本病理变化是异位的子宫内膜随卵巢激素变化而发生周期性出血，导致周围纤维组织增生、粘连，在病变区内形成紫褐色斑点或小泡，进一步发展为大小不等的紫蓝色实质性结节或包块。最常见为卵巢内膜异位囊肿，因生长于卵巢内的异位内膜反复出血形成单个或多个囊肿，内含暗褐色糊状陈旧血液，状似巧克力液体，又称卵巢巧克力样囊肿。

治疗原则：根据患者年龄、症状、病变部位及范围、有无生育要求等综合考虑选择合适的治疗方法。治疗方法有随访观察、药物治疗、手术治疗。手术治疗适用于重度患者。有生育要求的患者只行病灶切除保留生育功能；无生育要求的年轻患者采用保留卵巢功能的手术，年老患者考虑切除子宫及卵巢。可采用腹腔镜或剖腹手术，腹腔镜是目前手术治疗本病的主要手段。

【护理】

一、护理评估

（一）病史

了解患者的月经史、孕产史及发病原因。评估患者有无痛经、性交不适、不孕、有无剖宫产、流产、多次妊娠分娩或过度刮宫史，是否有宫颈狭窄、阴道闭锁等引起经血潴留的因素。

（二）身体状况

1. 症状

(1) 痛经：子宫内膜异位症的典型症状是继发性进行性加重的痛经。常于月经前1～2天开始，经期第1天疼痛最剧烈，以后逐渐减轻，至经后数日。

(2) 不孕：不孕率高达40%，原因可能是盆腔环境改变影响精子与卵子结合、受精卵或胚胎的输送。

(3) 月经失调：表现为月经量增多、经期延长，少数患者可有经前点滴出血。

(4) 其他症状：肠道内异位症患者可出现与月经周期相关的腹痛、腹泻、便秘、周期性少量便血，甚至肠梗阻。膀胱内异位症患者可在经期出现尿频、尿痛。侵犯输尿管时，可出现一侧腰痛和经期血尿。当其他组织有内膜异位种植和生长时，病变部位可出现周期性疼痛、出血或块状物增大。

2. 体征

妇科检查：子宫多后倾固定，宫骶韧带、子宫直肠陷凹或子宫后壁下段等部位可扪及触痛性结节，在子宫附件处可扪及与子宫相连的囊性偏实不活动的包块，多有轻压痛。病变如累及直肠阴道隔，可在阴道后穹窿见到紫蓝色斑点，扪及隆起的小结节或包块。

（三）心理状况

由于进行性加重的痛经，影响患者日常的工作、生活及性生活，使患者感到恐惧，对治愈疾病缺乏信心。尚未生育的患者会因为担心不能生育而感到焦虑。

（四）辅助检查

1. B超检查　可确定异位病灶的位置、大小和形态。

2. CA_{125}值测定　测定CA_{125}值还可用于监测内异症的治疗效果和复发情况，治疗有效时，CA_{125}值下降，复发时又升高。

3. 腹腔镜检查　是目前诊断子宫内膜异位症的最佳方法。

二、护理措施

（一）心理护理

向患者介绍疾病的特点、治疗方法及注意事项，解除患者的思想顾虑及恐惧心理，使患者能理解和配合治疗方案，增强其战胜疾病的信心。告诉患者在用药过程中如出现低热、恶心、食欲不振、闭经或男性化等副作用时不要紧张，停药后可恢复正常。

（二）缓解疼痛

指导患者经期注意休息，保持心情愉快，避免剧烈运动，热敷下腹部；遵医嘱严格按疗程用药，不可随意停药；需手术治疗患者要按医嘱做好术前准备和术后护理。

（三）健康指导

1. 生育指导　达那唑治疗患者停药4～6周可恢复月经，考虑受孕要等月经恢复正常2～3次后。对保留生育功能的手术患者，应于术后半年再考虑受孕。

2. 防止经血逆流　对于阴道闭锁、宫颈狭窄、严重子宫后倾的患者，为了防止经血流出不畅而逆流入腹腔，应及时行手术治疗。经期应避免剧烈运动、性生活及盆腔检查，避免重力挤压子宫。

小　结

妇科腹部手术是妇产科常见手术，学习掌握其手术种类、术前准备、手术日准备及术后护理是护士必须具备的基本知识和技能。

子宫颈癌、子宫内膜癌、卵巢癌为女性生殖器常见的三大恶性肿瘤，其中子宫颈癌最常见，其确诊方法是宫颈活检，早期特征性表现为接触性出血；子宫内膜癌主要见于绝经后的妇女，典型症状为绝经后不规则阴道流血，确诊方法是分段诊断性刮宫；卵巢肿瘤有良性和恶性两种，其中卵巢癌病理类型多，出现症状往往已是中晚期，故病死率最高。三大恶性肿瘤的主要治疗措施是早发现、早诊断、早手术。

子宫肌瘤是妇科最常见的良性肿瘤，主要临床症状为月经的改变、腹部包块、不孕、贫血等，B超检查有助于诊断，治疗可采用手术治疗和非手术治疗。

子宫内膜异位症是以继发性进行性痛经为典型症状，卵巢子宫内膜异位症最常见，腹腔镜是诊断和治疗本病的主要方法。

自测题

一、A1型题

1. 妇科腹部手术患者禁食一般自术前
   A. 6小时
   B. 7小时
   C. 8小时
   D. 9小时
   E. 10小时

2. 子宫全切除术后患者禁止性生活时间一般是
   A. 2个月
   B. 3个月
   C. 4个月
   D. 5个月
   E. 6个月

3. 宫颈癌根治术后可以拔除尿管的时间是术后
   A. 2～3天

B. 4～5 天
C. 5～6 天
D. 7～14 天
E. 2 周以后

4. 女性生殖器官最常见的恶性肿瘤是
A. 阴道癌
B. 外阴癌
C. 子宫内膜癌
D. 子宫颈癌
E. 卵巢癌

5. 确诊宫颈癌的检查是
A. B超检查
B. 碘试验
C. 宫颈刮片细胞学检查
D. 宫颈活组织检查
E. 阴道镜检查

6. 下列不属于子宫内膜癌的高危因素的是
A. 糖尿病
B. 未婚
C. 肥胖
D. 绝经延迟
E. 多次生育

7. 子宫内膜癌的治疗措施不包括
A. 药物治疗
B. 手术治疗
C. 放射治疗
D. 期待治疗
E. 心理支持

8. 黏膜下肌瘤的主要临床表现是
A. 腹部包块
B. 腹痛
C. 经量增多或不规则阴道出血
D. 膀胱或直肠压迫症状
E. 不孕

9. 女性生殖系统最常见的良性肿瘤是
A. 畸胎瘤
B. 子宫肌瘤
C. 子宫肉瘤
D. 卵巢囊肿
E. 宫颈息肉

10. 诊断子宫肌瘤常用的辅助检查方法是
A. 分段诊断性刮宫
B. 阴道镜检查
C. B超检查
D. 宫颈活检
E. 腹腔镜检查

11. 卵巢恶性肿瘤的治疗原则是
A. 化疗为主，手术、放疗为辅
B. 放疗为主，手术为辅
C. 手术为主，化疗、放疗为辅
D. 化疗为主，放疗为辅
E. 放疗为主，手术、化疗为辅

12. 下列不属于卵巢肿瘤并发症的是
A. 瘤蒂扭转
B. 破裂
C. 红色变性
D. 恶变
E. 感染

13. 女性生殖器恶性肿瘤中病死率最高的是
A. 阴道癌
B. 外阴癌
C. 卵巢癌
D. 宫颈癌
E. 子宫内膜癌

14. 子宫内膜异位症的典型症状是
A. 月经失调
B. 不孕

C. 继发性进行性痛经
D. 白带增多
E. 膀胱或直肠压迫症状

15. 目前诊断子宫内膜异位症的最佳方法是
A. 宫腔镜检查
B. 盆腔B超
C. 分段诊断性刮宫
D. 腹腔镜检查
E. 盆腔X线摄片

二、**A2 型题**

16. 40 岁妇女，平素月经周期规律，经量中等，经期 3～5 天，体检时发现子宫肌瘤。患者咨询有关信息，下列回答不妥的是
A. 子宫肌瘤是良性肿瘤，其发生与雌激素长期刺激有关
B. 为防止癌变，一经确诊即应手术
C. 肌瘤伴经量过多致贫血者可服用铁剂
D. 月经期间多休息，避免疲劳
E. 年轻患者可行肌瘤摘除术，保留生育功能

17. 65 岁妇女，主诉绝经 15 年之后，重现阴道流血，妇科检查：子宫稍大，较软，附件（一），首要怀疑的疾病是
A. 老年性阴道炎
B. 子宫肌瘤
C. 子宫内膜癌
D. 宫颈癌
E. 子宫内膜炎

18. 患者 60 岁，已绝经多年，几个月来常有少量不规则出血，来院检查诊断为子宫内膜癌。下述不是该病特点的是
A. 生长缓慢
B. 转移较晚
C. 预后较好
D. 疼痛出现较早
E. 绝经后妇女多见

19. 患者陆某，32 岁，孕 1 产 0，13 岁来月经，28～30 天一次，每次 5 天，量中等，无痛经。但自人工流产后出现痛经，且逐渐加重。妇科检查：子宫后倾固定，阴道后穹窿处可见紫褐色结节，触痛明显，该患者最可能的诊断为
A. 阴道炎
B. 绒毛膜癌
C. 原发性痛经
D. 子宫内膜异位症
E. 功能失调性子宫出血

三、**B 型题**

（20～24 题共用备选答案）
A. 宫颈刮片细胞学检查
B. 分段诊断性刮宫
C. 接触性出血
D. 最常见的妇科良性肿瘤
E. 绝经后阴道不规则出血

20. 早期子宫颈癌的典型临床表现是
21. 子宫颈癌首选的普查方法
22. 子宫肌瘤是
23. 诊断子宫内膜癌的常用方法
24. 子宫内膜癌的主要临床表现

（姚春英）

第十六章　外阴、阴道手术患者的护理

学习目标

1. 掌握外阴、阴道手术的术前及术后护理；外阴癌、尿瘘、子宫脱垂的身体状况评估及护理措施。
2. 熟悉子宫脱垂的概念及分度；外阴癌、尿瘘、子宫脱垂的治疗原则。
3. 了解外阴、阴道手术的种类；外阴癌、尿瘘、子宫脱垂的病史、辅助检查及心理状况评估。

第一节　外阴、阴道手术患者的一般护理

一、外阴、阴道手术种类

外阴手术是指女性外生殖器部位的手术，主要包括外阴癌根治术、前庭大腺切除术、阴道成形术、阴道前后壁修补术、处女膜切开术、阴式子宫切除术、尿瘘修补术等。

二、手术前准备

（一）心理护理

护士应主动与患者沟通，为患者提供讨论病情和发问的场所及时间，以亲切的态度和通俗的语言与患者交流，取得患者的信任，让患者表达自己的感受；针对患者可能会担心手术损伤其身体的完整性、手术的切口瘢痕影响性生活及检查或手术时需裸露隐私部位的羞涩等心理特征，与患者一起讨论缓解心理应激的方法，鼓励患者选择积极的应对措施；进行术前检查、准备、手术时要注意遮挡，避免多余人员旁观，尽量减少暴露部位与时间。做好患者家属的工作，帮助其理解患者，配合治疗及护理过程。

（二）皮肤准备

外阴皮肤有损伤或感染时，局部涂抗生素软膏，每日消毒液坐浴，保持外阴清洁干燥，待治愈后手术。术前皮肤准备常在术前 1 天进行，备皮范围为上至耻骨联合上 10cm，下至外阴部、肛门周围、臀部及大腿内侧上 1/3。

（三）肠道准备

为防止术后排便污染外阴伤口，影响伤口的愈合，外阴、阴道手术前应做好肠道准备。指导患者术前 3 天进无渣饮食，按医嘱给予肠道抗生素，常用庆大霉素口服，每次 8 万 U，

每日 3 次。术前 8 小时禁食，4 小时禁水，术前 1 天口服番泻叶 30g 代茶饮，术前日晚及术晨行清洁灌肠。

（四）阴道准备

正常人阴道内不是无菌环境，为了防止术后的感染，应在术前 3 日开始进行阴道准备。一般常用 1∶5000 高锰酸钾液、0.2‰的碘伏或 1∶1000 苯扎溴铵液进行阴道冲洗或坐浴，每日 2 次。术晨用消毒液进行阴道消毒，消毒时应特别注意擦净小阴唇之间的黏膜皱襞和阴道穹窿，消毒后用大棉签蘸干，必要时于阴道穹窿、宫颈上涂美蓝以做手术标记。

（五）膀胱准备

术前排空膀胱，一般不必留置尿管，但需带导尿包到手术室备用。

三、手术后护理

（一）体位

根据不同手术采取相应的体位。处女膜闭锁及有子宫的先天性无阴道患者，术后应采取半卧位，有利于经血的流出；行阴道前后壁修补或盆底修补术后的患者应以平卧位为宜，禁止半卧位，以降低外阴、阴道张力，促进伤口的愈合，术后 5～7 天方可起床活动，以防止伤口裂开或出血；因外阴癌行外阴根治术后的患者应采取平卧位，双腿外展屈膝，膝下垫软枕，以减少外阴部及腹股沟的张力，有利于伤口的愈合。

（二）伤口的护理

护士应注意观察术后外阴、阴道伤口的情况，观察有无渗血、红肿等炎症反应；观察阴道分泌物的量、性质、颜色及有无异味。注意保持外阴清洁干燥，每天行外阴擦洗 2 次，嘱患者勤更换内衣内裤，每次大小便后用温热的无菌盐水冲洗外阴，然后用无菌棉球拭干，应避免冲洗液流入阴道内，不宜做阴道检查或冲洗，以防损伤伤口。手术时阴道内填塞的纱布一般在术后 12～24 小时内取出，取出时应注意核对数目，并在病历单上记录。术后 3 天可行外阴烤灯，保持伤口干燥，促进愈合。

（三）保持大小便通畅

外阴、阴道手术后一般留置尿管 5～7 天，应注意做好保留尿管患者的护理，保持尿管的通畅；拔除尿管前应训练患者的膀胱功能，拔管后嘱患者尽早排尿，如有排尿困难，可给予热敷、诱导排尿等措施，必要时重新留置尿管。为防止大便对伤口的污染及解便时对伤口的牵拉，一般以控制术后 5 天大便为宜。术后第 3 天开始可服用液状石蜡 30ml，每晚 1 次，以软化大便，避免排便困难。

（四）疼痛护理

外阴神经末梢丰富，对疼痛比较敏感。当麻醉药的作用消失后，护士应评估患者的疼痛情况，采取多种止痛措施，如更换体位、应用自控镇痛泵、遵医嘱及时给予止痛药等，并注意观察止痛效果。

（五）出院指导

嘱患者出院后应保持外阴部的清洁干燥，防止感染；避免增加腹压的动作，如蹲、用力大便等，以免增加局部伤口的张力，影响伤口的愈合；术后一般需休息 3 个月，期间活动量宜逐渐增加，避免重体力劳动；出院 1 个月后到门诊检查术后恢复情况，并于术后 3 个月再次到门诊复查，经医生检查确定伤口完全愈合后方可恢复性生活；休息过程中，如有伤口异常应及时就诊。

第二节　外阴癌

案例

患者，65 岁。外阴皮肤变白及瘙痒 10 年余，近 1 年多发现外阴左侧有一小结节，有花生米大小，未予治疗。近 2 个月发现肿物增大有栗子大小，表面破溃，有血性分泌物。妇科检查：左侧大阴唇中段有一硬结，4cm×3cm×2cm，基底宽，不活动，腹股沟淋巴结未触及。

思考：该患者患了什么病？其处理要点及护理措施是什么？

【概述】

外阴癌是女性外阴恶性肿瘤中最常见的一种，多发生于 60 岁以上的妇女。外阴癌约2/3发生在大阴唇，其余 1/3 发生在小阴唇、阴蒂、会阴、阴道等部位。有多种病理类型，包括外阴鳞状细胞癌、恶性黑色素瘤、基底细胞癌、前庭大腺癌等，其中以外阴鳞状细胞癌最为常见。转移途径以淋巴转移和直接浸润为主，血行转移多发生在晚期。治疗原则以手术治疗为主，辅以放射治疗和化学药物治疗。外阴癌的临床分期根据国际妇产科协会（FIGO）2000 年提出的临床分期法分 4 期见表 16－1。

表 16－1　外阴癌的分期

分期	肿瘤范围
0 期	原位癌（浸润前癌）
Ⅰ期	癌灶位于外阴和（或）会阴，肿瘤直径≤2cm
Ⅰa	肿瘤直径≤2cm 伴间质浸润≤1cm
Ⅰb	肿瘤直径≤2cm 伴间质浸润＞1cm
Ⅱ期	癌灶局限于外阴和（或）会阴，肿瘤直径＞2cm
Ⅲ期	肿瘤浸润尿道下段或阴道或肛门
Ⅳa 期	肿瘤侵犯尿道上段、膀胱黏膜、直肠黏膜、骨盆
Ⅳb 期	任何远处转移包括盆腔淋巴结

【护理】

一、护理评估

（一）病史

应评估患者有无不良的生活习惯；有无外阴肿块伴有长期外阴瘙痒或尖锐湿疣、外阴硬化型苔藓、白带增多史，尤其应注意老年患者。注意患者有无其他部位的恶性肿瘤等。

（二）身体状况

早期症状不明显。有症状时，外阴瘙痒是最常见症状，且持续时间较长。外阴癌常表现为结节状肿物，随着病灶逐渐增大，可破溃继发感染，常有脓性或血性分泌物。当癌灶侵犯阴部神经时，可出现明显的疼痛；浸润血管时可有大出血的危险；癌灶侵犯尿道或直肠时可产生尿频、尿急、尿痛、血尿、便秘、便血等症状。

（三）心理状况

患者知道病情后，会产生害怕失去女性的外表标志，担心术后性生活的问题，害怕疾病对生命的威胁、唯恐外阴分泌物的异味影响他人而远离人群等复杂心理，导致患者始终处于恐惧、焦虑、孤独、悲哀的心理状态中。

（四）辅助检查

为明确诊断应采取活组织病理检查：采用甲苯胺染色外阴部，再用1%醋酸擦洗脱色，在蓝染部位做活检，或借用阴道镜观察外阴部皮肤也有助于定位活检，以提高活检阳性率。

二、护理措施

（一）心理护理

护士应向患者介绍有关外阴癌的知识及手术方式，介绍一些成功的病例，让患者对手术治疗充满信心；鼓励患者表达自己的不适并给予耐心的解释、帮助和支持；指导患者要采取积极乐观的态度去配合治疗、对抗疾病；给家属尤其是患者的丈夫讲解疾病的相关知识和治疗方式及效果，使家属能够理解和支持患者的各项治疗措施，让患者感到家庭的温暖，得到信心的支持和鼓励。

（二）术前准备

1. 皮肤准备　外阴癌患者局部病灶常有溃疡，脓性分泌物较多，伴有不同程度的感染，术前3～5天给予1∶5000高锰酸钾液坐浴，每日2次，保持外阴清洁；同时进行外阴擦洗，擦洗动作要轻柔，告诉患者不要搔抓外阴，注意保护局部皮肤，防止术后感染。备皮范围自下腹部至肛门周围、两侧腹股沟、外阴、两大腿内侧达膝关节。备皮动作宜轻柔，防止损伤局部病变组织。

2. 其他准备　同妇科外阴、阴道手术前准备。

（三）术后护理

1. 一般护理　（见本章第一节）。

2. 尿管的护理　保持尿道通畅，留置尿管期间鼓励患者多饮水，注意观察尿液的量、颜色及性质。一般留置尿管5～7天，拔尿管前2天需训练膀胱功能，拔除尿管后注意观察患者的排尿情况。

3. 伤口的护理　平卧位有利于伤口的引流，同时取双腿外展屈膝位，膝下垫软枕，可降低腹股沟及外阴的张力，有利于伤口的愈合；伤口加压包扎24小时，压沙袋4～8小时，注意观察伤口敷料有无渗血。外阴及腹股沟伤口拆除敷料后，每日用1∶40络合碘溶液擦洗伤口2次，患者排便后要及时擦洗外阴部，保持伤口及周围的清洁，以防感染。伤口愈合不良时，可用1∶5000高锰酸钾液坐浴，每日2次。

4. 饮食　术后1天进流食，术后2天进半流食，术后3～5天可进少渣饮食，以后根据病情改为普食。可服复方樟脑酊，尽量于5～7日后排便。

5. 放、化疗患者按相关的护理程序进行护理。

（四）健康指导

加强卫生宣传教育，注意保持外阴清洁干燥；积极治疗外阴的瘙痒、疼痛、破溃、出血等不适症状，发现外阴部的硬结、肿物要及时就诊，不要随意搔抓；外阴癌手术后遵医嘱坚持放化疗，按时随诊，定期复查，观察治疗效果及有无复发征象。

第三节 尿瘘

【概述】

尿瘘也叫泌尿生殖瘘，是指人体泌尿道与生殖道之间形成的异常通道。患者无法自主排尿，表现为尿液从阴道外流。根据发生的部位，泌尿生殖瘘可分为膀胱阴道瘘、尿道阴道瘘、膀胱尿道阴道瘘、膀胱宫颈阴道瘘及输尿管阴道瘘等（图 16－1）。临床上以膀胱阴道瘘最常见。

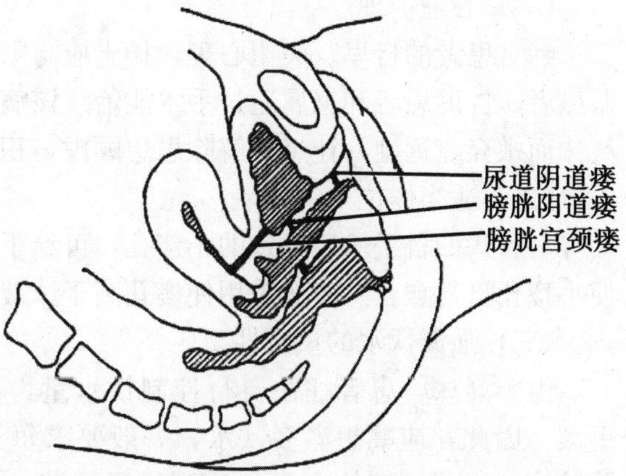

图 16－1　尿瘘

治疗原则：根据患者发病的原因、病变的部位及病情的严重程度采取合适的治疗方案，包括病因治疗、保守治疗及手术治疗（是治疗尿瘘的主要方法）。可根据瘘孔的类型及部位选择不同的手术方法，如膀胱、尿道瘘经阴道手术为宜，输尿管瘘经腹手术为好。

【护理】

一、护理评估

（一）病史

产伤是引起尿瘘的主要原因，多为难产处理不当所致。护士要通过询问病史，查阅以往病历等方法详细了解患者有无难产及盆腔手术史，了解患者漏尿的时间，评估患者目前存在的问题。

（二）身体状况

1. 症状

（1）漏尿：为主要的临床表现，患者无法自主排尿，尿液不断自阴道流出来。

（2）外阴皮炎：由于尿液长期刺激，外阴部至大腿内侧常出现皮炎，外阴不适、瘙痒等。

（3）尿路感染：可引起尿道逆行感染，表现为尿频、尿急、尿痛等。

（4）闭经或月经稀发：部分患者可出现长期闭经或月经减少，可能与精神创伤有关。

2. 体征　在患者的外阴部、臀部、大腿内侧可见皮疹及表浅溃疡，妇科检查可见尿液自阴道流出的部位。

（三）心理状况

由于无法控制排尿，尿液不断自阴道流出，患者身体常发出异常的气味，让患者在心理上感到自卑、失望等，可表现为不愿意出门、与外人接触交往减少，常有孤独无助感。

（四）辅助检查

1. 亚甲蓝试验　是一种将亚甲蓝经尿道注入膀胱的试验。

2. 靛胭脂试验　将靛胭脂注入静脉 5ml，10 分钟内见到瘘孔流出蓝色尿液，可确诊为输尿管阴道瘘。

3. 膀胱镜检查　可了解瘘孔的位置及数目。必要时可进行双侧输尿管插管。

4. 排泄性尿路造影　可了解双侧肾功能及输尿管有无异常，用于诊断结核性尿瘘、输尿管阴道瘘和先天性输尿管异位。

二、护理措施

（一）心理护理

针对患者的自卑、失望心理，护士应与家属一起讨论解决的办法，首先应让家属关心体贴患者，告诉患者和家属通过手术能治疗该病，护士应常与患者接触，不因患者身上的异常气味而嫌弃疏远她，让患者解除思想顾虑，积极主动配合治疗，克服自卑心理。

（二）适当体位

对有些妇科手术后导致的小瘘孔，可给予留置尿管并根据瘘孔的位置采取正确的体位，使小瘘孔自行愈合。一般采用使瘘孔高于尿液面的卧位。

（三）强调饮水的重要性

由于漏尿，患者往往自行控制饮水量，甚至不敢饮水，造成尿液酸性对皮肤的刺激更大。因此，应嘱患者多饮水，一般要求每天饮水量不少于 3000ml，必要时可按医嘱静脉输液，以保证液体入量，达到稀释尿液、自动冲洗膀胱的目的，减少酸性尿液对皮肤的刺激。

（四）术前准备

除按一般外阴、阴道手术术前准备外，术前 3～5 天应协助患者每天用消毒液坐浴，常用的有 1∶5000 的高锰酸钾液和 0.02％的碘伏液等。外阴部有湿疹的患者，可坐浴后行红外线照射或用烤灯烘后涂氧化锌软膏，使外阴局部干燥，患者舒适；按医嘱使用抗生素抗感染治疗；对老年妇女或闭经者按医嘱术前 1 周开始给予雌激素口服，或阴道局部使用含雌激素的软膏等，以促进术后阴道上皮生长，有利于伤口的愈合。

（五）术后护理

一般尿管留置 10～14 日后拔除，拔管后协助患者每 1～2 小时排尿一次，应避免膀胱过度膨胀。术后要加强盆底肌肉的锻炼，预防咳嗽、便秘等可使腹压增加的因素及尽量避免下蹲等增加腹压的动作，以免腹压增加引起导尿管脱落，影响伤口愈合。

（六）健康指导

1. 术前口服己烯雌酚者，术后应继续服药 1 个月。

2. 出院 3 个月内禁止性生活及重体力劳动。

3. 预防咳嗽、便秘等增加腹压的因素，如出现应积极治疗。

4. 对尿瘘修补术后怀孕者应加强孕期检查。

5. 手术失败者，应教会患者保持外阴清洁的方法，尽量避免外阴皮肤的刺激。

第四节 子宫脱垂

案例

患者，65 岁，因阴道有肿物脱出伴白带增多 1 年入院。自诉夜间休息后肿物部分缩回。妇科检查：老年型外阴，宫颈及部分宫体脱出阴道口外，宫颈充血，子宫体大小正常，双侧附件区无异常。

思考：该患者患了什么病？其处理要点及护理措施是什么？

【概述】

子宫脱垂是指子宫从正常位置沿阴道下降或脱出，宫颈外口达坐骨棘水平以下，甚至子宫全部脱出阴道口外（图 16-2）。常伴阴道前后壁膨出。治疗以加强或恢复盆底组织及子宫周围韧带的支持作用为原则，包括支持疗法、子宫托治疗及手术治疗。

【护理】

一、护理评估

（一）病史

产伤是子宫脱垂最主要的发病原因，因此要评估患者的产育史，有无产程过长、阴道助产及盆底组织损伤等情况。同时，还应评估患者有无慢性咳嗽、盆腹腔肿瘤、便秘等其他系统的健康状况。

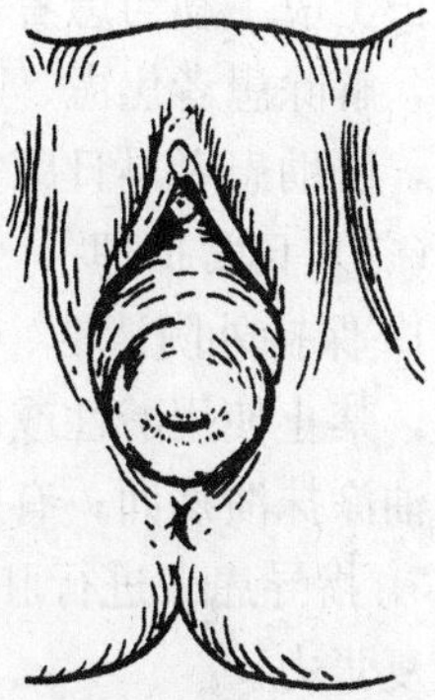

图 16-2 子宫脱垂

（二）身体状况

轻度无症状，随着脱垂的加重可出现以下症状：腰背酸痛及腹部下坠感；肿物自阴道脱出；大小便异常；合并直肠膨出时可有便秘、排便困难。

以患者平卧向下屏气用力时子宫下降的程度，将子宫脱垂分为 3 度（图 16-3）：

1. Ⅰ度 ①轻型：子宫下降，子宫颈外口距处女膜缘＜4cm，但未达处女膜缘。②重型：子宫颈已达处女膜缘，阴道口可见子宫颈。

2. Ⅱ度 ①轻型：子宫颈已脱出阴道口外，但宫体仍在阴道内。②重型：子宫颈及部分宫体已脱出于阴道口外。

3. Ⅲ度 子宫颈及子宫体全部脱出于阴道口外。

张力性尿失禁的检查：患者不解小便，取膀胱截石位，嘱患者咳嗽，如有尿液溢出，检查者用食、中指伸入阴道内，分别轻压阴道前壁尿道两侧，再嘱患者咳嗽，如尿液不再外溢，证实患者有张力性尿失禁（图 16-4）。

（三）心理状况

由于长期子宫脱出使患者行动不便、腰酸腹痛，甚至排尿困难、尿潴留，不能从事体力劳动，严重者影响性生活，导致患者出现焦虑、苦闷、情绪低落等心理反应。

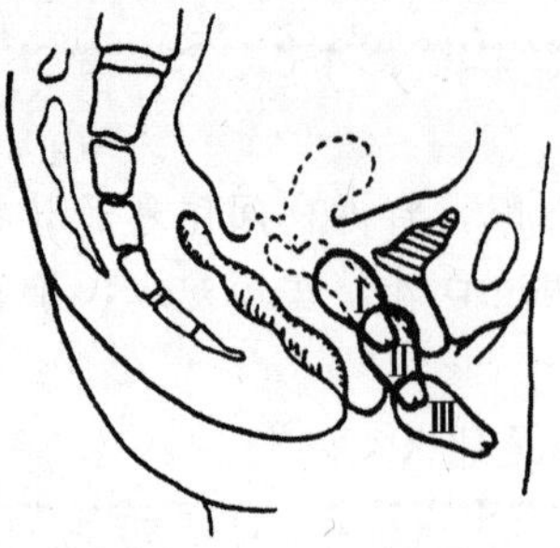

图 16－3　子宫脱垂的分度

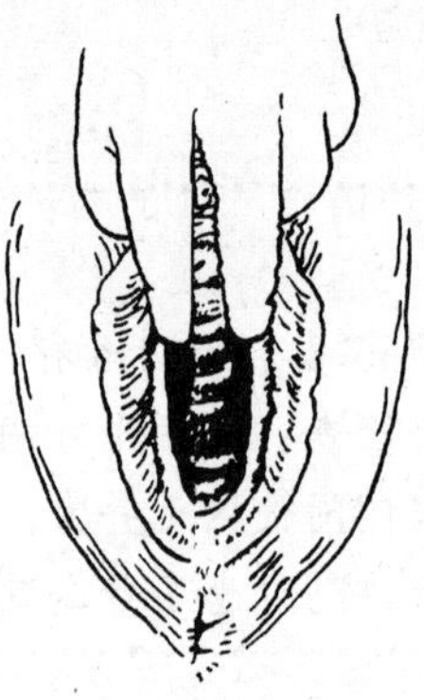

图 16－4　张力性尿失禁的检查方法

二、护理措施

（一）心理护理

护士应主动与患者沟通，鼓励患者说出自己的疾苦，向患者讲解子宫脱垂的疾病知识和预后，解除患者焦虑、苦闷的心理，增强战胜疾病的信心，使患者能积极主动地配合治疗及护理，协助患者早日康复。

（二）日常护理

1. 保持外阴清洁、干燥　每日用 1∶5000 高锰酸钾液坐浴或使用流动的清水进行外阴冲洗，禁止使用酸性或碱性等刺激性药液。出现溃疡者可在冲洗干净或坐浴后用己烯雌酚、鱼肝油涂抹溃疡面；有感染者遵医嘱使用抗生素。

2. 指导患者进行肛提肌锻炼　每日做缩肛锻炼 3 次，每次 5～10 分钟，使盆底组织逐渐恢复张力。

3. 加强护理保健措施　嘱患者避免长期超负荷体力劳动，加强营养，增强体质，有效控制慢性咳嗽、便秘等增加腹压的因素，以减轻子宫下段及盆腔充血的程度，有助于减轻症状。勤换内裤，及时将脱出物还纳，可用干净的棉质紧内裤或清洁卫生带支托下垂的子宫，避免过久地摩擦，不能还纳者需卧床休息，减少下床活动的时间和次数。

（三）子宫托的使用

子宫托应每天早上放入阴道，睡前取出清洁后备用，避免放置过久压迫生殖道而导致糜烂、溃疡，甚至坏死而导致生殖道瘘。月经期及妊娠期停用。上托后，分别于第 1、3、6 个月时到医院检查，以后每 3～4 个月到医院检查一次。

（四）手术护理（见本章第一节）。

（五）健康指导

术后坚持肛提肌锻炼，使盆底组织张力逐渐恢复；术后一般休息 3 个月；出院后 1、3 个月回医院复查，医生确认完全恢复以后才能恢复性生活；半年内避免重体力劳动。

小　结

妇科外阴、阴道手术是妇产科常见手术，学习掌握其手术种类、术前护理及术后护理是护士必须具备的基本知识和技能。

外阴癌为女性外生殖器常见的恶性肿瘤，其典型症状是外阴瘙痒，确诊主要靠取外阴活组织进行病理检查，以手术治疗为主，辅以放射治疗和化学药物治疗。

尿瘘也叫泌尿生殖瘘，以膀胱阴道瘘最常见，产伤是导致尿瘘的主要原因，主要表现为不能自主控制排尿，尿液不断从阴道流出，手术是治疗的主要措施。

子宫脱垂最主要的发病原因是产伤，常表现为肿物自阴道脱出，根据子宫脱出的程度可分为三度，可采用子宫托治疗或手术治疗。

自测题

一、A1 型题

1. 外阴、阴道术后患者大便时间宜控制在术后
   A. 1 天
   B. 3 天
   C. 5 天
   D. 7 天
   E. 9 天

2. 处女膜闭锁患者术后适宜采取的体位是
   A. 平卧位
   B. 端坐位
   C. 半卧位
   D. 俯卧位
   E. 胸膝卧位

3. 外阴癌最常见的病理类型是
   A. 外阴鳞状细胞癌
   B. 恶性黑色素瘤
   C. 基底细胞癌
   D. 前庭大腺癌
   E. 外阴色素减退

4. 外阴癌最常见的临床表现是
   A. 白带增多
   B. 外阴出血
   C. 尿频、尿急和尿痛
   D. 外阴瘙痒
   E. 疼痛

5. 对外阴癌术后恢复不利的措施是
   A. 术前给予 1∶5000 高锰酸钾溶液坐浴
   B. 术后外阴及腹股沟伤口加压包扎 24 小时，压沙袋 4～8 小时
   C. 术后 6 小时取半坐卧位
   D. 保留尿管期间鼓励患者多饮水
   E. 术后 1 天进流食，术后 2 天进半流食

6. 子宫脱垂最主要的发病因素是
   A. 盆底组织松弛
   B. 便秘
   C. 慢性咳嗽
   D. 分娩损伤
   E. 产后过早从事体力活动

7. 子宫脱垂Ⅱ度轻型是指
A. 部分宫体脱出阴道口
B. 宫颈及宫体全部脱出阴道口外
C. 宫颈已达处女膜缘，阴道口可见子宫颈
D. 宫颈脱出阴道口，宫体仍在阴道内
E. 宫颈外口距处女膜缘＜4cm，未达处女膜缘

8. 指导子宫脱垂患者使用子宫托时不正确的是
A. 经常保持外阴部清洁干燥
B. 选择合适的子宫托型号
C. 子宫托于早晨放入阴道，睡前取出
D. 子宫托可留置阴道 1 周，取出后应消毒备用
E. 上托后应定期到医院检查

9. 阴道前后壁修补术后患者一般留置尿管时间为
A. 1 天
B. 2 天
C. 3 天
D. 5～7 天
E. 10 天以上

10. 子宫脱垂患者手术后应采取的体位是
A. 平卧位
B. 头高脚低位
C. 半卧位
D. 侧卧位
E. 自由体位

11. 发生尿瘘的最主要原因是
A. 放射性损伤
B. 产伤
C. 妇科手术损伤
D. 阴道内放腐蚀性药物
E. 膀胱病变

二、**A2 型题**

12. 患者，李女士，50 岁。孕 3 产 2。主诉腰骶部酸痛，有下坠感。妇科检查：患者平卧向下屏气用力，发现宫颈外口在处女膜缘，可回纳，诊断为子宫脱垂，其分度为
A. Ⅰ度轻型
B. Ⅰ度重型
C. Ⅱ度轻型
D. Ⅱ度重型
E. Ⅲ度

三、**B 型题**

（13～15 题共用备选答案）
A. 半卧位
B. 平卧位
C. 俯卧位
D. 端坐位
E. 胸膝卧位

13. 瘘口在膀胱后底部的膀胱阴道瘘修补术后第 1 日，患者宜采取的体位为
14. 行阴道前后壁修补或盆底修补术后第 1 日，患者宜采取的体位为
15. 处女膜闭锁患者术后第 1 日，患者宜采取的体位为

（姚春英）

第十七章　不孕症妇女的护理

学习目标

1. 掌握不孕症、人工授精的定义。
2. 熟悉不孕症的护理评估及护理措施。
3. 了解辅助生殖技术的概述、并发症、护理措施。

第一节　不孕症

案例

刘女士，30岁。人工流产术后3年未孕。该患者平素月经规律，无痛经及血块。5年前结婚，婚后有正常性生活。曾妊娠3次，均行人工流产终止妊娠。3年前行人流术后未避孕至今未孕。既往体健，16岁初潮，月经周期28天，每次行经5～6天，量中等。丈夫体健，精液常规正常。女方全身检查正常，妇科检查：外阴发育正常，阴道通畅，黏膜无充血，宫颈光滑，子宫前位，大小正常，质软、活动度欠佳，双侧附件区无明显增厚，有轻度压痛。患者情绪低落、焦虑，担心治疗无效。

思考：该患者不孕的原因可能是什么？应采取哪些护理措施？

【概述】

凡婚后未避孕、有正常性生活、同居1年而未妊娠者，称为不孕症。婚后从未妊娠者称原发不孕症；曾有过妊娠而后来未避孕连续1年或者1年以上不孕者称继发不孕症。根据不孕能否被纠正分为：相对不孕是指夫妇一方因某种原因阻碍受孕或使生育力降低，导致暂时性不孕，如该因素得到纠正，仍有可能怀孕；绝对不孕是指夫妇一方有先天或后天的解剖生理方面的缺陷，无法纠正而不能怀孕。

治疗原则：找出不孕的原因，进行对症处理；必要的时候根据具体情况选择辅助生殖技术。

【护理】

一、护理评估

（一）病史

1. 评估女性的月经史、婚育史，既往病史以及性生活和避孕情况，以往终止妊娠的经过及预后；评估男方健康状况，有无腮腺炎以及长期高温环境作业等影响生育的诱因存在。

2. 不孕症的病因　多项流行病学的调查显示，不孕症中男方因素约占45%，女方因素约占45%，不明原因性不孕约占10%。在女性不孕中，输卵管因素约占40%，排卵因素约占40%，不明原因约占10%，另外10%为不常见因素，包括子宫因素、宫颈因素、免疫因素等。

（二）身体状况

全面体检有无全身性的疾病，以及注意第二性征的发育情况；妇科检查有无生殖系统的发育异常及病变，男性注意外生殖器的发育情况以及有无病变。

（三）心理状况

不孕直接冲击传统封建“不孝有三，无后为大”的思想，而且不孕症的诊治过程复杂，治疗效果欠佳，给不孕夫妇带来许多来自社会、家庭的压力，以及受经济负担、诊治过程的影响，给男女双方带来很多心理上的困扰，尤其是女性很容易产生自卑、抑郁、内疚甚至绝望。

（四）辅助检查

通过男女双方的全面检查找出不孕的原因，是诊断不孕症的关键。

1. 男方检查　检查外生殖器有无畸形或病变、精液检查。

2. 女方检查　妇科检查内外生殖器官的发育情况以及有无严重生殖系统炎症甚至肿瘤。

（1）卵巢功能检查。

（2）输卵管通畅试验。

（3）性交后精子穿透力试验。

（4）宫腔镜检查。

（5）腹腔镜检查。

二、护理措施

（一）知识宣教

1. 用通俗的语言和患者讲解与生殖生育相关的一些知识，以及可能导致不孕或者暂时不能受孕的相关知识。使患者能正确认识自己的病情，能很好地与医护人员配合诊疗过程。

2. 向患者解释诊断性检查的必要性以及检查可能引起的不适；指导患者遵医嘱正确服药，掌握性知识，学会自测基础体温，监测排卵。

3. 教会妇女提高妊娠率的技巧：积极治疗原发病；保持心情愉悦，戒烟戒酒，注重营养；选择排卵前2～3天至排卵后24小时内性交；性交前、中、后勿使用阴道润滑剂或进行阴道灌洗；不要在性交后立即上厕所，应该抬高臀部持续20～30分钟，以使精子进入宫颈。

4. 向患者及配偶讲解人工辅助生殖技术的内容及方法。

（二）心理护理

1. 建立良好的护患关系。主动与患者沟通，取得患者的信任，鼓励患者表达自己内心的真实想法，全面准确地评估患者，帮助她们建立良好健康的认知模式，缓解其心理压力，树立对疾病治疗的信心。

2. 保护患者的隐私与自尊。营造一个温馨、舒适和方便的就诊区域，如诊室不写“不孕诊室”，而是“优生优育”诊室，有条件的情况下医护人员尽可能单独与患者交谈。

3. 取得患者配偶和家人的支持，多关心、包容患者，从心理上给予支持。对原发性不孕者，护士应该向患者宣传夫妻同治的重要性，鼓励丈夫陪伴妻子就诊。

第二节　辅助生殖技术及护理

一、概述

辅助生殖技术也称为医学助孕，以治疗不孕夫妇达到生育的目的。包括人工授精、体外受精和胚胎移植、配子输卵管移植以及在这些技术上派生的各种新技术。

1. 人工授精（AI）　用器械将精液注入宫颈管内或宫腔内取代性交使女性妊娠的技术。按精液来源不同分为两类：丈夫精液人工授精（AIH）；供精者精液人工授精（AID）。

2. 体外授精与胚胎移植　即试管婴儿。体外授精指从妇女体内取出卵子放入试管内培养一个阶段与精子受精后，发育成早期胚泡。胚胎移植指将胚泡移植到妇女宫腔内使其着床发育成胎儿的全过程。

3. 配子输卵管内移植　直接将卵母细胞和洗涤后的精子移植到输卵管壶腹部，受精发生在输卵管内的一种助孕技术，是继 IVF - ET 之后发展起来的比较成熟的助孕技术之一。

4. 配子宫腔内移植　直接将卵子和处理后的精子移植入子宫腔，使患者受孕的助孕方式。

知识链接

人工授精的适应证

适应证：①AIH：男方性功能障碍、女方生殖道畸形。②AID：男方精子质量有问题。

人工授精宜在排卵前后的 3～4 天进行。

二、常见并发症

1. 卵巢过度刺激综合征　轻者多表现为卵巢增大、腹胀；严重者腹胀进一步加重、大量腹水、胸腔积液，出现血液高凝状态甚至血栓栓塞形成、电解质紊乱、肝衰竭、肾衰竭甚至危及生命。

2. 多胎妊娠　与促排卵药物的应用以及多个胚胎移植有关。多胎明显增加母婴并发症及母儿的死亡率。

3. 自然流产　流产率可达 25%～30%。

4. 肿瘤　主要与诱导排卵有关。

三、护理措施

1. 注意做好心理疏导，向患者和配偶讲解辅助生殖技术的相关内容和程序及可能面临的风险。注意保护好患者的隐私。

2. 遵医嘱用药，注意促排卵药物应用的个体化原则，严密检测卵泡的发育，预防卵巢过度刺激综合征发生。

3. 用药过程中注意观察病情变化，中、重度卵巢过度刺激综合征住院患者每 4 小时测量生命体征，记录出入量，每天测量体重和腹围。注意识别继发于卵巢过度刺激综合征的严重并发症，如卵巢破裂或蒂扭转、肝、肾功能损害甚至衰竭等。

4. 对三胎及以上妊娠者，教育其在早期进行选择性胚胎减灭术，加强多胎妊娠产前检查的监护，要求患者提前住院待产，足月后尽早终止妊娠。

5. 健康教育

教育妇女采取各项预防措施预防自然流产：合理用药；避免多胎妊娠；充分补充黄体功能；移植前进行胚胎染色体分析，防止异常胚胎的种植；预防相关疾病等。

小　结

受中国封建“不孝有三，无后为大”思想的影响，不孕直接影响到家庭和社会的稳定，女性患者承受着更多来自于家庭、社会以及自身的各种压力，很容易出现心理问题。对于这类患者，作为临床护士，不仅要掌握好不孕的病因，还要关注患者的内心世界，纠正错误的认知状态，做好心理疏导和知识宣教，使患者能客观认识自己的病情，正确地对待诊治过程以及结局。

辅助生殖技术是不孕患者的福音，临床护士应该了解辅助生殖技术各种方法的具体情况，并能做好相应的护理。

自测题

一、A1 型题

1. 下列导致女性不孕因素中最常见的是
   A. 无排卵
   B. 阴道因素
   C. 子宫因素
   D. 宫颈因素
   E. 输卵管阻塞或功能不良

2. 不孕症指的是婚后未避孕，有正常性生活同居多长时间未孕者
   A. 3 个月
   B. 6 个月
   C. 12 个月
   D. 18 个月
   E. 24 个月

3. 不孕症妇女自测有无排卵的最简单的方法是
   A. B 超检查
   B. 阴道细胞涂片
   C. 子宫颈黏液检查
   D. 基础体温测定
   E. 激素水平测定

4. 下列哪项不属于辅助生殖技术的常见并发症
   A. 卵巢过度刺激征
   B. 多胎妊娠
   C. 宫外孕
   D. 流产
   E. 子宫穿孔

5. 下列有关提高妊娠率的技巧的描绘不恰当的是
   A. 在排卵期适当增加性交频率

B. 性交前行阴道灌洗

C. 性交前不使用阴道润滑剂

D. 性交后抬高臀部卧床

E. 戒烟酒，注重营养，减轻压力

二、A2 型题

6. 患者 30 岁，平素月经较规律 4～5/28～30 天，量中等，无痛经，人流术后 3 年未孕，既往体健，性生活较正常，妇科盆腔检查，未示异常，连续测 3 个周期基础体温均示有升高，持续 10～12 天，下面应首选的检查为

A. 卵巢功能检查

B. 输卵管通畅试验

C. 腹腔镜检查

D. 宫腔镜检查

E. 精子穿透试验

三、B 型题

（7～10 题共用备选答案）

A. 多囊卵巢综合征

B. 宫颈炎

C. 子宫内膜结核

D. 勃起障碍

E. 慢性输卵管炎

7. 影响受精卵着床的疾病是

8. 导致输卵管阻塞的最常见的原因是

9. 影响精子进入阴道的疾病是

10. 影响排卵的疾病是

（杨艳华）

第十八章　计划生育与妇女保健

学习目标

1. 掌握避孕、终止妊娠、女性绝育术的护理措施。
2. 熟悉避孕及终止妊娠的方法、妇女病普查普治及劳动保护的内容。
3. 了解避孕的原理、女性绝育术的方法、妇女保健工作的目的和意义。

我国是世界上人口最多的国家，实行计划生育是我国的一项基本国策。指导育龄妇女选择合适的节育措施，做好计划生育宣教工作是十分必要的。

计划生育是为了有效地控制人口增长，提高人口素质，而采用科学的方法，有计划地生育子女。内容包括：①晚婚：按法定年龄推迟 3 年及以上（男 25 周岁及以上、女 23 周岁及以上）结婚。②晚育：按法定年龄推迟 3 年以上（男 26 周岁及以上、女 24 周岁及以上）生育。③节育：国家提倡一对夫妇只生一个孩子。主要节育措施是避孕和绝育，辅以避孕失败的补救措施。④优生优育：避免先天性缺陷遗传给下一代，防止先天因素影响后天发育。

第一节　避孕方法及护理

避孕是指用科学的方法使妇女暂时不受孕。避孕原理是：①抑制排卵；②阻止精子与卵子结合；③改变宫腔内环境，使其不适于受精卵植入和发育；④对精子和胚胎起杀伤作用。避孕方法有：①药物避孕；②工具避孕；③其他方法避孕，如安全期避孕。

一、工具避孕

工具避孕是利用工具防止精子和卵子结合或通过改变宫腔内环境达到避孕目的的方法。

（一）宫内节育器（IUD）

宫内节育器（俗称避孕环），是一种放置在子宫腔内的避孕器具，可由金属、尼龙或硅胶制成。优点是相对安全、长效、简便、经济、可逆。我国计划生育条例中提倡首选此法避孕，是我国育龄妇女目前主要的避孕措施，其应用率约占避孕措施的 40%。

1. 节育器种类　节育器可分为惰性宫内节育器和带药或带铜的活性宫内节育器两大类。形状有单环型（圆环）、麻花环、混合环、多棱型、节育花、V 型、T 型、r 型、宫型环（爱母）、吉妮等（图 18-1）。

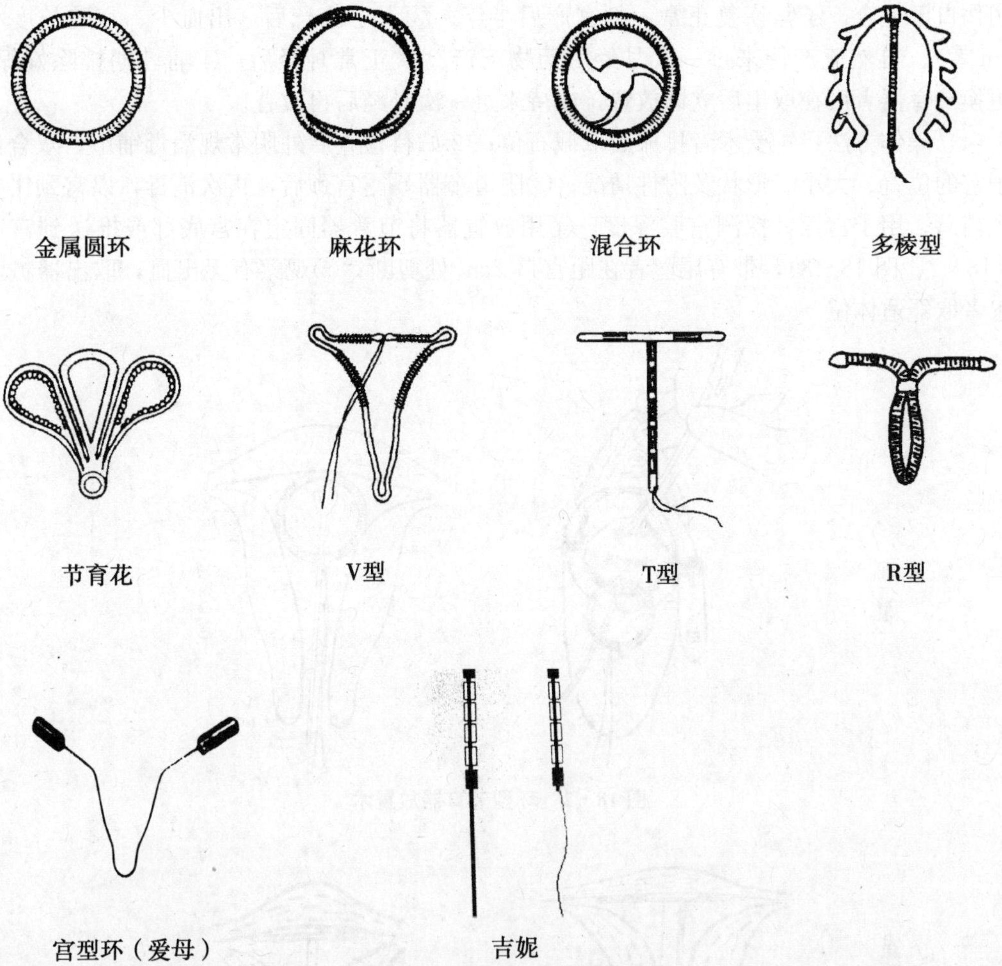

图 18－1　常用的宫内节育器

知识链接

爱母 MCuⅡ记忆环有何优点？

爱母 MCuⅡ记忆环的优点：①脱落率低。记忆支架在宫腔内不易变形，形状根据子宫形态和活动力学原理设计，不易移位、脱落。②带器妊娠率低。把避孕有效物质铜送到宫腔高、中、低部位，更好地发挥避孕作用。③副反应轻。对于宫内膜刺激小，出血和疼痛的副反应轻。④使用期限长，可放置 15 年。⑤取出方法简便。

2. 宫内节育器放置术

（1）适应证：凡育龄妇女要求节育，自愿要求放置且无禁忌证者。

（2）禁忌证：①急、慢性生殖道炎症；②生殖器官肿瘤；③月经紊乱；④子宫畸形；⑤宫颈口过松、重度陈旧性宫颈裂伤或子宫脱垂；⑥严重全身性疾病；⑦已妊娠者。

（3）放置时间：①月经干净后3～7天（无性生活史）；②阴道分娩42天，恶露已净，会阴伤口已愈合，子宫恢复正常，剖宫产后半年；③人工流产后（出血少、宫腔长度小于10cm者）、自然流产待来过一次月经后药物流产2次正常月经后；④哺乳期排除妊娠者。⑤更换节育器者可在取出后立即放置，或待来过一次月经后再放置。

（4）操作方法：①受术者排尿后取截石位；②妇科检查后外阴常规消毒铺巾，双合诊检查子宫的位置、大小、形状及附件情况；③阴道窥器暴露宫颈后，再次消毒，以宫颈钳夹持宫颈前唇，用子宫探针探测宫腔深度；④用放置器将节育器固定在宫底部或推送到宫底部（图18-2、图18-3），带有尾丝者在距宫口2cm处剪断；⑤观察有无出血，取出器械，协助患者取舒适体位。

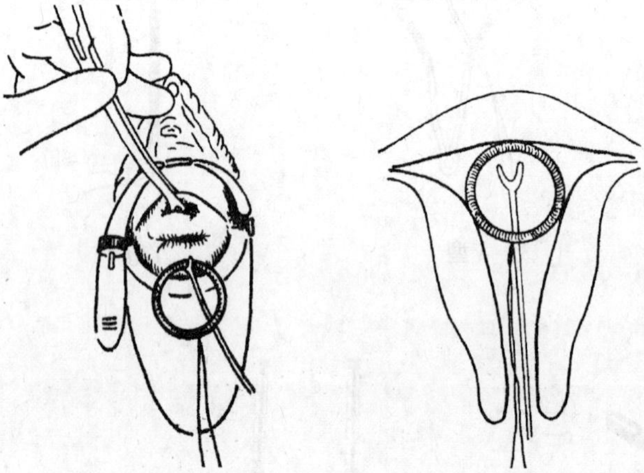

图18-2　环型节育器放置术

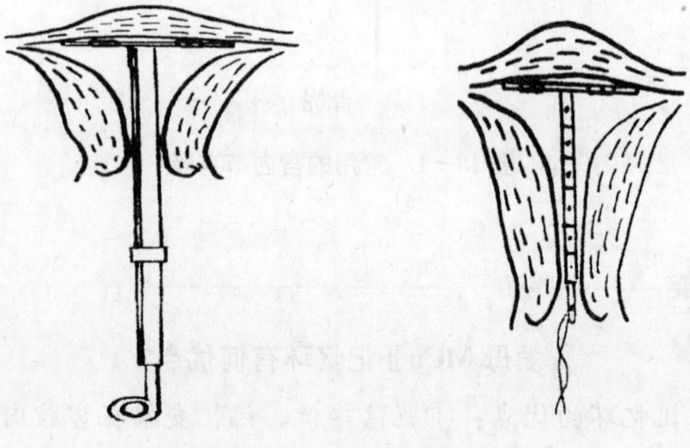

图18-3　T型节育器放置术

（5）放置期限：金属环可放置15～20年，塑料环、含孕酮节育器需每年更换。

（6）术后健康指导：①术后休息3天，1周内避免重体力劳动，2周内禁性生活及盆浴，注意保持外阴清洁；②3个月内月经或大便时注意有无节育器脱落；③术后1个月、3个月、6个月、1年各复查一次，以后每年复查一次，复查应在月经干净后；④术后可有少量阴道出血及下腹不适，如出现腹痛、发热、出血量多于月经量或持续时间超过7天应随时就诊；⑤节育器放置期限已满应及时更换，以免影响避孕效果。

3. 宫内节育器的副作用及护理

（1）阴道流血：表现为月经过多、经期延长或周期中点滴出血。常发生在放置后6个月内，尤其最初 3 个月内。应嘱患者休息，遵医嘱用止血药、铁剂等对症治疗，如经上述处理无效，应更换节育器或采用其他避孕措施。

（2）腰酸、腹坠胀感：常发生在放置术后初期。嘱受术者注意休息，症状明显时遵医嘱使用解痉药，经处理无效者，更换合适的节育器为宜。

4. 宫内放置节育器的并发症及护理

（1）感染：遵医嘱使用抗生素治疗并取出节育器。

（2）节育器嵌顿或断裂：立即住院取出节育器。

（3）子宫穿孔及节育器异位：立即将节育器取出并对症处理。

（4）节育器脱落：更换合适的节育器或改用其他避孕措施。

（5）带器妊娠：施行人工流产术并取出节育器。

5. 宫内节育器取出术

（1）适应证：①放置后出现异常出血、腰痛等副作用经治疗无效者；②有并发症者，如带器妊娠、感染、节育器嵌顿或移位等；③改用其他避孕措施或绝育者；④符合计生政策计划再生育者；⑤节育器放置期限已满需要更换者；⑥绝经 1 年及以上者。

（2）取器时间：①月经干净后 3～7 天；②出血多者可随时取出；③带器妊娠者在人工流产时取出。

（3）术后健康指导：术后休息 1 天，禁止性生活和盆浴 2 周。

（二）阴茎套

阴茎套为男性避孕工具，是一种筒状优质薄乳胶制品，性生活时套在阴茎上，使精液排在套内而不进入宫腔，达到避孕目的。使用前注意检查阴茎套有无漏气。此法既方便、无副作用，还能防止性病传播，使用恰当效果好，应用广泛。

（三）阴道隔膜

阴道隔膜为女性避孕工具。使用时应排除禁忌证及选择大小合适的阴道隔膜。有子宫脱垂、直肠膀胱膨出等盆底组织损伤、阴道炎、重度宫颈糜烂者不宜使用。使用方法：性交前将阴道隔膜准备好，在隔膜凸面及边缘上涂以避孕膏药，取半卧或半蹲、两腿分开姿势，将隔膜捏成椭圆形放入阴道，用食指将隔膜沿阴道后壁送至后穹窿顶部，再把隔膜外缘推至耻骨后方，使宫颈口完全被遮盖（图 18-4）。性生活后 8～12 小时取出，如取出过早，尚有活动能力的精子可进入宫腔导致避孕失败，如取出过晚，隔膜可损伤阴道壁。

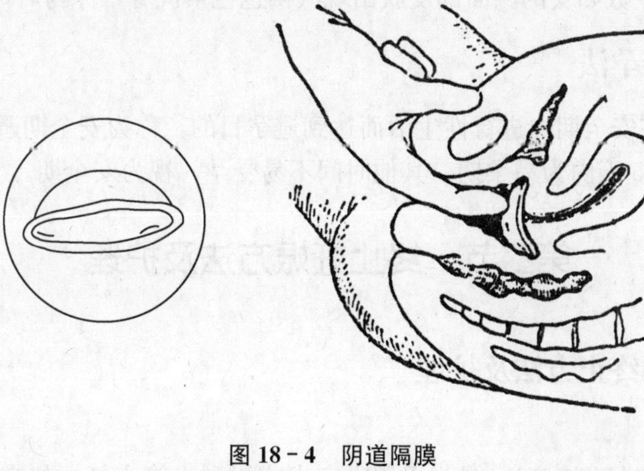

图 18-4 阴道隔膜

二、药物避孕

知识链接

药物避孕知多少?

1. 避孕药应用情况：20世纪50年代，国际上开始使用人工合成的甾体激素避孕药，我国自1963年起推广使用。

2. 复方短效口服避孕药在各类避孕药物中问世最早、应用最广泛。只要按规定用药不漏服，按国际妇女年计算避孕成功率达99.95%。

（一）原理　①抑制排卵；②改变宫颈黏液性状，妨碍精子进入宫腔；③杀精子或改变精子功能；④改变子宫内膜形态与功能，使之不适于受精卵着床。

（二）适应证　育龄健康妇女。

（三）禁忌证　①严重心血管疾病者；②急、慢性肝炎和肾炎；③血液病、血栓性疾病；④内分泌疾病（甲亢、糖尿病等）；⑤恶性肿瘤、癌前期病变、子宫或乳房有肿块者；⑥哺乳期；⑦产后未满6个月或月经未来潮者；⑧月经稀少者或年龄>45岁、年龄>35岁的吸烟妇女，以免卵巢功能早衰；⑨用药后有偏头疼或持续头疼者；⑩精神病生活不能自理者。

（四）避孕药的种类　避孕药多为人工合成的雌、孕激素复合制剂。有短效口服避孕药、长效口服避孕药、长效避孕针、探亲避孕药、缓释避孕药（皮下埋植剂）、外用避孕药。

（五）药物副作用

1. 类早孕反应　服药后出现食欲不振、恶心、呕吐、头晕等，与雌激素刺激胃黏膜有关。一般不需处理，数日后症状可自行减轻或消失；症状明显者可遵医嘱服用维生素 B_6、维生素C等。

2. 月经改变　可使月经变得规则、经期缩短、经量减少、痛经症状减轻或消失。当发生闭经、突破性出血，应向医生咨询处理意见。

3. 体重增加　少数妇女体重增加，停药后可消失。

4. 色素沉着　少数妇女的颜面部皮肤出现淡褐色色素沉着，停药后可减轻或消失。

三、安全期避孕法

避开易孕期，在安全期内进行性生活而达到避孕目的，称为安全期避孕法，又称自然避孕法。排卵前后4～5天内为易孕期，其他时间不易受孕，视为安全期。

第二节　终止妊娠方法及护理

一、早期妊娠终止方法及护理

（一）手术流产

手术流产（俗称人工流产），是指采用吸宫术或钳刮术终止妊娠的方法。手术流产一般宜在12周内进行，超过12周，由于子宫大而软，胎儿骨骼形成，往往使手术出血多，并发症亦增多。吸宫术是利用负压通过吸管，将妊娠组织吸出而终止妊娠的手术（图18－5）。钳刮术是在子宫颈充分扩张后，用卵圆钳夹取妊娠组织，再行刮宫或吸宫的手术。

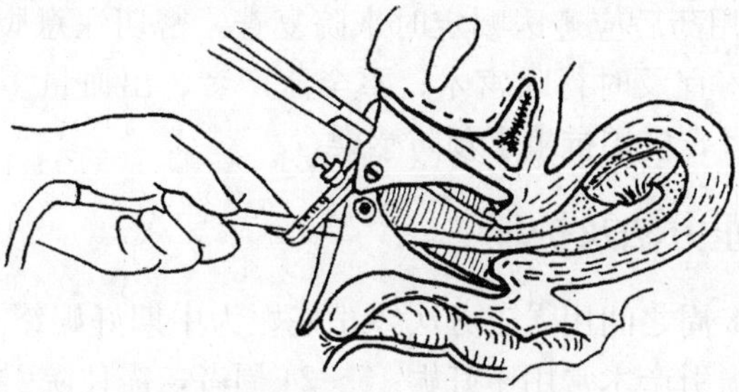

图18－5　负压吸宫术

1. 适应证　因避孕失败要求终止妊娠者；各种疾病不宜妊娠者。其中，吸宫术适用于妊娠6～10周者，钳刮术适用于妊娠11～14周者。

2. 禁忌证

（1）各种疾病的急性期或严重的全身性疾病。

（2）生殖器官急性炎症者。

（3）妊娠剧吐酸中毒尚未纠正者。

（4）术前相隔4小时测2次体温≥37.5℃者。

3. 护理措施

（1）术前准备：①心理护理：向受术者简要介绍手术概况，告知术中可出现轻度腹痛及术中配合的重要性，耐心倾听其主诉，认真做好心理安慰，以减轻其紧张焦虑的情绪，并愿意接受手术。②术前嘱受术者排尿，备好负压吸引器、人流包、宫缩剂等。

（2）术中配合：①关心体贴受术者，分散其注意力，以缓解不适感。②严密观察受术者的一般情况。如出现心慌、胸闷、气促、恶心、呕吐、血压下降、心动过缓、面色苍白、出冷汗、头晕甚至晕厥、抽搐等征象，称为人工流产综合征。多因扩张宫颈管或负压吸引等机械性刺激引起迷走神经兴奋所造成，也与精神紧张有关。一旦出现，应按医嘱立即给予阿托品0.5～1mg或山莨菪碱（654－2）10mg静脉注射等对症处理。

（3）术后护理：护送受术者回观察室休息1～2小时，注意观察阴道流血和腹痛情况。

4. 健康指导

（1）注意外阴清洁，阴道流血未净时使用消毒垫，1个月内禁止盆浴和性生活。

（2）吸宫术后休息2周，钳刮术后休息2～4周，不做重体力劳动，适当增加营养食物。

（3）如有腹痛、阴道流血量多或持续流血超过10天者，应及时到医院就诊。

（4）注意避孕，以免再次妊娠。

（二）药物流产

药物流产是指应用药物终止早期妊娠的方法。适用于妊娠49天以内者，妊娠40天以内为最佳时间。常用药物为：米非司酮与米索前列醇。完全流产率达90%～95%。优点是方法简便，不需宫内操作，无创伤性。

1. 适应证　年龄40岁以下，B超确诊排除宫外孕，妊娠49天以内且要求行药物流产者。

2. 禁忌证　肝肾疾病、肾上腺疾病、糖尿病、青光眼、带器妊娠及过敏体质等。

3. 用药方法　米非司酮25mg（1片），每天口服2次，连续服用3天，于第4天上午口服米索前列醇0.6mg（3片）。服药前后2小时禁食。

4. 服药后的处理　用药后应遵医嘱定时来院复查。密切注意腹痛、阴道流血及胎囊排出情况等。若流产失败，宜及时行吸宫术；不全流产者、出血量多时需急诊刮宫等对症处理；产后出血时间过长者，应用抗生素预防感染。

二、中期妊娠终止方法及护理

妊娠13周至不足28周之间用人工方法终止妊娠为中期妊娠终止。在妊娠13～14周期间常用钳刮术，中期妊娠引产术常用于妊娠15～24周者，需住院引产。

（一）依沙吖啶引产

依沙吖啶引产是指将依沙吖啶经腹壁注入羊膜腔内，致使胎儿中毒死亡，及诱发子宫收缩，将胎儿及附属物娩出的方法（图18-6）。依沙吖啶引产安全性高，成功率约为90%～100%，目前临床多用。

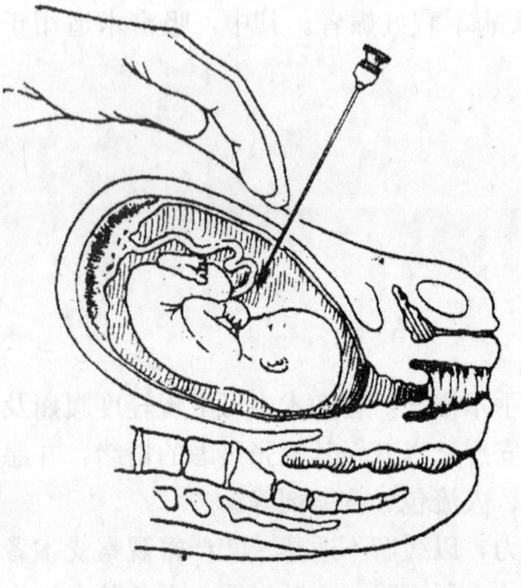

图18-6　中孕引产羊膜腔穿刺术

1. 适应证　①中期妊娠要求终止而无禁忌证者；②因患各种疾病不宜继续妊娠者；③具有致胎儿畸形的危险因素者。

2. 禁忌证　①各种急性感染性疾病、慢性疾病急性发作期及生殖器官炎症；②肝肾疾病、心脏病、高血压、血液病；③术前当日体温两次超过37.5℃者，局部皮肤感染者。④对依沙吖啶过敏者；⑤前置胎盘；⑥剖宫产术或子宫肌瘤切除术2年内。

3. 护理措施

（1）术前3天禁止性生活，每天冲洗阴道1次。

（2）注药过程中，注意受术者有无呼吸困难、发绀等症状，依沙吖啶用量勿超过100mg。

（3）嘱受术者卧床休息，羊膜外给药者绝对卧床休息。用药后定时测量生命体征，严密观察宫缩及产程进展情况，按正常分娩处理。一般于注入依沙吖啶12～24小时后出现宫缩，48小时左右排出胎儿胎盘；于24～48小时内体温可升高至38℃左右，产后多能自行恢复。给药5天后仍未临产者为引产失败，应报告医生和告知家属，协商再次给药或改用其他方法。

（4）产后即刻采取回奶措施。

（5）产后注意观察阴道流血、宫缩等情况，常规给缩宫素加强宫缩。

（6）产后6周内禁止性生活及盆浴，保持会阴清洁，使用消毒会阴垫，有感染征象时遵医嘱应用抗生素。

（二）水囊引产

水囊引产是将水囊经阴道置于子宫壁与胎膜之间，引起子宫收缩，促使胎儿及附属物娩出的方法（图 18-7）。

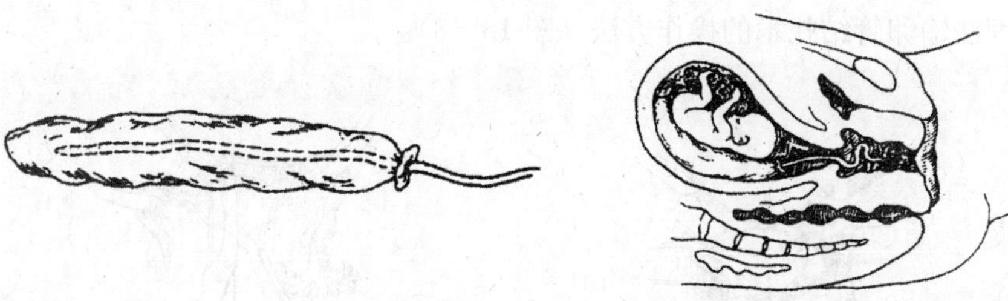

（1）引产用的水囊　　（2）水囊在胎囊与子宫壁之间

图 18-7　水囊引产术

1. 适应证　适用于患有心、肝、肾疾病稳定期的患者，其余同依沙吖啶引产。

2. 禁忌证　同依沙吖啶引产。

3. 注意事项

（1）放置水囊时不得触碰阴道壁，往水囊注入生理盐水，按每孕月 100ml，最多不超过 500ml。放置时间为 24 小时，放置后尽量卧床休息。

（2）水囊引产失败后，取出水囊，如无异常情况，休息 72 小时，改用其他方法终止妊娠。

（3）如有寒战、发热（体温超过 38℃），及时取出水囊。

第三节　女性绝育方法及护理

绝育是指通过手术或药物的方法达到永久不生育。女性绝育的主要方法为输卵管绝育术，手术途径有经腹输卵管结扎术、经腹腔镜输卵管结扎术及经宫腔输卵管堵塞术。其中，近端包埋法经腹输卵管结扎术目前临床最常用。

一、经腹输卵管结扎术

（一）适应证

根据计划生育的政策条例，符合绝育条件的育龄妇女。

（二）禁忌证

1. 各种疾病急性期。

2. 手术部位皮肤有感染灶或患有急、慢性盆腔炎者。

3. 全身情况不良不能胜任手术者，如心力衰竭、产后出血、血液病等。

4. 患严重的神经官能症者。

5. 24 小时内两次体温在 37.5℃或以上者。

（三）手术时间的选择

1. 正常妇女绝育时间最好在月经干净后 3～4 天（无性生活史）。

2. 人工流产或取环术后，剖宫产或其他妇科手术的同时。

3. 中孕引产或阴道分娩后 48 小时内。

4. 哺乳期或闭经者应排除妊娠后。

（四）手术方法

近端包埋法输卵管结扎术的操作方法（图 18－8）。

（1）局部浸润麻醉后，切开输卵管峡部浆膜层　（2）将输卵管游离并挑起

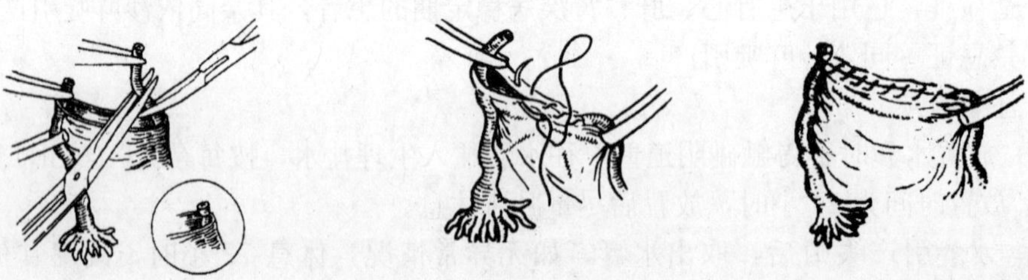

（3）切除一段输卵管，结扎输卵管近端　（4）包埋输卵管近端　（5）输卵管远端暴露在系膜外

图 18－8　近端包埋法结扎输卵管

（五）护理措施

1. 术前准备

（1）心理护理

（2）测量生命体征，询问有无药物过敏史，做普鲁卡因过敏试验，腹部常规备皮，嘱其排空膀胱等。

2. 术后护理

（1）观察体温、脉搏、腹痛情况、伤口有无渗血及有无腹腔内出血征象。

（2）术后嘱卧床 4～6 小时，6 小时后督促排尿及下床活动。

（3）保持切口清洁干燥，遵医嘱给予抗生素预防感染。

（4）术后休息 3～4 周，1 个月内禁止性生活，1 个月后到医院复查。

二、经腹腔镜输卵管绝育术

（一）适应证

同经腹输卵管结扎术。

（二）禁忌证

已有腹腔粘连及心肺功能不全者禁用，其他同经腹输卵管结扎术。

（三）手术要点

硬膜外或局部浸润麻醉下，患者取头低仰卧位，于脐孔下缘做约 1～1.5cm 的横弧形切口，把气腹针插进腹腔，充二氧化碳气体约 2～3L，然后置换腹腔镜。在腹腔镜直视下将弹簧夹或硅胶环套在输卵管的峡部，或用双极电凝烧灼输卵管峡部 1～2cm，以阻断输卵管通道。

（四）术前准备和术后护理（见第二十章第六节 腹腔镜检查）

第四节 妇女保健

一、妇女保健工作的目的和意义

（一）目的

开展妇女保健工作的目的主要是为了做好妇女各期保健、妇女常见病和多发病的普查普治、宣传和落实计划生育措施及进行卫生知识宣教等。

（二）意义

妇女保健工作是我国卫生事业的重要组成部分，认真开展妇女保健具有重要意义。

1. 妇女保健工作中，贯彻预防为主的卫生工作方针，可降低妇女的发病率、伤残率和死亡率，保障妇女身心健康和胎儿、儿童的健康成长，从而提高人口素质。

2. 开展妇女保健工作，扩大了护理人员的护理职能，工作场所不仅是医院，还要深入社区和家庭，对护理工作提出了更高的要求，有利于提高护理人员的综合素质。

3. 开展妇女保健工作，促进卫生事业的发展。

二、妇女病普查普治及劳动保护

（一）妇女病普查普治

有计划地深入工厂、农村、街道、单位进行卫生宣传教育，对已婚妇女定期进行妇科病的普查普治，及时发现和治疗常见病、多发病，贯彻预防为主，提高妇女健康水平。普查内容包括：内、外生殖器及乳房的检查；阴道分泌物涂片找滴虫或念珠菌等；宫颈刮片找癌细胞，必要时行宫颈活组织切片检查等。从普查结果分析其发病原因，掌握发病规律，然后制定防治措施，从而降低发病率，提高治愈率。目前对宫颈癌通过普查普治，发病率已显著下降，但女性生殖器官的炎症，如滴虫、念珠菌性阴道炎以及性病的传播，是目前防治工作的主要任务。

（二）妇女劳动保护

根据妇女的生理特点，为了保障妇女的安全与健康，以及下一代的正常发育和健康成长，认真贯彻执行国家的妇女劳动保护政策，合理安排妇女劳动环境和劳动条件。繁重的体力劳动、过强的噪声和震动、接触有害毒物、不良体位的劳动、危害妇女生殖功能以及有损胎儿健康的生产和职业，均不应安排妇女参加。尤其要注意经期、孕期、产期和哺乳期四期的劳动卫生，采取保护措施，如月经期不下冷水作业、孕期不做重体力劳动、产假制度、哺乳期不上夜班、产假和节育假工资照发等劳动保护条例均应得到落实和保障。

小 结

计划生育是我国的一项基本国策，包括晚婚晚育、节制生育、优生优育等内容。通过学习药物避孕、放置宫内节育器、经腹输卵管结扎术等节育措施以及药物流产、人工流产术、引产术等避孕失败的补救措施，掌握开展计划生育的常用知识和技能，更好地为受术者服务及做好计划生育的宣教工作，以保障受术者的身心健康及提高人口素质。

为了做好妇女各期保健、妇女常见病和多发病的普查普治以及卫生知识宣教等，需认真开展妇女保健工作。

自测题

一、A1 型题

1. 哪种情况可以选用药物避孕
   A. 急性病毒性肝炎
   B. 子宫肌瘤者
   C. 阴道炎者
   D. 哺乳期妇女
   E. 严重精神病者

2. 下列哪项不是避孕药常见的不良反应
   A. 类早孕反应
   B. 血压升高
   C. 不规则阴道出血
   D. 月经紊乱
   E. 颜面部皮肤色素沉着

3. 产后 2 个月的哺乳期妇女，其避孕方法应首选
   A. 宫内节育器
   B. 阴茎套
   C. 安全期避孕
   D. 口服避孕药
   E. 注射避孕针

4. 人工流产术后，禁止盆浴和性生活的时间是
   A. 1 周内
   B. 2 周内
   C. 1 月内
   D. 2 月内
   E. 3 月内

5. 放置宫内节育器后避免重体力劳动时间为
   A. 3 天内
   B. 5 天内
   C. 7 天内
   D. 10 天内
   E. 14 天内

6. 关于放置宫内节育器的时间，不正确的是
   A. 月经干净后 3～7 天以内
   B. 人工流产的同时
   C. 剖宫产后半年
   D. 月经干净 3～7 天以后
   E. 阴道分娩后满 3 个月

7. 已生育 1 个小孩的妇女目前常用的避孕方法是
   A. 宫内放置节育器
   B. 使用避孕套
   C. 使用避孕针

D. 口服避孕药
E. 安全期避孕

8. 下列哪项不是放置宫内节育器的并发症
A. 子宫穿孔
B. 感染
C. 带器妊娠
D. 节育器脱落
E. 恶变

9. 行吸宫术后的护理及对受术者交代注意事项中，不正确的是
A. 术毕，应在休息室休息 1～2 小时
B. 半个月内禁止盆浴
C. 1 个月内禁止性交
D. 保持外阴清洁
E. 持续阴道流血 10 天以上，需及时复诊

10. 下列哪种情况适合施行输卵管结扎术
A. 患严重的神经官能症
B. 患急性盆腔炎
C. 手术部位皮肤有感染灶
D. 体温 37.7℃
E. 第二次剖宫产时

11. 输卵管结扎术，结扎的部位是输卵管的
A. 峡部
B. 间质部
C. 壶腹部
D. 伞部
E. 峡部或壶腹部

12. 我国《妇女权益保障法》中规定妇女在“四期”受特殊保护，“四期”不包括下列哪期
A. 经期
B. 孕期
C. 产期
D. 哺乳期
E. 围绝经期

二、A2 型题

13. 某妇女，27 岁，孕 2 产 1。因宫内妊娠 56 天行负压吸宫术，术中出现下腹疼痛、头晕、恶心、呕吐、面色苍白、出汗、哭闹不安，脉搏 62 次/分，血压 90/60mmHg。应考虑发生了什么情况？
A. 属正常现象
B. 人工流产综合征
C. 子宫穿孔
D. 感染
E. 出血过多

14. 患者女性，30 岁。放置宫内节育器后 3 天，有少量阴道流血，自觉下腹轻度不适，生命体征平稳。最恰当的处理是
A. 立即取出宫内节育器
B. 应用抗生素，待阴道流血停止后取环
C. 阴道 B 超下观察节育器位置是否正确
D. 常规消毒，探查节育器位置是否正确
E. 暂不予处理，观察 1 周，如症状不消失再处理

15. 某妇女，35 岁，经腹行输卵管结扎术，手术过程顺利。手术结束后她询问护士，什么时候可下床活动？护士应告之为：
A. 2 小时后
B. 4 小时后
C. 6 小时后
D. 8 小时后
E. 10 小时后

三、B 型题

（16～19 题共用备选答案）

A. 药物流产

B. 人工流产负压吸引术

C. 依沙吖啶引产

D. 人工流产钳刮术

E. 剖宫产

16. 宫内妊娠 42 天，可采取的终止妊娠方法为

17. 宫内妊娠 9 周，可采取的终止妊娠方法为

18. 宫内妊娠 13 周，可采取的终止妊娠方法为

19. 宫内妊娠 20 周，可采取的终止妊娠方法为

（何国喜）

第十九章　妇产科常用护理技术

学习目标

1. 掌握会阴擦洗、阴道灌洗、会阴热敷、阴道和宫颈上药的操作方法及护理要点。
2. 熟悉上述护理技术的目的和适应证。

案例

王芳，女，45岁。因“子宫肌瘤”拟行“阴式全子宫切除术”，术前医嘱“阴道灌洗，一日一次”，作为一名妇科护士，你如何执行医嘱？

第一节　会阴擦洗/冲洗

一、目的

清除会阴部分泌物，保持会阴及肛门部清洁，促进舒适和会阴伤口愈合；防止生殖系统、泌尿系统逆行感染。常用于：①长期卧床、生活不能自理的患者；②妇科腹部手术后留置导尿管者；③外阴、阴道手术前后；④产后1周内；⑤会阴有伤口和剖宫产术后的产妇。

二、物品准备

会阴擦洗用物包括：药液（1∶5000的高锰酸钾溶液，0.02%碘伏溶液等），会阴擦洗盘，无菌碗内盛棉球数个、无菌镊子2把、干纱布2块、无菌干纱球1～2个，弯盘2个，一次性垫巾，一次性手套。会阴冲洗时备冲洗壶和便盆。

三、操作方法

1. 将用物带至床旁，向患者解释目的，询问是否排尿。用屏风遮挡患者，帮助患者脱去一侧裤腿，穿好单腿裤并保暖，取屈膝仰卧位暴露外阴。

2. 护士戴一次性手套，协助患者臀下垫一次性垫巾。

3. 擦洗　夹取数个大棉球放入治疗碗内，倒入适量的擦洗液，用一把镊子取浸透药液的大棉球，用另一把镊子接过棉球进行擦洗。一般擦洗3遍：①擦洗的顺序为自上而下，由外向内（阴阜-两侧大腿中上1/3-大小阴唇-会阴体部-肛门周围及肛门），初步清除外阴的分泌物和血迹；②擦洗的顺序为自上而下，由内向外（阴道口-小阴唇-大阴唇-阴阜-两侧大腿中上 1/3 -会阴体部-肛门周围及肛门），或者以伤口为中心，逐渐向外，最后擦洗肛门周围及肛门，以防伤口、阴道口、尿道被污染；③顺序同②。每个棉球限用一次，可根据患者情况增加擦洗次数，直至擦洗干净，最后用干棉球或纱布擦干。如需进行冲洗者，需另备冲洗壶和便盆，调节好冲洗液的温度。冲洗时用无菌纱布堵住阴道口，以免污水进入阴道，引起逆行感染。

4. 擦洗完毕，撤去一次性垫巾，协助患者穿好裤子，取舒适卧位。

5. 清理用物，脱手套，洗手。

四、护理要点

1. 擦洗动作轻稳，擦洗顺序清楚。

2. 在擦洗时应注意观察会阴伤口有无红肿及分泌物的情况，如发现异常应向医生汇报，配合处理。

3. 对留置导尿管的患者，要将尿道口周围擦洗干净，注意保持尿管通畅，避免脱落、扭曲和受压。

4. 每擦洗一个患者后护理人员应清洁双手，并注意将伤口感染者安排在最后擦洗，防止交叉感染。

5. 擦洗溶液温度应适中，冬天注意保暖。擦洗结束后，为患者换上干净卫生巾，脱下单腿裤，整理好床铺。

6. 会阴擦洗每日 2 次，大便后应及时擦洗。

第二节　阴道灌洗

一、目的

阴道灌洗可改善阴道的血液循环，缓解局部组织充血、减少阴道分泌物，用以控制和治疗阴道炎、宫颈炎，也是妇科手术前的阴道准备的内容之一。

二、物品准备

1. 灌洗装置　灌洗筒 1 个、橡胶管（带调节夹）1 根、灌洗头 1 个。

2. 灌洗溶液　常用的有 1：5000 高锰酸钾溶液、0.2％或 0.5％的碘伏溶液、1％乳酸溶液、0.5％醋酸溶液、2％～4％碳酸氢钠溶液、20％温无菌肥皂溶液、生理盐水等。

3. 灌洗包　内装长柄卵圆钳 2 把，干纱球数个，治疗碗 1 个，阴道窥器 1 个。

三、操作方法

1. 向患者解释操作的目的、方法、可能的感受，取得患者配合。用屏风遮挡患者。协助患者脱去一侧裤腿，取膀胱截石位。

2. 按需要配制灌洗溶液 500～1000ml，将灌洗筒挂于距床面 60～70cm 的支架上，排去管内空气，调试溶液温度 41～43℃后备用。

3. 打开灌洗包，进行阴道灌洗。

（1）冲洗外阴部：用一把卵圆钳夹纱球蘸肥皂液擦洗阴道口-两侧小阴唇-两侧大阴唇，

用灌洗液将外阴肥皂液冲净。

(2) 灌洗阴道、穹窿部及宫颈：戴一次性手套，安置阴道窥器充分暴露宫颈，手持灌洗头，轻巧转动阴道窥器，用灌洗液冲洗宫颈、穹窿部、阴道壁，冲净分泌物。

(3) 再次冲洗外阴部：灌洗液即将流完时（约剩 100ml），抽出灌洗头，再次冲洗外阴部。

4. 扶起患者坐于便盆上，让阴道内残留的液体流出。撤去便盆，擦干外阴，协助患者穿好裤子，整理用物及床铺。

5. 脱手套，洗手。

四、护理要点

1. 灌洗溶液温度 41～43℃，以患者感觉舒适为宜。

2. 灌洗筒与床面的距离不超过 70cm，防止压力过大，造成灌洗液或污物逆行进入宫腔引起感染。

3. 灌洗动作轻柔，避免损伤阴道壁或宫颈组织。

4. 有下列情况者禁忌行阴道灌洗，只做外阴擦洗，以免引起上行性感染：①月经期、不规则阴道流血。②妊娠期。③产后或人工流产术后宫颈内口未闭。④宫颈癌患者有活动性出血者，为防止大出血，禁止灌洗。

5. 有的患者在分娩 10 天后或妇产科手术 2 周后，合并有阴道分泌物混浊、有臭味、阴道伤口愈合不良、黏膜感染坏死等情况时，可采用低位阴道灌洗，灌洗筒距床面的高度一般不超过 30cm，避免阴道分泌物进入宫腔或损伤阴道残端伤口。

第三节　会阴热敷

一、目的

会阴热敷可促进局部血液循环，增加白细胞的吞噬作用和组织活力，可使脓肿局限和吸收，有利于局部组织的生长和修复。常用于会阴水肿、血肿、伤口硬结及早期感染等患者。

二、物品准备

消毒弯盘 2 个、镊子 2 把、棉垫、干纱布、凡士林、一次性垫单、一次性手套、有盖搪瓷罐、沸水或 50%硫酸镁（内有纱布若干）。

三、操作方法

1. 将用物带至床旁，向患者解释热敷目的、方法和要求，取得配合。

2. 戴一次性手套，按会阴擦洗方法，清洁会阴后擦干。

3. 病变部位先涂一薄层凡士林，盖上纱布，再将热敷溶液中的纱布轻轻敷上，外面盖上大棉垫保温。

4. 每 3～5 分钟更换热敷料一次，也可在棉垫外放热水袋保温，以延长更换敷料时间。

5. 每次热敷时间 15～30 分钟，每日 2～3 次。

6. 热敷完毕，更换会阴垫，整理床铺，清理用物。

7. 脱手套，洗净双手。

四、护理要点

1. 热敷的温度一般为 41～48℃，热敷过程中应注意观察局部有无发红，以防止烫伤。

2. 应注意观察患者的全身反应，警惕烫伤及其他并发症。

3. 热敷面积一般为病灶范围的 2 倍。

第四节　阴道、宫颈上药

一、目的

通过局部用药治疗各种阴道炎、宫颈炎及手术后阴道残端炎症。本操作技术简单，应用广泛，既可在门诊由护士操作，也可教会患者在家自己上药。

二、物品准备

阴道灌洗用物 1 套，阴道窥器、干棉球、长棉签、带尾线的大棉球或纱球、长镊子、药品、一次性手套 1 双。

三、操作方法

上药前应先做阴道灌洗，拭去宫颈黏液或炎性分泌物，使药物直接接触创面而取得疗效。上药方法有以下 4 种方法：

（一）局部用药

1. 腐蚀性药物（现已少用），如 20%～50%硝酸银溶液，可用于慢性宫颈炎。

2. 非腐蚀性药物

（1）新霉素、氯霉素等消炎药可用于急性或亚急性宫颈炎和阴道炎。

（2）1%甲紫或大蒜素涂擦液，适用于假丝酵母菌性阴道炎。

（二）喷雾法

阴道用的各种粉剂如磺胺嘧啶、土霉素、呋喃西林等药物，可用喷雾器将药物均匀地喷洒在炎症组织的表面。

（三）药片纳入法

凡栓剂、丸剂及片剂，如咪康唑栓、甲硝唑、制霉菌素片剂等均可采用纳入法，将药物直接塞入阴道后穹窿处。各种阴道炎及慢性宫颈炎常用此法。可指导患者自行放置，于临睡前洗净双手或戴无菌手套，用示指将药片沿阴道后壁向上向后推进，直到示指完全进入为止。

（四）宫颈棉球上药

适用于宫颈急性或亚急性炎症伴有出血者。常用药物有抗生素药液和止血粉等。先将带尾线的大棉球蘸上药液或药粉，再将棉球塞于宫颈处，将棉球尾线置于阴阜侧上方并用胶布固定，嘱患者于放药 12～24 小时后自行牵引尾线将棉球取出。

四、护理要点

1. 月经期或阴道出血者应停止阴道上药，避免引起逆行感染。

2. 上药期间禁止性生活。

3. 阴道壁上非腐蚀性药物时，应转动阴道窥器，将药物均匀地涂布阴道壁。

4. 使用腐蚀性药物时，要注意保护阴道壁及正常子宫颈组织。药物只涂于宫颈病灶局部，不得涂于病灶以外的正常宫颈、阴道组织。上药前将棉球或纱布垫于阴道后壁及后穹窿部，蘸取的药液不宜过多，以免药液灼伤正常组织，药液涂擦后，用棉球吸干，然后如数取出棉球和纱布。

5. 未婚女性上药时不可使用阴道窥器，可用长棉签涂，但应注意将棉签上的棉捻紧，涂药时顺着一个方向转动，避免棉花脱落遗留于阴道内。

6. 宫颈棉球上药者，放药后叮嘱患者按时取出阴道内的棉球。

7. 阴道、宫颈局部上药一般每天 1 次，7～10 次为一个疗程。

小　结

妇产科常用的护理技术有会阴擦洗、阴道灌洗、会阴热敷、阴道或宫颈上药，临床护士应该掌握各项护理技术的操作方法及护理要点，并取得患者的配合，顺利完成各项护理操作。

自测题

一、A1 型题

1. 会阴热敷适用于
   A. 会阴脓肿急性期
   B. 会阴血肿吸收期
   C. 产后 24 小时内会阴水肿
   D. 老年性阴道炎
   E. 外阴阴道假丝酵母菌病

2. 会阴擦洗最后擦洗的部位是
   A. 阴道口
   B. 大腿中上 1/3
   C. 肛门周围
   D. 肛门
   E. 阴阜

3. 下列哪项不是阴道灌洗的禁忌证
   A. 月经期、不规则阴道流血
   B. 妊娠期
   C. 产后或人工流产术后宫颈内口未闭
   D. 宫颈癌患者有活动性出血者
   E. 妇科手术前的阴道准备

4. 会阴热敷的温度一般为
   A. 48～52℃
   B. 36～40℃
   C. 32～38℃
   D. 41～48℃
   E. 38～42℃

5. 宫颈棉球上药后棉球取出的时间为
   A. 两天后
   B. 三天后
   C. 2 小时后
   D. 4 小时后
   E. 12～24 小时后

二、B型题

（6～10题共用备选答案）

A. 会阴擦洗

B. 阴道灌洗

C. 会阴热敷

D. 阴道上药

E. 宫颈上药

6. 用于治疗手术后阴道残端炎症的护理技术

7. 促进会阴伤口愈合的护理技术

8. 常用于治疗会阴水肿、血肿的护理技术

9. 减少阴道分泌物，用以控制和治疗阴道炎的护理技术

10. 用于治疗宫颈急性出血的护理技术

（苏丽环）

第二十章　妇产科常用诊疗手术患者的护理

学习目标

1. 熟悉常用妇产科诊疗及手术的用物准备、护理要点。
2. 了解常用妇产科诊疗及手术的适应证、禁忌证；操作过程。

第一节　阴道及宫颈细胞学检查

女性生殖道细胞通常是指阴道、宫颈管、子宫及输卵管的上皮细胞。生殖道脱落上皮细胞包括阴道上段、宫颈阴道部、子宫、输卵管及腹腔的上皮细胞，其中以阴道上段、宫颈阴道部的上皮细胞为主。阴道上皮细胞受卵巢激素的影响出现周期性变化。临床上常通过阴道及宫颈脱落细胞学检查，了解体内性激素水平，协助诊断内生殖器肿瘤，是一种简便、经济、实用、对患者无痛苦的检测方法。

一、适应证

1. 月经紊乱、异常闭经者，做卵巢功能检查。
2. 宫颈炎症的诊断。
3. 宫颈癌筛选检查。

二、禁忌证

1. 月经期。
2. 生殖器官急性炎症期。

三、用物准备

清洁玻片、阴道窥器、宫颈刮板、生理盐水、长棉签、棉球、装固定液的标本瓶、一次性手套等。

四、操作方法

根据不同的目的，采用不同的涂片方法。

（一）阴道涂片

（二）宫颈刮片法

为筛查早期宫颈癌的重要方法。用阴道窥器扩张阴道，在宫颈外口鳞、柱状上皮交界处，以宫颈外口为圆心，用木质刮板轻轻刮取一周（图 20－1），然后均匀涂于玻片上并固定（图 20－2）。

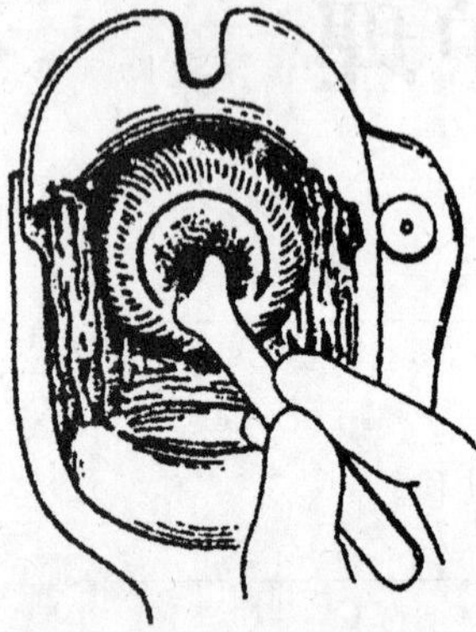

图 20－1　宫颈刮片取材方法

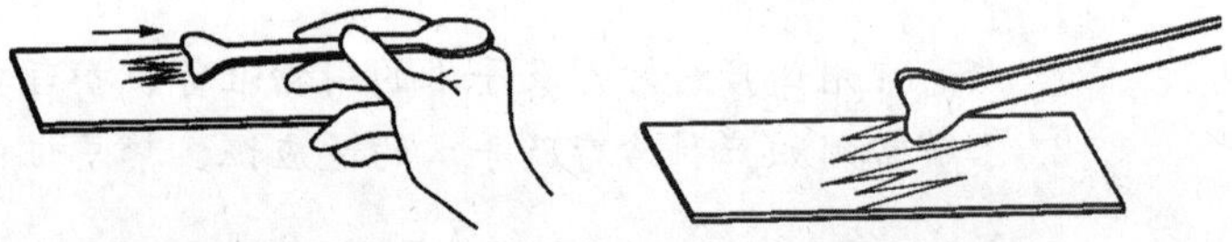

a.正确涂片法　　b.错误涂片法

图 20－2　涂片方法

（三）宫颈管吸引涂片法

先将宫颈表面分泌物拭净，将吸管轻轻放入宫颈管内，吸取宫颈管分泌物，制成涂片并固定。

（四）子宫腔吸引涂片

五、护理要点

1. 向患者讲解阴道、宫颈细胞学检查的意义及步骤，让患者更好地配合检查，并及时把检查结果反馈给医生，以免耽误治疗。

2. 用物准备齐全，并协助患者摆好体位。刮板、阴道窥器不涂任何化学药物或润滑剂，必要时可用生理盐水湿润阴道窥测。

3. 受检者于检查前 2 天内禁止性交、阴道检查及阴道内放置药物。

4. 取标本时动作要轻柔，避免损伤组织引起出血而影响检查结果。如白带过多，应先用无菌干棉球轻擦黏液，再刮取标本。

5. 涂片应均匀，不宜太厚，也不要来回涂抹，以免破坏细胞。

6. 玻片应做好标记，明确患者姓名及取材部位。

第二节　宫颈活体组织检查

宫颈活体组织检查简称宫颈活检，是确诊宫颈病变性质的一种临床常用方法。

一、适应证

1. 宫颈脱落细胞学涂片检查巴氏Ⅲ级或Ⅲ级以上。

2. 有接触性阴道出血或肉眼观察有可疑病灶，疑有宫颈癌变者。

3. 不易与宫颈癌鉴别的慢性特异性宫颈炎症，需进一步明确诊断者。

4. 阴道镜检查时可疑阳性或阳性者。

二、禁忌证

1. 阴道、宫颈及盆腔急性炎症期。

2. 月经期，也不能在月经前 1 周内做活检，以防感染。

3. 妊娠期原则上不做活检，以免引起流产、早产，但临床高度怀疑宫颈恶性病变者仍应检查。

三、用物准备

阴道窥器、宫颈活检钳、宫颈钳、卵圆钳、刀柄、尖刀片、带线纱球、纱布及干棉球、盛有 10%甲醛溶液的小标本瓶、常规消毒物品等。

四、操作方法

常用方法有钳取法和锥形切除法。用宫颈活组织钳在宫颈外口鳞、柱状上皮交界处或特殊病变处钳取小块组织，可疑宫颈癌可选宫颈 3、6、9、12 点多点取材（图 20－3），将取下的组织分别放于盛有 10%甲醛溶液的小瓶中固定，送病理检查。

钳取组织后，宫颈局部填带尾棉球或纱布卷压迫止血，线尾应露出阴道口外，并嘱患者 24 小时后自行取出。

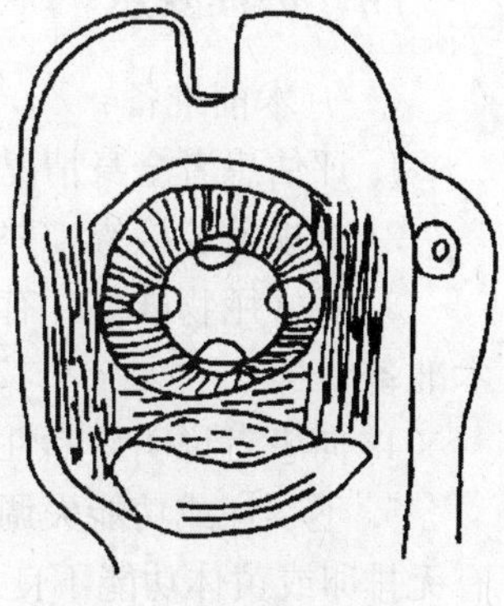

图 20－3　宫颈多点钳取法

五、护理要点

（一）术前准备

1. 讲解手术的目的、过程，以取得配合。

2. 月经期或近月经期，不宜进行活检，应在月经干净后 3～7 天内施行。

3. 生殖器急性炎症者，应治愈后方可活检。

（二）术中配合

1. 明确钳取部位，确定病变所在。

2. 标本瓶注明标记、取材部位。

3. 陪伴患者，给患者心理支持。

（三）术后健康指导

1. 术后用抗生素预防感染，保持外阴清洁，1 个月禁性生活和盆浴。

2. 钳取术后，嘱患者于 24 小时后自行取出带尾纱球。

3. 注意观察阴道出血量并记录，如出血多，应及时就诊。

第三节　诊断性刮宫术

诊断性刮宫简称诊刮，是刮取子宫内膜和内膜病灶行活组织检查，做出病理学诊断。

一、适应证

1. 功能失调性子宫出血或怀疑子宫性闭经者。

2. 子宫异常出血或阴道排液者。

3. 不孕症。

4. 宫腔内有组织残留如不全流产、过期流产等导致子宫长期多量出血者。

二、禁忌证

滴虫、假丝酵母菌感染或细菌感染所致急性阴道炎、急性宫颈炎、急性或亚急性盆腔炎。

三、操作要点

行分段诊断性刮宫时，先用小刮匙刮取宫颈管内组织，将所刮取组织留置纱布上，然后刮匙进入宫腔刮取子宫内膜，刮取组织分瓶标记送病理检查。

四、护理要点

（一）术前准备

1. 评估患者全身情况，测量生命体征，询问阴道出血的时间和量。

2. 常规盆腔检查，并进行阴道清洁度及血常规检查。

3. 做好用物准备。有可能导致刮宫时大出血的疾病，术前应做好输液、配血及开腹手术准备。

4. 向患者说明诊断性刮宫的目的和意义，手术的步骤、方法及时间，使患者配合手术。

5. 不孕症或功能失调性子宫出血患者应选择月经前或月经来潮 6 小时内刮宫，以判断有无排卵或黄体功能不良。

（二）术后护理

1. 术后将刮出的所有组织物送病理检查。

2. 严密观察患者有无腹痛和阴道出血情况。

3. 嘱患者注意保持外阴清洁、禁止性生活和盆浴 2 周，1 周后来医院复查并了解病理检查结果。

第四节　输卵管通畅术

输卵管通畅术是测定输卵管是否通畅的方法，主要有输卵管通气术、通液术及造影术。是对不孕症（排除了男方因素）进行检查、诊断和治疗的有效措施。

一、适应证

1. 原发或继发性不孕症，男方精液正常，疑有输卵管阻塞者。

2. 检验输卵管再通术或输卵管成形术的手术效果，经宫腔输卵管注药防止吻合部位粘连。

3. 对轻度粘连的输卵管有通畅作用。

二、禁忌证

1. 生殖器官急性炎症或慢性盆腔炎急性发作者。

2. 月经期或有不规则阴道流血者。

3. 有严重的心、肺功能不全者。

4. 碘过敏者不能做输卵管碘油造影术。

三、用物准备

输卵管通畅术用品：常规消毒物品、子宫导管、阴道窥器、卵圆钳、宫颈钳、长镊子、宫颈扩张条、弯盘、治疗孔巾、纱布、棉球、棉签、氧气及抢救用品。

输卵管通气者加一台输卵管通气机。

输卵管通液术加 20ml 注射器一具、生理盐水 20ml、庆大霉素 1 支、地塞米松 5mg。

输卵管造影术加 10ml 注射器一具、40%碘化油或 60%～70%泛影葡胺 1 支。

四、操作步骤

1. 排空膀胱，取截石位，双合诊检查子宫及附件情况，消毒、铺巾。

2. 放置阴道窥器，暴露宫颈，再次消毒阴道及宫颈，用宫颈钳钳夹宫颈前唇，向外牵拉，使子宫呈水平位。

3. 插入子宫通液导管，用 Y 形管将子宫通液导管与压力表、注射器（装有 20ml 生理盐水及药液）相接，缓慢推注药液，压力不得超过 160mmHg。

4. 若 20ml 液体顺利注入，无阻力，无液体回流，患者无不适感，表示输卵管通畅。若注入 5ml 即感有阻力，压力表见压力持续上升，停止推注后液体反流，患者感下腹胀痛难忍，表明输卵管阻塞。若注射液体有阻力，稍经加压又能推进，患者感轻微腹痛，说明原有的轻度粘连已被分离或痉挛解除，输卵管通而不畅（图 20-4）。

5. 术毕，取出通液导管，再次消毒宫颈、阴道。

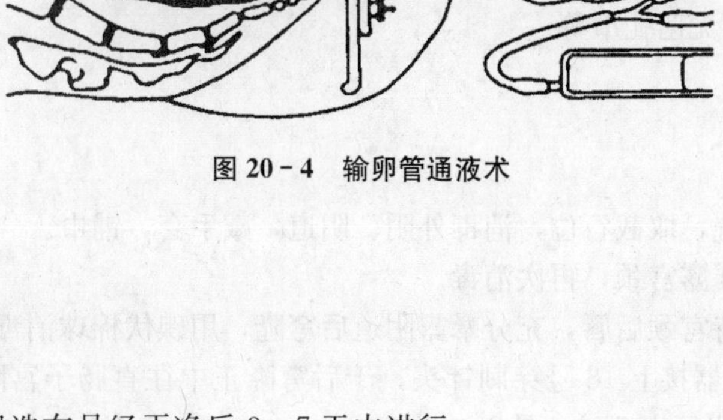

图 20-4　输卵管通液术

五、护理要点

（一）术前护理

1. 手术时间一般选在月经干净后 3～7 天内进行。

2. 嘱患者排空膀胱，取膀胱截石位。

3. 术前向患者解释通畅术的目的、简要过程及配合要求，以取得合作。

4. 根据医嘱准备好器械及物品。通水所用的生理盐水应适当加温，使其接近体温。

5. 如为输卵管碘油造影术者，术前应询问患者过敏史，需在术前 24 小时做碘过敏试验。

（二）术中配合

1. 为医生提供手术所需物品。

2. 畅通过程中随时了解患者的感受，观察患者下腹部疼痛的性质、程度，如有异常应及时处理。如为碘油造影应注意观察患者有无碘过敏症状。

3. 通畅术过程中，宫颈导管必须紧贴宫颈，以免漏气、漏液。

4. 通畅术的压力不可过高，不能超过 160mmHg，以免输卵管损伤、破裂，甚至引起内出血、气栓。

（三）术后护理

1. 安置患者休息，观察 1 小时无异常方可让患者离院。

2. 手术后按医嘱使用抗生素。

3. 嘱通畅术后保持外阴清洁，2 周内禁止性生活和盆浴。

第五节　阴道后穹窿穿刺术

阴道后穹窿穿刺术是妇产科常用的辅助诊断方法。阴道后穹窿与子宫直肠陷凹紧邻，子宫直肠陷凹是盆腔最低部位，盆腔、腹腔液体常积聚于此。阴道后穹窿穿刺术就是在无菌情况下以穿刺针从后穹窿刺入盆腔，吸取其内容物进行检查，主要是了解子宫直肠陷凹有无积液及其性质，以明确诊断，也可用于某些疾病的治疗。

一、适应证

1. 妇科检查发现子宫直肠陷凹饱满，疑有积液，可抽取液体送检。常用于协助诊断异位妊娠、盆腔脓肿。

2. 盆腔脓肿或其他炎性积液者，可穿刺抽出脓液后冲洗，并注入抗生素。

3. 超声介导下可经后穹窿穿刺取卵。

二、用物准备

常规消毒物品、阴道窥器、宫颈钳、卵圆钳、18 号穿刺针、针头、10ml 注射器、无菌试管、弯盘、纱布、无菌孔巾等。

三、操作方法

（一）操作步骤

1. 患者排空膀胱，取截石位，消毒外阴、阴道，戴手套，铺巾。

2. 用阴道窥器暴露宫颈，再次消毒。

3. 用宫颈钳夹持宫颈后唇，充分暴露阴道后穹隆，用碘伏棉球消毒穿刺部位。

4. 用 10ml 注射器接上 18 号穿刺针头，于后穹隆正中往直肠子宫陷凹方向进针，穿刺深度约 2～3cm，抽出标本 5ml（图 20－5）。

5. 拔出针头后，局部用纱布压迫止血，待血止后取出宫颈钳及阴道窥器，操作完毕。

（二）注意事项

1. 穿刺时注意进针方向、深度，避免误伤子宫及直肠。如误入直肠，应立即拔出针头，重新消毒，更换针头和注射器后再穿刺。

2. 抽出物如为血液，可静置4～5分钟，血液凝固者为血管内血液，则应改变穿刺部位、方向，重新穿刺。若血液不凝固，提示为腹腔内出血。若抽出液为浅红色稀薄液，多为盆腔炎症渗出液。若抽出物为脓液，则可做涂片、染色后显微镜下检查，并送细菌培养及药物敏感试验。

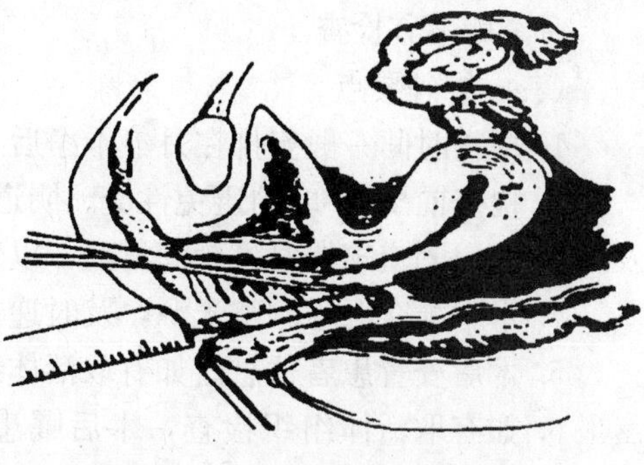

图 20－5　阴道后穹窿穿刺术

四、护理要点

（一）术前护理

1. 根据医嘱准备好器械及物品。

2. 向患者介绍后穹窿穿刺术的目的、方法及对诊断疾病的意义，以取得合作，减轻心理压力。

（二）术中配合

1. 术中为医生提供所需物品，做好记录。

2. 术中注意观察患者病情变化，如有面色苍白、血压下降等，应及时抢救。

3. 可疑盆腔内出血，应在建立静脉通道下进行操作。

（三）术后护理

1. 术后安置患者卧床休息1～2小时，观察患者有无脏器损伤、内出血等异常症状。

2. 嘱患者术后保持外阴、阴道清洁，2周内禁止性生活和盆浴。

第六节　内镜检查术

内镜检查已成为目前妇产科诊断与治疗的常用技术，临床上常用的内镜有阴道镜、宫腔镜和腹腔镜。

一、阴道镜检查

阴道镜检查是利用阴道镜将阴道、宫颈黏膜放大10～40倍，以观察肉眼看不到的阴道、宫颈表面的微小病变，如宫颈异常上皮细胞、异型血管及早期癌变等，以便准确选择可疑部位做宫颈活体组织检查。

（一）适应证

1. 肉眼观察阴道壁或宫颈有可疑病灶，可疑病灶定位取活检。

2. 宫颈刮片细胞学检查巴氏Ⅲ级或Ⅲ级以上，或 TBS 提示 AGS 阳性以上和（或）高危型 HPV DNA 阳性者。

3. 临床上出现血性白带、接触性出血等可疑症状，需做进一步诊断者。

4. 可疑下生殖道尖锐湿疣。

5. 可疑阴道腺病、阴道恶性肿瘤等。

（二）禁忌证

月经期不宜检查。

（三）护理要点

1. 检查时间一般安排在月经干净后 3～7 天内进行。

2. 检查前 24 小时内避免性交、阴道灌洗或上药、宫颈刮片或双合诊。

3. 使用阴道窥器时不蘸润滑剂，以免影响观察。

4. 术中配合医生调整光源，及时递送所需用物。

5. 术后安置患者休息。如有取活体组织，应在标本瓶上注明标记后及时送检。

6. 如有取活体组织检查，术后嘱患者注意观察阴道流血情况，流血多应及时来医院就诊。

7. 术后 2 周内禁止性生活和盆浴。

二、宫腔镜检查

宫腔镜检查是利用宫腔镜直接观察宫颈管及宫腔内情况，用于指导诊刮、取活检和治疗疾病等。

（一）适应证

1. 异常子宫出血。

2. 原因不明的不孕。

3. 疑宫腔粘连，了解宫腔情况。

4. 宫内节育器的定位与取出。

5. 子宫腔内异物取出等。

（二）禁忌证

1. 急性生殖器官炎症。

2. 近期（3 个月内）有子宫手术史或子宫穿孔史者。

3. 严重心、肝、肾衰竭急性期及其他疾病不能耐受手术者。

4. 宫颈瘢痕，不能充分扩张者等。

（三）护理要点

1. 一般选择月经干净后 7 天内进行检查。

2. 术前详细评估患者身体情况，排除禁忌证。术前禁食 6～8 小时。

3. 术中注意患者的情绪反应，关心患者，消除其紧张、恐惧心理。

4. 宫腔镜检查的并发症有宫颈裂伤出血、子宫穿孔、感染等，在术中、术后应密切观察患者的情况，如有异常应及时处理。

5. 术后嘱患者按医嘱使用抗生素 3～5 天。告知患者宫腔镜检查后 2～7 天可能有少量血性分泌物，需保持会阴清洁。检查后 2 周内禁止性交和盆浴。

三、腹腔镜检查

腹腔镜检查是将腹腔镜镜头自腹壁插入腹腔内，运用数字摄像技术使腹腔镜镜头拍摄到的图像实时显示在专用监视器上，然后医生通过监视器屏幕上所显示患者器官不同角度的图像，对患者的病情进行分析判断，并且可运用特殊的腹腔镜器械进行手术。目前临床上已普遍使用腹腔镜对腹部（盆腔）疾病进行检查与治疗。

（一）适应证

1. 诊断不清的盆腹腔肿块，了解肿块的性质、部位或取活检诊断。

2. 子宫内膜异位症。

3. 不明原因的急、慢性腹痛和盆腔痛。

4. 内生殖器畸形。

5. 不孕、不育患者为明确或排除盆腔疾病。

6. 计划生育并发症的诊断，如取环术可疑子宫穿孔等。

7. 恶性肿瘤手术和化疗后的效果评价等。

（二）禁忌证

1. 严重心、肺功能不全不能耐受检查者。

2. 有膈疝或腹壁疝者。

3. 有腹腔粘连者。

4. 凝血功能障碍者。

5. 腹腔内大出血或弥漫性腹膜炎者。

6. 有盆腔巨大肿块（超过脐水平）者。

7. 脐部周围有感染灶者。

8. 过度肥胖者等。

（三）护理要点

1. 术前准备

（1）评估患者身心状况，向患者讲解腹腔镜检查的目的、操作步骤、术中配合及注意事项等，配合手术。

（2）备皮：按腹部手术备皮范围备皮，注意脐孔的清洁。

（3）复核各项辅助检查结果，排除禁忌证。

（4）嘱患者排空膀胱。取膀胱截石位，进行检查时患者臀部抬高 15°～25°。

（5）腹部常规消毒，范围与一般腹部手术相同，皮肤切口局部选用相应的麻醉方式。

2. 术后护理

（1）安置患者卧床休息，询问患者感受。

（2）注意观察生命体征，有无并发症的出现，发现异常，及时报告医生及时处理。

（3）向患者讲解可能因腹腔残留气体对膈肌的刺激而出现肩痛及上肢不适等症状，术后数日内会自然消失。

（4）遵照医嘱应用抗生素。

（5）观察脐部伤口情况。

（6）鼓励患者早期下床活动，尽早排出腹腔气体。

第七节　会阴切开缝合术

会阴切开术可减轻分娩时的阻力，避免会阴严重裂伤，以利于胎儿娩出，是产科最常用的手术。常用的切开方式有会阴侧-斜切开及会阴正中切开两种。

一、适应证

1. 子宫收缩乏力，第二产程延长者。

2. 初产妇需要进行胎头吸引、产钳或臀位助产时。

3. 产妇、胎儿异常需要缩短第二产程者，如妊娠期高血压疾病、胎儿窘迫等。

4. 早产，预防早产儿颅内出血。

二、用物准备

会阴切开剪刀、有齿小镊、持针器、止血钳、三角缝针、圆缝针、0 号或 1 号肠线、1 号丝线、纱布、10ml 注射器、长穿刺针头。

三、操作步骤（侧-斜切开术）

（一）会阴麻醉

行会阴神经阻滞麻醉或会阴神经局部浸润麻醉（图 20－6）。

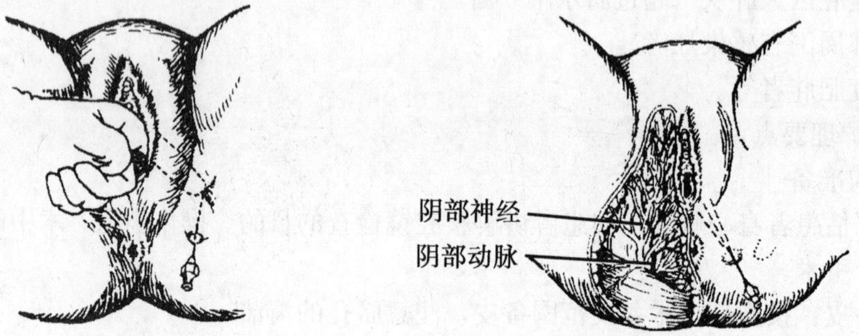

会阴神经阻滞麻醉　　会阴神经局部浸润麻醉

图 20－6　会阴麻醉

（二）会阴切开

术者左手示、中指伸入胎先露与阴道侧后壁之间，右手持会阴切开剪刀，一叶置阴道内，一叶在阴道外，剪刀切线与会阴后联合中线向左侧呈 45°角。在宫缩会阴绷紧时，一次全层剪开会阴长约 4～5cm，用纱块压迫止血（图 20－7）。

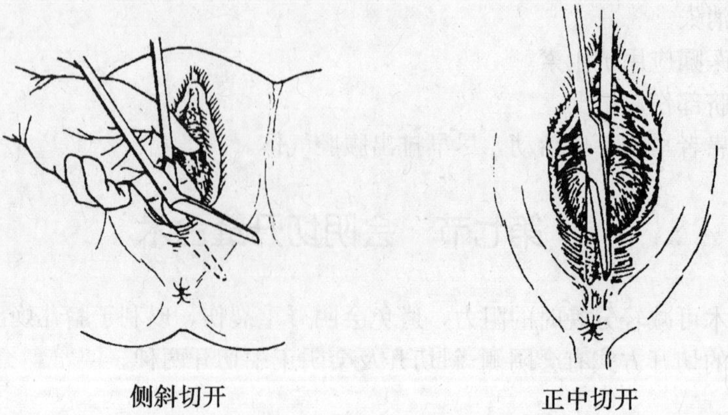

侧斜切开　　正中切开

图 20－7　会阴切开

（三）会阴缝合（图 20－8）

1. 胎盘、胎膜完整娩出后，检查阴道及其他部位无裂伤，将带尾纱布塞入阴道内，以免宫腔血液流出影响手术。

2. 缝合阴道黏膜　用圆针、铬制肠线自切口顶端上方 0.5cm 开始，直至处女膜环，间断或连续缝合阴道黏膜及黏膜下组织。

3. 缝合肌层　用圆针、铬制肠线间断缝合肌层。

4. 缝合皮下组织　用圆针、铬制肠线间断缝合皮下组织。

5. 缝合皮肤　用三角针、丝线间断缝合皮肤（常用褥式缝合）。注意按解剖关系缝合，不留死腔，缝完后将切面对合整齐。

6. 缝合完毕后取出阴道内纱块，常规肛门检查，注意有无缝线穿透肠壁。

（四）缝合后处理

为产妇换上消毒会阴垫，记录会阴切开缝合情况及皮肤缝合针数。

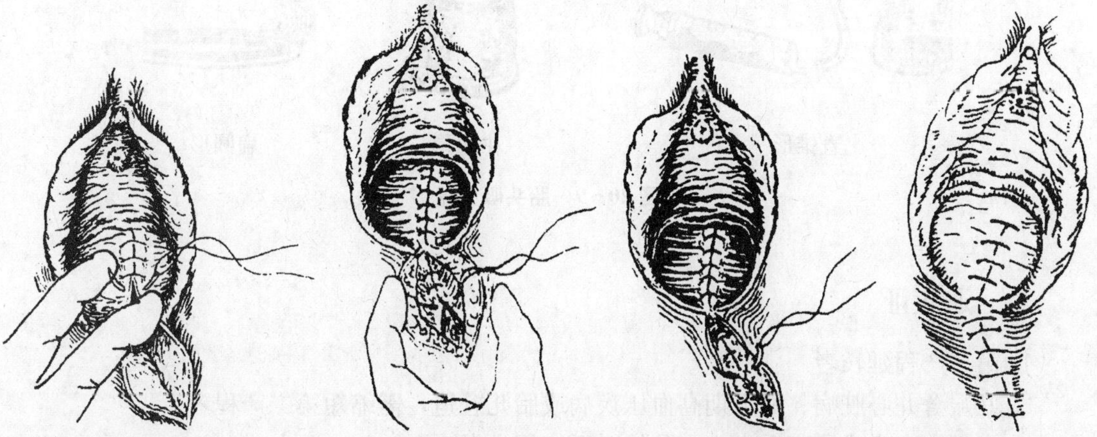

缝合阴道黏膜　　缝合肌层　　缝合皮下组织　　缝合皮肤完毕

图 20－8　会阴缝合

四、护理要点

（一）术前护理

1. 进行会阴切开术前，向产妇及家属说明情况，解释目的和意义，征得产妇及其丈夫的同意。

2. 关心体贴产妇，给予支持与安慰。

3. 密切观察产程进展，备好会阴切开缝合各种用物。

（二）术中配合

在行会阴切开术时，为术者提供所需的各种器械、药物、针、线等。

（三）术后护理

1. 注意观察会阴伤口有无渗血、红肿、脓性分泌物及硬结等，如有异常及时通知医生处理。

2. 嘱产妇取健侧卧位，以免恶露浸渍切口影响切口愈合。

3. 每天擦洗外阴 2 次。嘱产妇保持会阴清洁、干燥，及时更换卫生巾。

4. 会阴伤口一般在术后 3～5 天拆线。

第八节　胎头吸引术

胎头吸引术是将胎头吸引器（图 20－9）置于胎头上，形成负压后吸住胎头，通过牵引帮助胎儿娩出的方法。

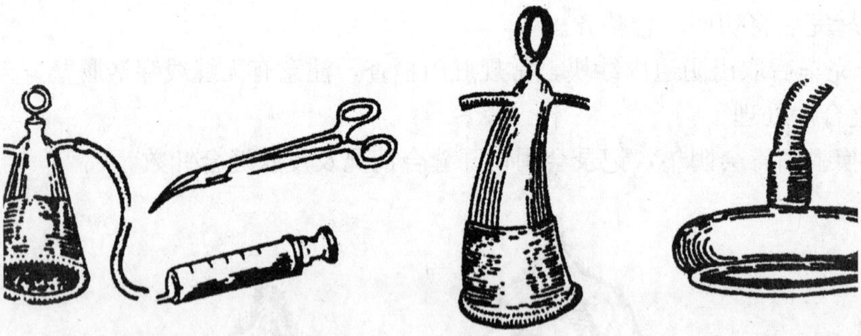

直锥形　　牛角形　　扁圆形

图 20－9　胎头吸引器

一、适应证

1. 第二产程延长者。

2. 妊娠合并心脏病、妊娠期高血压疾病或胎儿窘迫，需缩短第二产程者。

3. 有剖宫产史或子宫手术史，分娩时不宜用力者。

二、禁忌证

1. 胎儿不能或不宜由阴道分娩者，如头盆不称、骨盆异常、尿瘘修补术后。

2. 宫口未开全者。

3. 胎头先露位置高，未达阴道口者。

4. 异常头先露，如面先露、额先露等。

三、用物准备

常规消毒物品、无菌产包、无菌液状石蜡、胎头吸引器、新生儿吸痰器、会阴切开剪、消毒导尿管、麻醉剂及抢救新生儿物等。

四、操作步骤

1. 常规消毒铺巾，阴道检查以核实手术的必备条件，麻醉，会阴切开。

2. 放置胎头吸引器　将胎头吸引器口缘涂液状石蜡，左手示、中两指伸入阴道撑开阴道后壁，右手持吸引器将开口端后缘沿阴道后壁进入，然后依次拨开阴道右侧壁、前壁、左侧壁，使整个吸引器滑入阴道内，边缘与胎头顶部紧贴（图 20－10）。

3. 检查吸引器附着部位　一手固定吸引器，另一手检查吸引器是否与胎头紧贴，有无阴道壁或宫颈组织夹于其间。检查无误后调整吸引器横柄，使之与胎头矢状缝一致，作为旋转胎头的标志（图 20－11）。

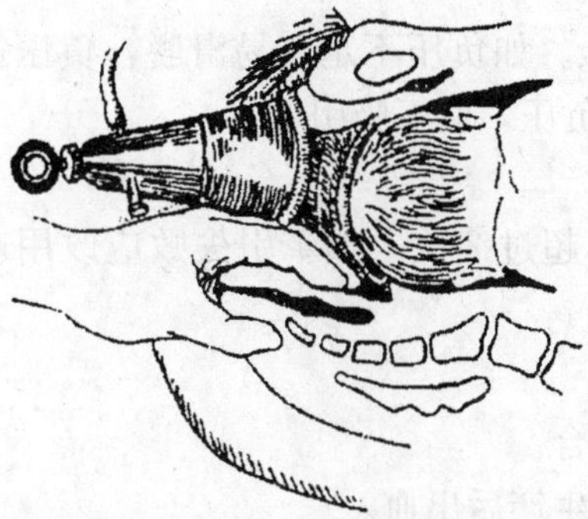

图 20－10　放置胎头吸引器

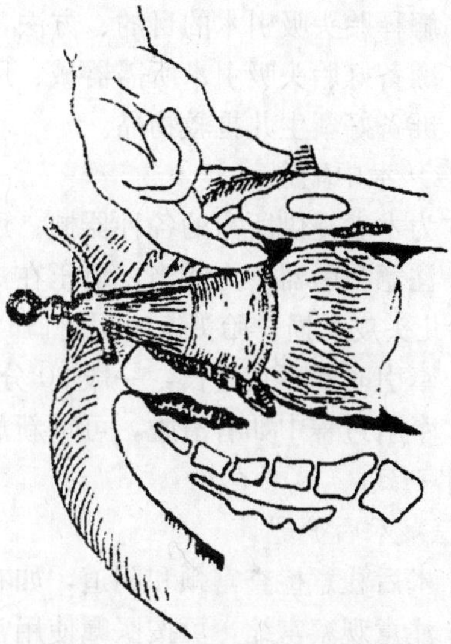

图 20－11　检查吸引器附着部位

4. 抽吸空气形成负压　用注射器抽出吸引器内空气约 150～180ml，使负压形成，用血管钳夹住橡皮连接管（图 20－12）。

5. 牵引吸引器（以枕左前位为例）先试牵。待宫缩产妇屏气时，术者手持牵引柄，按分娩机制进行牵引（图 20－13），注意保护会阴。宫缩间歇期暂停牵引。

6. 取下吸引器　当胎头双顶径牵出阴道后，松开血管钳，解除负压，取下吸引器，相继娩出胎体。

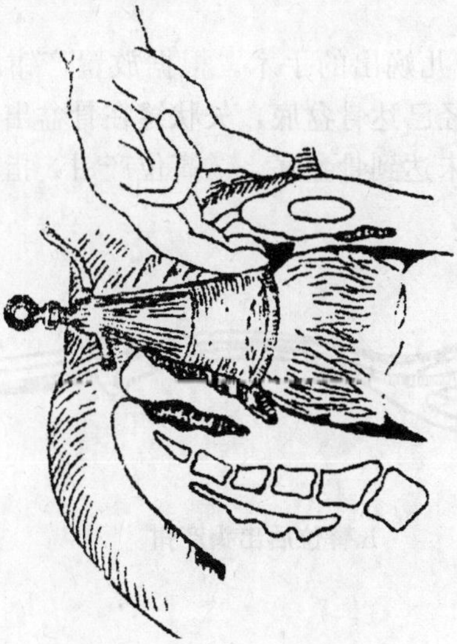

图 20－12　抽吸空气形成负压

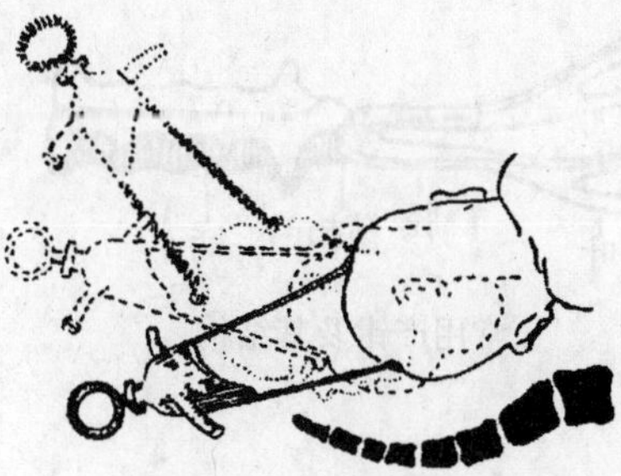

图 20－13　牵引吸引器

五、护理要点

（一）术前护理

1. 解释胎头吸引术的目的、方法，征得产妇及家属的同意，鼓励产妇配合。

2. 准备好胎头吸引术所需器械、用品。

3. 准备好新生儿抢救物品。

（二）术中配合

1. 为术者提供所需的各种器械、用品，配合操作。

2. 注意吸引器压力适当，负压在 200～300mmHg。如负压不足容易滑脱，负压过大则易使胎儿头皮受损。胎头娩出阴道口时，应立即除去负压，取下吸引器。

3. 牵引时间不宜过长，一般 20 分钟内结束分娩。

4. 牵引过程中如有滑脱，可重新放置，但一般不超过 2 次，如牵引失败应改用产钳助产或剖宫产。

（三）术后护理

1. 术后注意检查宫颈和阴道，如有裂伤应及时缝合。

2. 注意观察宫缩，可按医嘱使用宫缩剂，防止发生产后出血。

3. 每天擦洗外阴，观察切口愈合情况。

4. 新生儿护理

(1) 密切观察新生儿头皮产瘤位置、大小，有无头皮血肿、头皮损伤及颅内出血征象。

(2) 观察新生儿面色、反应、肌张力等，注意有无呕吐、抽搐等，发现异常及时报告医生。

(3) 新生儿静卧 3 天，头偏向一侧，避免搬动，3 天以内禁止沐浴、洗头。

(4) 遵医嘱肌内注射维生素 K_1 10mg，预防颅内出血。

第九节　产钳术

产钳术是指使用产钳（图 20－14）牵引，协助胎儿娩出的手术。根据放置产钳时胎头在盆腔内位置的高低分为：①低位产钳，指胎头双顶径已达骨盆底，矢状缝在骨盆出口前后径上。②中位产钳，指胎头双顶径已过骨盆入口，但未达到骨盆底。③高位产钳，指胎头尚未衔接，双顶径未过骨盆入口。目前低位产钳较常用。

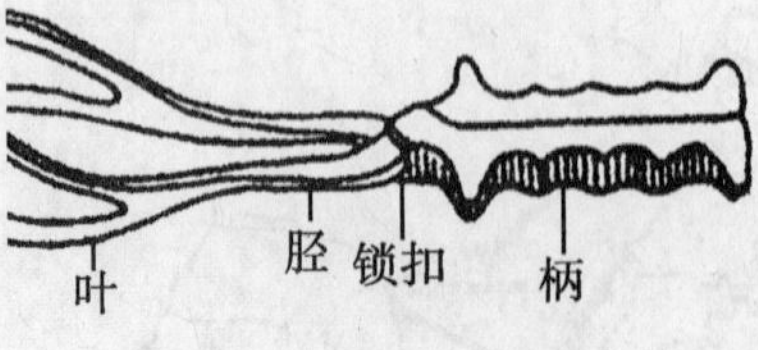

a.常用产钳及其结构

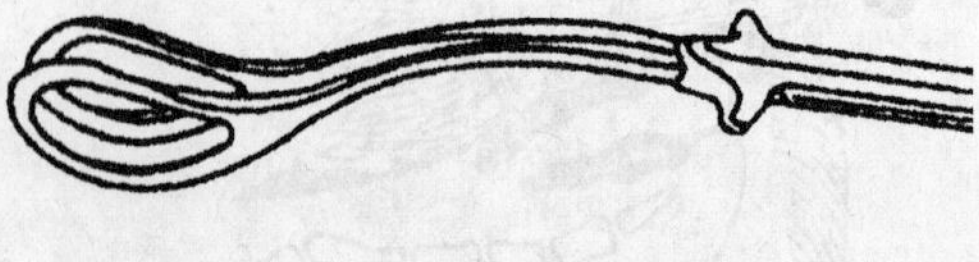

b.臀位后出头产钳

图 20－14　产钳

一、适应证

1. 同胎头吸引术。

2. 胎头吸引术失败者。

3. 臀位分娩后出胎头困难者。

二、禁忌证

1. 同胎头吸引术。

2. 确定死胎、胎儿畸形者，应尽可能做穿颅术，以免损伤产道。

三、用物准备

常规消毒物品、无菌产包、无菌液状石蜡、产钳、新生儿吸痰器、会阴切开剪、消毒导尿管、麻醉剂及抢救新生儿用物等。

四、操作步骤

1. 准备　常规消毒铺巾、导尿、阴道检查。局部麻醉及会阴切开。

2. 放置左叶产钳　右手四指伸入胎头与阴道壁之间，掌面朝胎头，左手垂直握左钳柄将钳叶沿右手掌放入手掌与胎头之间。在右手引导下左钳叶缓缓置于胎头左侧颞部，钳叶与钳柄处于同一水平，由助手固定（图 20－15）。

3. 放置右叶产钳　左手四指伸入胎头与阴道壁之间，右手握右钳柄，将右钳叶徐徐滑向胎头右侧，到达与左钳对应位置。

4. 合拢钳柄　两钳柄平行交叉，扣合锁扣，钳柄对合（图 20－16）。

5. 检查钳叶位置　伸手入阴道内检查钳叶与胎头之间有无夹持宫颈组织。

6. 牵拉　宫缩时术者握住合拢的钳柄，向外向下牵拉，当胎头枕骨结节在耻骨弓下露出时将钳柄向上向外提，使胎头仰伸娩出（图 20－17）。牵拉过程中助手保护会阴。

7. 取下产钳　当胎头牵出后，即松解锁扣，先取下产钳右叶，后取左叶。然后按分娩机制娩出胎体。

8. 缝合会阴。

五、护理要点

（参照胎头吸引术）

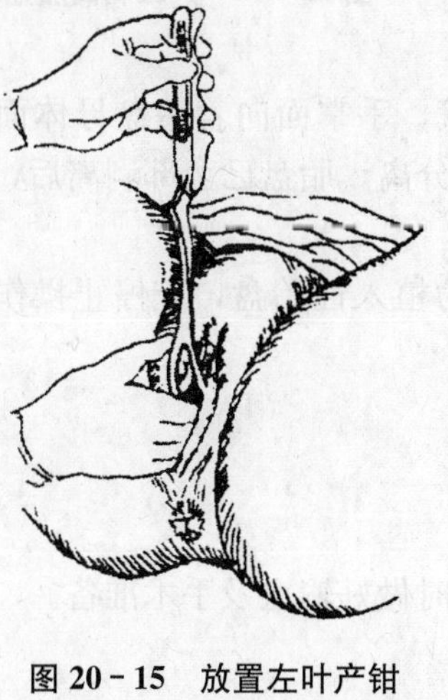

图 20－15　放置左叶产钳

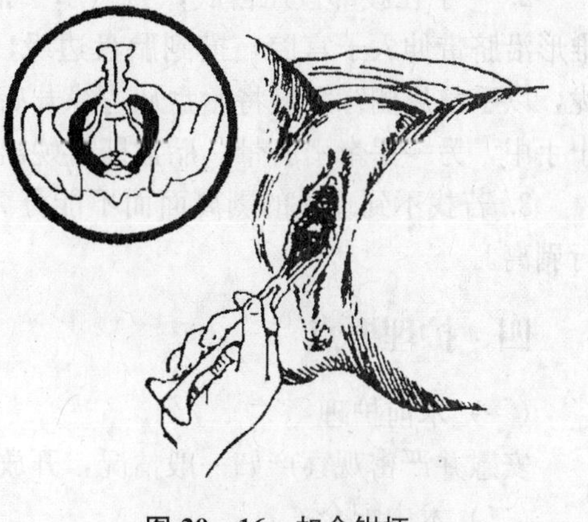

图 20－16　扣合钳柄

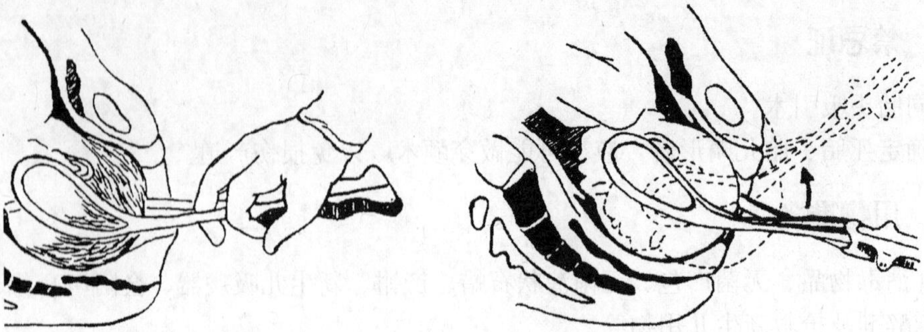

（1）开始牵拉　　　　（2）牵拉方向

图 20-17　产钳的牵拉

第十节　人工剥离胎盘术

人工剥离胎盘术是指徒手剥离并取出滞留于宫腔内的胎盘的手术。

一、适应证

1. 胎盘滞留。
2. 胎盘剥离不全或粘连。
3. 胎儿娩出后，胎盘娩出前有活动性出血者。

二、用物准备

无菌产包、常规消毒物品、手术衣及手套等。

三、操作步骤

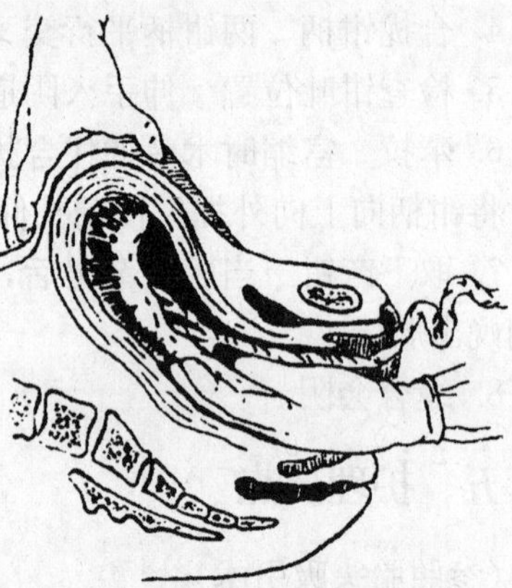

图 20-18　人工剥离胎盘术

1. 取截石位，再依次消毒外阴，铺巾、导尿。术者更换手术衣及手套。

2. 一手在腹部按压宫底，另一手手指并拢呈圆锥形沿脐带伸入子宫腔，摸到胎盘边缘，手背贴子宫壁，手掌面向着胎盘母体面，手指并拢，以手掌尺侧缘缓慢将胎盘从边缘开始逐渐自子宫壁分离。胎盘已全部剥离后，将胎盘握于手中，另一手牵引脐带，胎盘即可娩出（图 20-18）。

3. 若找不到疏松的剥离面而不能分离者，应考虑为植入性胎盘，应停止操作，不能强行剥离。

四、护理要点

（一）术前护理

安慰并严密观察产妇一般情况，开放静脉通道，及时做好输血及手术准备。

（二）术中配合

1. 配合医师操作，尽快完整娩出胎盘、胎膜。

2. 严格执行无菌操作规程，动作轻柔，避免暴力强行剥离或用手抓挖子宫壁导致穿破子宫。

（三）术后护理

1. 术后密切观察子宫收缩和阴道流血情况，对宫缩不良者及时按摩子宫并注射宫缩剂。

2. 仔细检查胎盘、胎膜是否完整。若有缺损应再次以手伸入宫腔清除残留胎盘及胎膜，但应尽量减少进入宫腔的次数，必要时行刮宫术。

3. 术后注意观察有无发热、阴道分泌物异常等体征，必要时遵医嘱给予抗生素。

第十一节　剖宫产术

剖宫产术是指经腹切开子宫取出胎儿的手术。

一、适应证

1. 产道异常　骨盆狭窄或畸形，软产道异常（如肿瘤、畸形）。

2. 产力异常　子宫收缩乏力经处理无效者。

3. 胎儿方面　胎位异常如横位、初产臀位，胎儿窘迫或巨大胎儿。

4. 妊娠合并症及并发症　如妊娠合并心脏病、严重妊娠期高血压疾病、前置胎盘、胎盘早剥。

5. 有先兆子宫破裂征象者。

6. 有前次剖宫产史或子宫有瘢痕者。

7. 引产失败、高危初产妇、多年不孕等。

二、用物准备

剖宫产手术包、腹部常规消毒用品、无菌手套、手术衣、新生儿吸痰器、抢救新生儿用物等。

三、手术要点

（一）麻醉

多采用硬膜外麻醉。

（二）手术步骤

多采用子宫下段剖宫产术。

1. 切开腹壁　取下腹正中纵切口或耻上横切口，逐层切开腹壁，进入腹腔。

2. 切开子宫膀胱反折腹膜　剪开子宫膀胱反折腹膜，下推膀胱，暴露子宫下段。

3. 切开子宫下段 在子宫下段做一约 3cm 横切口，至显露胎膜时破膜并吸尽羊水，钝性撕开子宫下段（图 20－19）。

4. 胎儿娩出　一手伸入宫腔，上托胎头，另一手在腹外下压宫底，娩出胎头（图 20－20），胎体随后娩出。清理口鼻腔黏液、断脐，交台下处理。钳夹子宫切口边缘，然后用手取出胎盘、胎膜（图 20－21），用干净纱布清理宫腔。

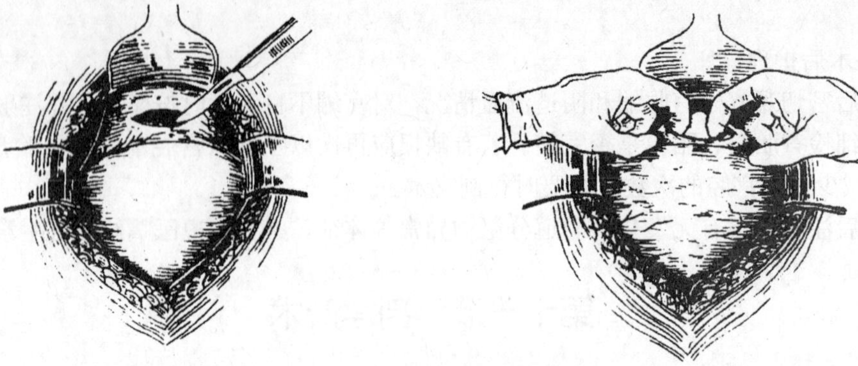

a.切开子宫　　b.钝性扩大子宫下段切口

图 20－19　切开子宫下段

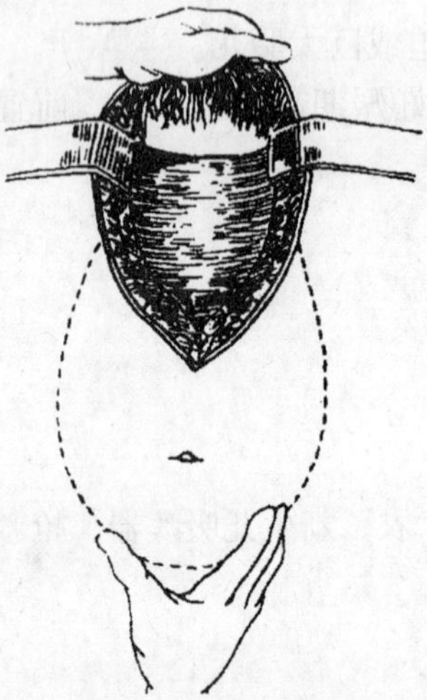

图 20－20　娩出胎头

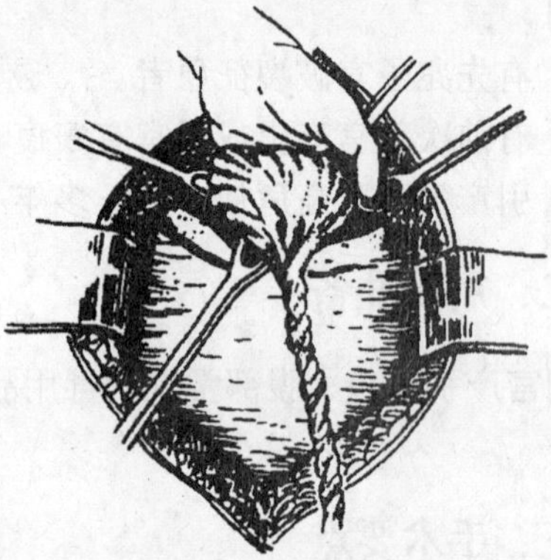

图 20－21　娩出胎盘

5. 缝合子宫　用肠线缝合子宫切口，连续缝合子宫膀胱反折腹膜。

6. 关腹　检查盆腔内无出血、双附件无异常，清除盆腔内积液、积血，清点器械、敷料无误后，逐层关腹。

四、护理要点

（一）术前护理

1. 向产妇及家属讲解剖宫产的必要性、手术过程、麻醉方法、手术方式及术后注意事项，取得产妇及家属的同意及配合。

2. 测量生命体征，了解产程进展和胎儿情况。

3. 备皮　按一般妇科腹部手术备皮范围准备。

4. 药物过敏试验　如青霉素、普鲁卡因等药物过敏试验。

5. 常规留置导尿管，做好输血准备。

6. 术前遵医嘱用药。

7. 送产妇去手术室前听一次胎心音并记录，配合手术室护士送产妇进手术室。

（二）术中配合

1. 协助产妇取仰卧位，可稍倾斜手术台，防止发生仰卧位低血压综合征。

2. 术中密切观察产妇血压、脉搏、呼吸等生命体征情况，根据情况按医嘱输液、输血。

3. 器械护士　熟悉手术步骤，及时递送各种器械和敷料，配合医生完成手术。术前、术中、术后清点器械、敷料，确保清楚无误。

4. 巡回护士　提供术中各种所需物品，协助助产士处理新生儿及抢救新生儿。

（三）术后护理

1. 按一般腹部手术常规护理及产褥期妇女的护理。

2. 床边交接班　送产妇回病房后，手术室护士和病房护士交接班。了解手术情况及目前状态，及时测量血压、脉搏、呼吸；检查输液管、导尿管是否通畅；查看腹部切口敷料是否干燥，有无渗血；并做好记录。

3. 避免产后出血　术后 24 小时内应密切观察子宫收缩及阴道流血情况，出血多者应遵医嘱给予子宫收缩剂。

4. 术后留置导尿管 24 小时，拔除导尿管后注意产妇排尿情况。

5. 术后早期活动　鼓励产妇拔尿管后早下床活动，在床上勤翻身，避免肠粘连。

6. 教会产妇减轻切口疼痛的方法，遵医嘱给予止痛药物。

7. 保持外阴清洁，每日擦洗外阴 2 次，防止逆行感染。

8. 指导母乳喂养，做好乳房护理，教会产妇吸挤去多余乳汁。

9. 健康教育

(1) 教会产后保健操。

(2) 补充高热量、高蛋白、高纤维素饮食。

(3) 保持外阴清洁。

(4) 术后 6 周内禁止性生活。

(5) 术后 42 天母婴来院复查。

(6) 落实避孕措施，术后避孕至少 2 年。

小　结

妇产科常见诊疗手术的方法较多，临床上常用的有宫颈刮片细胞学检查、宫颈活检、诊刮术、输卵管通液术、阴道后穹窿穿刺术、会阴切开缝合术和子宫下段剖宫产术等。临床护士应熟悉各项常用操作的用品准备、操作要点及护理措施，配合医生顺利完成各项操作。

自 测 题

一、A1 型题

1. 早期宫颈癌筛查的常用方法是
   A. 宫颈刮片细胞学检查
   B. 碘试验
   C. 宫颈和宫颈管活组织检查
   D. 阴道镜检查
   E. B 型超声

2. 可引起上肢及肩部不适的检查项目是
   A. 输卵管通液术
   B. 阴道镜检查
   C. 宫颈活组织检查
   D. 诊断性刮宫术
   E. 腹腔镜检查

3. 行输卵管通液时，为避免输卵管损伤破裂，最高压力不可超过
   A. 10mmHg
   B. 50mmHg
   C. 100mmHg
   D. 150mmHg
   E. 160mmHg

4. 诊断性刮宫术操作过程正确的顺序是
   A. 常规消毒外阴、阴道；铺消毒孔巾；双合诊检查；暴露宫颈并再消毒
   B. 常规消毒外阴、阴道；双合诊检查；铺消毒孔巾；暴露宫颈并再消毒
   C. 铺消毒孔巾；常规消毒外阴、阴道；双合诊检查；暴露宫颈并再消毒
   D. 双合诊检查；常规消毒外阴、阴道；铺消毒孔巾；暴露宫颈并再消毒
   E. 双合诊检查；铺消毒孔巾；常规消毒外阴、阴道；暴露宫颈并再消毒

5. 剖宫产的适应证不包括
   A. 骨盆狭窄
   B. 巨大胎儿
   C. 前置胎盘
   D. 妊娠合并心脏病
   E. 妊娠合并糖尿病

6. 子宫下段剖宫产术后应避孕
   A. 半年
   B. 一年
   C. 二年
   D. 三年
   E. 四年

7. 下列哪项不是人工剥离胎盘术的适应证
   A. 胎盘滞留
   B. 胎盘剥离不全
   C. 植入性胎盘
   D. 胎盘粘连
   E. 胎儿娩出后有活动性出血，胎盘未娩出

8. 胎头吸引术失败后应改用其他分娩方法，胎头牵引不应超过多少次
   A. 无限制
   B. 一次
   C. 二次
   D. 三次
   E. 四次

9. 进行腹腔镜检查时患者取的体位是
A. 仰卧位
B. 俯卧位
C. 半坐卧位
D. 臀高头低位
E. 头高臀低位

10. 确诊宫颈癌的方法是
A. 宫颈刮片细胞学检查
B. 碘试验
C. 宫颈和宫颈管活组织检查
D. 阴道镜检查
E. B型超声

二、B型题

(11～15题共用备选答案)
A. 宫颈刮片细胞学检查
B. 人工剥离胎盘术
C. 诊刮术
D. 输卵管通液术
E. 阴道后穹窿穿刺术

11. 不孕症疑有输卵管阻塞的诊疗方法是
12. 胎盘滞留的处理方法是
13. 筛查早期宫颈癌的重要方法是
14. 协助诊断异位妊娠的方法是
15. 子宫异常出血的诊疗方法是

(苏丽环)

自测题参考答案

第一章

1. E　2. C　3. B　4. E　5. A　6. D　7. C　8. A　9. A　10. C
11. E　12. E　13. B　14. D

第二章

1. D　2. E　3. D　4. D　5. C　6. D　7. D　8. C　9. C　10. E
11. C　12. D　13. C　14. B　15. B

第三章

1. C　2. C　3. A　4. B　5. C　6. B　7. B　8. D　9. D　10. D
11. E　12. B　13. C　14. D　15. A　16. D　17. C　18. B

第四章

1. A　2. B　3. A　4. B　5. A　6. E　7. A　8. E　9. D　10. D

第五章

1. B　2. C　3. E　4. E　5. B　6. B　7. C　8. C　9. A　10. E
11. E　12. C　13. B　14. C　15. D　16. D　17. A　18. B

第六章

1. B　2. D　3. E　4. D　5. C　6. E　7. C　8. D

第七章

1. B　2. E　3. C　4. B　5. A　6. D　7. D　8. C　9. D　10. D
11. A　12. B　13. B　14. D　15. A

第八章

1. E　2. D　3. E　4. A　5. B　6. B　7. C　8. A　9. C　10. B
11. B　12. D　13. D

第九章

1. A　2. B　3. B　4. C　5. C　6. B　7. C　8. A　9. A　10. A
11. A　12. B

第十章

1. C　2. B　3. B　4. C　5. B　6. A　7. E　8. C

第十一章

1. E　2. D　3. E　4. C　5. D　6. C　7. E　8. A　9. B　10. D
11. C

第十二章

1. E　2. C　3. A　4. A　5. E　6. D　7. B　8. A　9. E　10. E
11. E　12. E　13. B　14. D　15. A　16. C　17. A

第十三章

1. D　2. C　3. C　4. E　5. B　6. D　7. A　8. E　9. E　10. E
11. D　12. E　13. C　14. A　15. B　16. D　17. A　18. B

第十四章

1. D　2. A　3. A　4. D　5. A　6. C　7. D　8. B　9. E　10. B
11. D　12. E　13. C　14. E　15. D

第十五章

1. C　2. B　3. D　4. D　5. D　6. E　7. D　8. C　9. B　10. C
11. C　12. C　13. C　14. C　15. D　16. B　17. C　18. D　19. D　20. C
21. A　22. D　23. B　24. E

第十六章

1. C　2. C　3. A　4. D　5. C　6. D　7. D　8. D　9. D　10. A
11. B　12. B　13. D　14. B　15. A

第十七章

1. E　2. E　3. D　4. E　5. B　6. B　7. C　8. E　9. D　10. A

第十八章

1. C　2. B　3. B　4. C　5. C　6. D　7. A　8. E　9. B　10. E
11. A　12. E　13. B　14. E　15. C　16. A　17. B　18. D　19. C

第十九章

1. B　2. D　3. E　4. D　5. E　6. D　7. A　8. C　9. B　10. E

第二十章

1. A　2. E　3. E　4. D　5. E　6. C　7. C　8. C　9. D　10. C
11. D　12. B　13. A　14. E　15. C

妇产科护理教学大纲

（供护理专业使用）

一、课程性质和任务

妇产科护理是中等卫生职业教育护理专业的一门专业核心课程，是执业护士资格考试的必考内容之一。本课程主要适用于三年制的中等职业护理专业的教学，主要内容包括正常妊娠及分娩妇女的护理、异常妊娠及分娩妇女的护理、妇科患者的护理、计划生育妇女的护理、妇产科常用诊疗手术患者的护理及常用护理技术。

二、课程教学要求

授课总时数为72学时，其中理论50学时，实践22学时。

教学要求：教学过程中，充分应用教学模型、挂图、幻灯、录像、多媒体课件等现代化教学手段，提高学生学习的兴趣，采用病例分析讨论的方式调动学生学习的积极性。重点讲述临床护理必需的基础知识，突出妇产科护理的基本理论知识和实践技能。

教学条件：多媒体教室、妇产科实训室（模拟产房）等。

三、课程目标

通过本课程学习，培养学生有良好的职业素养，树立“以人的健康为中心”的护理理念，能根据妇女的生理、心理和社会特点，运用学到的妇产科基本知识和技能，以护理程序为方法，对孕产妇、妇科病患者、计划生育服务对象及新生儿进行整体护理，并初步具备母婴保健、计划生育等健康宣教能力。

1. 具有向个人、家庭、社区提供妊娠保健服务和开展妇产科健康教育的能力。
2. 运用妇产科基本知识，收集妇科病患者、计划生育服务对象或孕产妇有关生理、心理、社会等各方面的资料，制定相应的护理计划。
3. 协助并配合医生或助产士，对妊娠期、分娩期、产褥期的正常孕产妇进行产前检查、产程观察、分娩接生、新生儿护理、产后观察及产褥期护理。
4. 协助并配合医生对病理妊娠、妊娠期合并症、异常分娩和分娩并发症等高危孕产妇，以及新生儿窒息进行急救护理和病情观察。
5. 具有对计划生育服务对象、妇科常见病患者的病情变化和治疗反应进行观察监测和初步分析的能力，并能为患者采取相应的护理措施。

四、教学时间分配

教学内容	学时		
	理论	实践	合计
一、女性生殖系统解剖与生理	2	1	3
二、妊娠期生理及孕妇的保健	4	2	6
三、正常分娩期母儿的护理	4	3	7
四、正常产褥期产妇及新生儿的护理	3	1	4
五、妊娠并发症妇女的护理	6	1	7
六、妊娠期合并症妇女的护理	2	0	2
七、异常分娩妇女的护理	3	1	4
八、分娩期并发症妇女的护理	3	1	4
九、胎儿窘迫及新生儿窒息的护理	1	1	2
十、异常产褥产妇的护理	2	0	2
十一、妇科护理病历	1	1	2
十二、女性生殖系统炎症患者的护理	3	0	3
十三、月经失调患者的护理	3	0	3
十四、滋养细胞疾病患者的护理	2	0	2
十五、妇科腹部手术患者的护理	3	2	5
十六、外阴、阴道手术患者的护理	1	2	3
十七、不孕症妇女的护理	1	0	1
十八、计划生育与妇女保健	2	2	4
十九、妇产科常用护理技术	1	2	3
二十、妇产科常用诊疗手术患者的护理	1	2	3
机动	2	0	2
合计	50	22	72

五、具体内容与要求

章	节	教学内容	教学要求	教学方法参考	教学时数	
					理论	实践
一、女性生殖系统解剖与生理	1. 女性生殖系统解剖	（1）骨盆	掌握	理论讲授 多媒体演示 讨论示教	2	1
		（2）外生殖器	熟悉			
		（3）内生殖器	掌握			
		（4）邻近器官	了解			
		（5）血管、淋巴和神经	了解			
	2. 女性生殖系统生理	（1）妇女一生各阶段的生理特点	熟悉			
		（2）卵巢功能及周期性变化	掌握			
		（3）月经及子宫内膜周期性变化	掌握			
		（4）月经周期的调节	了解			

续表

章	节	教学内容	教学要求	教学方法参考	教学时数	
					理论	实践
二、妊娠期生理及孕妇的保健	1. 妊娠生理	(1) 受精与着床 (2) 胎儿附属物的形成与功能 (3) 胎儿发育及生理特点	了解 掌握 了解	理论讲授 多媒体演示 讨论 示教 实验室练习 观看录像 临床见习	4	3
	2. 妊娠期母体变化	(1) 生理变化 (2) 心理变化	掌握 了解			
	3. 妊娠诊断	(1) 早期妊娠诊断 (2) 中、晚期妊娠诊断 (3) 胎产式、胎先露及胎方位	掌握			
	4. 妊娠期孕妇护理	(1) 护理评估 (2) 护理措施	掌握			
	5. 评估胎儿健康的技术	(1) 胎儿宫内情况的监护 (2) 胎盘功能检查 (3) 胎儿成熟度检查 (4) 胎儿先天畸形及遗传性疾病的宫内诊断	掌握 熟悉 熟悉 了解			
三、正常分娩期妇女的护理	1. 影响分娩的因素	(1) 产力 (2) 产道 (3) 胎儿 (4) 精神心理因素	掌握	理论讲授 多媒体演示 讨论 示教 实验室练习 观看录像 临床见习	4	2
	2. 枕先露的分娩机制	(1) 衔接 (2) 下降 (3) 俯屈 (4) 内旋转 (5) 仰伸 (6) 复位及外旋转 (7) 胎体娩出	了解			
	3. 临产征象与产程分期	(1) 先兆临产 (2) 临产诊断 (3) 总产程及产程分期	掌握			
	4. 第一产程的临床经过及护理	1. 临床经过 (1) 规律宫缩 (2) 宫口扩张 (3) 胎先露下降 (4) 胎膜破裂 2. 护理 (1) 一、护理评估 (2) 二、护理措施	掌握			

续表

章	节	教学内容	教学要求	教学方法参考	教学时数	
					理论	实践
三、正常分娩期妇女的护理	5. 第二产程的临床经过及处理	1. 临床经过 (1) 宫缩频而强 (2) 产妇屏气 (3) 胎儿下降与娩出 2. 护理 (1) 护理评估 (2) 护理措施	掌握	理论讲授 多媒体演示 讨论 示教 实验室练习 观看录像 临床见习	4	2
	6. 第三产程的临床经过及护理	1. 临床经过 (1) 胎盘剥离征象 (2) 胎盘剥离及排出的方式 2. 护理	掌握			
四、正常产褥期产妇及新生儿的护理	1. 产褥期母体变化	(1) 产褥期妇女的生理变化 (2) 产褥期妇女的心理调适	掌握 了解	理论讲授 多媒体演示 案例讨论 示教 实验室练习 观看录像 临床见习	3	1
	2. 产褥期产妇的护理	(1) 护理评估 (2) 护理措施	掌握 掌握			
	3. 正常新生儿的护理	1. 概述 2. 护理 (1) 护理评估 (2) 护理措施	了解 熟悉 掌握			
	4. 母乳喂养	(1) 母乳喂养的优点 (2) 母乳喂养的指导	熟悉 掌握			
五、妊娠并发症患者的护理	1. 流产	1. 概述 2. 护理 (1) 护理评估 (2) 护理措施	了解 掌握 掌握	理论讲授 多媒体演示 案例讨论 临床见习	6	1
	2. 异位妊娠	1. 概述 2. 护理 (1) 护理评估 (2) 护理措施	了解 掌握 掌握			
	3. 前置胎盘	1. 概述 2. 护理 (1) 护埋评估 (2) 护理措施	了解 掌握 掌握			
	4. 胎盘早期剥离	1. 概述 2. 护理 (1) 护理评估 (2) 护理措施	了解 掌握 掌握			

续表

章	节	教学内容	教学要求	教学方法参考	教学时数	
					理论	实践
五、妊娠并发症妇女的护理	5. 妊娠期高血压疾病	1. 概述 2. 护理 (1) 护理评估 (2) 护理措施	了解 掌握 掌握	理论讲授 多媒体演示 案例讨论 临床见习	6	1
	6. 早产	1. 概述 2. 护理 (1) 护理评估 (2) 护理措施	了解 掌握 熟悉			
	7. 过期妊娠	1. 概述 2. 护理 (1) 护理评估 (2) 护理措施	了解 掌握 熟悉			
	8. 羊水量异常	羊水量过多 1. 概述 2. 护理 (1) 护理评估 (2) 护理措施 羊水量过少 1. 概述 2. 护理 (1) 护理评估 (2) 护理措施	 了解 掌握 熟悉 了解 掌握 熟悉			
六、妊娠期合并症妇女的护理	1. 妊娠合并心脏病	1. 概述 2. 护理 (1) 护理评估 (2) 护理措施	了解 掌握 熟悉	理论讲授 多媒体演示 案例讨论	2	
	2. 妊娠合并病毒性肝炎	1. 概述 2. 护理 (1) 护理评估 (2) 护理措施	了解 掌握 熟悉			

续表

章	节	教学内容	教学要求	教学方法参考	教学时数	
					理论	实践
七、异常分娩妇女的护理	1. 产力异常	一、子宫收缩乏力 1. 概述 2. 护理 (1) 护理评估 (2) 护理措施 二、子宫收缩过强 1. 概述 2. 护理 (1) 护理评估 (2) 护理措施	 熟悉 掌握 掌握 了解 掌握 熟悉	理论讲授 多媒体演示 案例讨论 示教 模拟病房 观看录像 医院见习	3	1
	2. 产道异常	骨产道异常、软产道异常 1. 概述 2. 护理 (1) 护理评估 (2) 护理措施	了解 掌握 熟悉			
	3. 胎儿异常	一、胎位异常（臀位、横位、持续性枕横位及枕后位） 1. 概述 2. 护理 (1) 护理评估 (2) 护理措施 二、胎儿发育异常	 了解 掌握 掌握 了解			
八、分娩期并发症妇女的护理	1. 胎膜早破与脐带脱垂	1. 概述 2. 护理 (1) 护理评估 (2) 护理措施	熟悉 掌握 熟悉	理论讲授 多媒体演示 案例讨论 示教 模拟病房 医院见习	3	1
	2. 子宫破裂	1. 概述 2. 护理 (1) 护理评估 (2) 护理措施	了解 掌握 熟悉			
	3. 产后出血	1. 概述 2. 护理 (1) 护理评估 (2) 护理措施	熟悉 掌握 掌握			
	4. 羊水栓塞	1. 概述 2. 护理 (1) 护理评估 (2) 护理措施	了解 熟悉 熟悉			

续表

章	节	教学内容	教学要求	教学方法参考	教学时数 理论	教学时数 实践
九、胎儿窘迫及新生儿窒息的护理	1. 胎儿窘迫	1. 概述 2. 护理 (1) 护理评估 (2) 护理措施	熟悉 掌握 掌握	理论讲授 多媒体演示 案例讨论 示教 观看录像 医院见习	1	1
	2. 新生儿窒息	1. 概述 2. 护理 (1) 护理评估 (2) 护理措施	了解 掌握 熟悉			
十、异常产褥产妇的护理	1. 产褥感染	1. 概述 2. 护理 (1) 护理评估 (2) 护理措施	了解 掌握 熟悉	理论讲授 多媒体演示 案例讨论 示教	2	
	2. 晚期产后出血	1. 概述 2. 护理 (1) 护理评估 (2) 护理措施	了解 掌握 熟悉			
	3. 产后抑郁症	(1) 概述 (2) 护理	了解 熟悉			
十一、妇科护理病历	妇科护理病历	(1) 病史采集方法 (2) 病史内容 (3) 身体评估 (4) 心理社会评估	熟悉 熟悉 掌握 了解	理论讲授 多媒体演示 示教 练习 医院见习	1	1
十二、女性生殖系统炎症患者的护理	1. 概述	(1) 女性生殖器官自然防御功能 (2) 病原体 (3) 传播途径	了解	理论讲授 多媒体演示 案例讨论 示教 模拟病房 医院见习	3	
	2. 外阴部炎症	1. 概述 (1) 外阴炎 (2) 前庭大腺炎症 2. 护理 (1) 护理评估 (2) 护理措施	了解 熟悉 掌握			
	3. 阴道炎症	1. 概述 (1) 滴虫阴道炎 (2) 念珠菌阴道炎 (3) 老年性阴道炎 2. 护理 (1) 护理评估 (2) 护理措施	熟悉 掌握 熟悉			

续表

章	节	教学内容	教学要求	教学方法参考	教学时数 理论	教学时数 实践
十二、女性生殖系统炎症患者的护理	4. 子宫颈炎	1. 概述 (1) 病理类型 (2) 治疗要点 2. 护理 (1) 护理评估 (2) 护理措施	了解 掌握 熟悉	理论讲授 多媒体演示 案例讨论 示教 模拟病房 医院见习	3	
	5. 盆腔炎	1. 概述 (1) 急性盆腔炎 (2) 慢性盆腔炎 2. 护理 (1) 护理评估 (2) 护理措施	了解 掌握 熟悉			
	6. 性传播疾病	(1) 尖锐湿疣 (2) 淋病 (3) 梅毒	了解			
十三、月经失调患者的护理	1. 功能失调性子宫出血	1. 概述 2. 护理 (1) 护理评估 (2) 护理措施	熟悉 掌握 掌握	理论讲授 多媒体演示 案例讨论 角色扮演 医院见习	3	
	2. 闭经	1. 概述 2. 护理 (1) 护理评估 (2) 护理措施	了解 熟悉 熟悉			
	3. 痛经	1. 概述 2. 护理 (1) 护理评估 (2) 护理措施	了解 掌握 掌握			
	4. 绝经综合征	1. 概述 2. 护理 (1) 护理评估 (2) 护理措施	了解 掌握 掌握			
十四、滋养细胞疾病患者的护理	1. 葡萄胎	1. 概述 2. 护理 (1) 护理评估 (2) 护理措施	了解 掌握 掌握	理论讲授 多媒体演示 案例讨论 示教 模拟病房 医院见习	2	

续表

章	节	教学内容	教学要求	教学方法参考	教学时数	
					理论	实践
十四、滋养细胞疾病患者的护理	2. 侵蚀性葡萄胎及绒毛膜癌	1. 概述 2. 护理 (1) 护理评估 (2) 护理措施	了解 熟悉 掌握	理论讲授 多媒体演示 案例讨论 示教 模拟病房 医院见习	2	
	3. 化疗患者的护理	(1) 常用药物的种类 (2) 化疗药物的作用机制 (3) 常见的化疗副反应 (4) 化疗前准备 (5) 化疗中的护理 (6) 化疗副反应的护理	了解 了解 掌握 掌握 掌握 掌握			
十五、妇科腹部手术患者的护理	1. 妇科腹部手术患者的一般护理	(1) 妇科腹部手术种类 (2) 手术患者的护理	了解 掌握	理论讲授 多媒体演示 案例讨论 示教 模拟病房 观看录像 医院见习	3	2
	2. 子宫颈癌	1. 概述 2. 护理 (1) 护理评估 (2) 护理措施	了解 掌握 掌握			
	3. 子宫内膜癌	1. 概述 2. 护理 (1) 护理评估 (2) 护理措施	了解 掌握 掌握			
	4. 子宫肌瘤	1. 概述 2. 护理 (1) 护理评估 (2) 护理措施	了解 掌握 掌握			
	5. 卵巢肿瘤	1. 概述 (1) 常见的卵巢肿瘤类型及病理特点 (2) 卵巢恶性肿瘤的转移途径 (3) 治疗原则 2. 护理 (1) 护理评估 (2) 护理措施	了解 掌握 掌握			
	6. 子宫内膜异位症	1. 概述 2. 护理 (1) 护理评估 (2) 护理措施	了解 掌握 熟悉			

续表

章	节	教学内容	教学要求	教学方法参考	教学时数	
					理论	实践
十六、外阴、阴道手术患者的护理	1. 外阴、阴道手术患者的一般护理	（1）外阴、阴道手术种类 （2）手术前准备 （3）手术后护理	了解 掌握 掌握	理论讲授 多媒体演示 案例讨论 示教 模拟病房 医院见习	1	2
	2. 外阴癌	1. 概述 2. 护理 （1）护理评估 （2）护理措施	了解 熟悉 熟悉			
	3. 尿瘘	1. 概述 2. 护理 （1）护理评估 （2）护理措施	了解 掌握 熟悉			
	4. 子宫脱垂	1. 概述 2. 护理 （1）护理评估 （2）护理措施	了解 掌握 掌握			
十七、不孕症妇女的护理	1. 不孕症	1. 概述 2. 护理 （1）护理评估 （2）护理措施	熟悉 熟悉 掌握	理论讲授 多媒体演示 案例讨论 医院见习	1	
	2. 辅助生殖技术及护理	（1）概述 （2）常见并发症 （3）护理措施	了解 了解 熟悉			
十八、计划生育与妇女保健	1. 避孕方法及护理	（1）工具避孕 （2）药物避孕 （3）安全期避孕	掌握	理论讲授 多媒体演示 案例讨论 示教 模拟病房 观看录像 医院见习	2	2
	2. 终止妊娠方法及护理	（1）早期妊娠终止方法及护理 （2）中期妊娠终止方法及护理	掌握			
	3. 女性绝育方法及护理	（1）经腹输卵管结扎术 （2）经腹腔镜输卵管绝育术	了解			
	4. 妇女保健	（1）妇女保健工作的目的和意义 （2）妇女病普查普治及劳动保护	了解 熟悉			
十九、妇产科常用护理技术	1. 会阴擦洗/冲洗	（1）目的 （2）物品准备 （3）操作方法 （4）护理要点	掌握	示教 模拟病房 观看录像 医院见习	1	2

续表

章	节	教学内容	教学要求	教学方法参考	教学时数	
					理论	实践
十九、妇产科常用护理技术	2. 阴道灌洗	(1) 目的 (2) 物品准备 (3) 操作方法 (4) 护理要点	掌握	示教 模拟病房 观看录像 医院见习	1	2
	3. 会阴热敷	(1) 目的 (2) 物品准备 (3) 操作方法 (4) 护理要点	掌握			
	4. 阴道、宫颈上药	(1) 目的 (2) 物品准备 (3) 操作方法 (4) 护理要点	掌握			
二十、妇产科常用诊疗手术患者的护理	1. 阴道及宫颈细胞学检查	(1) 适应证 (2) 禁忌证 (3) 用物准备 (4) 操作方法 (5) 护理要点	了解	理论讲授 多媒体演示 示教 模拟病房 观看录像 医院见习	1	2
	2. 子宫颈活体组织检查	(1) 适应证 (2) 禁忌证 (3) 用物准备 (4) 操作方法 (5) 护理要点	了解			
	3. 诊断性刮宫术	(1) 适应证 (2) 禁忌证 (3) 操作要点 (4) 护理要点	了解			
	4. 输卵管通畅术	(1) 适应证 (2) 禁忌证 (3) 用物准备 (4) 操作步骤 (5) 护理要点	了解			
	5. 阴道后穹窿穿刺术	(1) 适应证 (2) 用物准备 (3) 操作方法 (4) 护理要点	了解			
	6. 内镜检查术	(1) 阴道镜检查 (2) 宫腔镜检查 (3) 腹腔镜检查	了解			

续表

章	节	教学内容	教学要求	教学方法参考	教学时数	
					理论	实践
	7. 会阴切开缝合术	（1）适应证 （2）用物准备 （3）操作步骤 （4）护理要点	熟悉			
	8. 胎头吸引术	（1）适应证 （2）禁忌证 （3）用物准备 （4）操作步骤 （5）护理要点	了解			
二十、妇产科常用诊疗手术患者的护理	9. 产钳术	（1）适应证 （2）禁忌证 （3）用物准备 （4）操作步骤 （5）护理要点	了解	理论讲授 多媒体演示 示教 模拟病房 观看录像 医院见习	1	2
	10. 人工剥离胎盘术	（1）适应证 （2）用物准备 （3）操作步骤 （4）护理要点	了解			
	11. 剖宫产术	（1）适应证 （2）用物准备 （3）手术要点 （4）护理要点	了解 熟悉 了解 掌握			
机动					2	
总计					50	22

主要参考文献

1. 董慧英. 妇产科护理学. 3 版. 安徽：安徽科学技术出版社，1998.
2. 郑修霞. 妇产科护理学. 2 版. 北京：北京大学医学出版社，2008.
3. 夏海鸥. 妇产科护理学. 2 版. 北京：人民卫生出版社，2005.
4. 陈毅. 妇产科护理学. 北京：中国科学技术出版社，2007.
5. 黎梅，颜丽青. 妇产科护理. 北京：科学出版社，2008.
6. 付素洁. 中西医妇科护理学. 北京：人民卫生出版社，2005.
7. 魏碧蓉. 高级助产学. 2 版. 北京：人民卫生出版社，2008.
8. 黄淮宇. 母婴青少年护理. 2 版. 北京：科学出版社，2008.
9. 薛花. 产科学及护理. 2 版. 北京：人民卫生出版社，2008.
10. 秦浩. 产科学. 3 版. 济南：山东科学技术出版社，1997.
11. 夏泉源. 临床护理（下册）. 北京：人民卫生出版社，2003.
12. 刘文娜. 妇产科护理学. 2 版. 北京：人民卫生出版社，2007.
13. 乐杰. 妇产科学. 7 版. 北京：人民卫生出版社，2008.
14. 张新宇. 妇产科护理学. 2 版. 北京：人民卫生出版社 2007 年.
15. 张新宇. 母婴、妇科护理. 北京：高等教育出版社，2009.
16. 倪必群. 妇产科学. 3 版. 北京：人民卫生出版社，1999.
17. 李晋爱. 妇科护理. 2 版. 北京：人民卫生出版社，2008.
18. 桑未心. 妇产科护理学. 北京：人民卫生出版社，2006.
19. 王娅莉. 妇产科护理学. 湖北试验版，高等教育出版社，2004.
20. 北京大学护理学院. 2011 年护理学专业（执业护士含护士）资格考试习题集. 北京：北京大学医学出版社，2010.
21. 全国卫生专业技术资格考试专家委员会编写. 护理学（执业护士含护士）. 北京：人民卫生出版社，2010.
22. 卫生专业技术资格考试应试指导编委会. 卫生专业技术护士资格考试应试指导及题集. 北京：华夏出版社，2009.